M. Hülse · W. L. Neuhuber · H. D. Wolff (Hrsg.)

Der kraniozervikale Übergang

Springer-Verlag Berlin Heidelberg GmbH

M. Hülse · W. L. Neuhuber · H. D. Wolff (Hrsg.)

Der kraniozervikale Übergang

Aktuelle Gesichtspunkte
aus Grundlagenforschung und Klinik
zur Pathophysiologie
von HWS-Weichteiltraumen

Mit 29 Abbildungen und 12 Tabellen

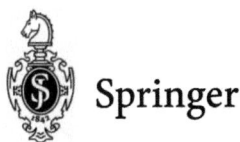 Springer

Professor Dr. med. M. HÜLSE
Universität Heidelberg
Fakultät für klinische Medizin Mannheim
HNO-Klinik
Theodor-Kutzer-Ufer
D-68167 Mannheim

Professor Dr. med. W.L. NEUHUBER
Universität Erlangen-Nürnberg
Anatomisches Institut
Krankenhausstraße 9
D-91054 Erlangen

Dr. med. H. D. WOLFF
Gartenfeldstraße 6
D-54295 Trier

ISBN 978-3-540-62589-6

Die Deutsche Bibliothek – CIP-Einheitsaufnahme
Der kraniozervikale Übergang: aktuelle Gesichtspunkte aus Grundlagenforschung und Klinik / Hrsg.: M. Hülse ... – Berlin; Heidelberg; New York; Barcelona; Budapest; Hongkong; London; Mailand; Paris; Santa Clara; Singapore; Tokio: Springer 1998
ISBN 978-3-540-62589-6   ISBN 978-3-642-58853-2 (eBook)
DOI 10.1007/978-3-642-58853-2

Dieses Werk ist urheberrechtlich geschützt. Die dadurch begründeten Rechte, insbesondere die der Übersetzung, des Nachdrucks, des Vortrags, der Entnahme von Abbildungen und Tabellen, der Funksendung, der Mikroverfilmung oder der Vervielfältigung auf anderen Wegen und der Speicherung in Datenverarbeitungsanlagen, bleiben, auch bei nur auszugsweiser Verwertung, vorbehalten. Eine Vervielfältigung dieses Werkes oder von Teilen dieses Werkes ist auch im Einzelfall nur in den Grenzen der gesetzlichen Bestimmungen des Urheberrechtsgesetzes der Bundesrepublik Deutschland vom 9. September 1965 in der jeweils geltenden Fassung zulässig. Sie ist grundsätzlich vergütungspflichtig. Zuwiderhandlungen unterliegen den Strafbestimmungen des Urheberrechtsgesetzes.

© Springer-Verlag Berlin Heidelberg 1998

Die Wiedergabe von Gebrauchsnamen, Handelsnamen, Warenbezeichnungen usw. in diesem Werk berechtigt auch ohne besondere Kennzeichnung nicht zu der Annahme, daß solche Namen im Sinn der Warenzeichen- und Markenschutzgesetzgebung als frei zu betrachten wären und daher von jedermann benutzt werden dürften.

Produkthaftung: Für Angaben über Dosierungsanweisungen und Applikationsformen kann vom Verlag keine Gewähr übernommen werden. Derartige Angaben müssen vom jeweiligen Anwender im Einzelfall anhand anderer Literaturstellen auf ihre Richtigkeit überprüft werden.

Satz: TBS, Sandhausen
Umschlaggestaltung: de'blik, Berlin
SPIN: 10516003   19/3133 – 5 4 3 2 1 0 – Gedruckt auf säurefreiem Papier

Vorwort

Vom 7. bis 9. Oktober 1993 fand an der orthopädischen Universitätsklinik des Saarlandes (Homburg/Saar) ein Symposion statt, das sich mit der Physiologie, Pathophysiologie, Klinik und Prognostik des kraniozervikalen Übergangs und seiner Störungen befaßte. Dieses Symposion führte einen Dialog fort, der im Oktober 1985 im Kloster Lichtenthal bei Baden-Baden begonnen wurde und dessen Ergebnisse in dem Vortragsband *Die Sonderstellung des Kopfgelenkbereiches* 1988 im Springer-Verlag, Heidelberg, veröffentlicht worden sind. Beide Symposien hatten die Aufgabe, die theoretisch und empirisch begründete These zu überprüfen, die davon ausgeht, daß es bedeutungsvolle Unterschiede zwischen der „klassischen" Halswirbelsäule (C 3–C 7) und dem Kopfgelenkbereich (Atlantookzipitalgelenk bis Wirbelgelenk C 2/C 3) gibt und daß diese Unterschiede erhebliche klinische und prognostische Konsequenzen haben. Diese These postuliert ferner, daß die zervikoenzephale Symptomatik vorwiegend aus dem Kopfgelenkbereich stammt und daß es sich bei dieser breit gefächerten Symptomatik um einen eigenständigen pathophysiologischen Komplex handelt. Zu überprüfen war des weiteren die Aussage, daß die schier endlose Diskussion um die Traumafolgen bei einem Teil der Verkehrsopfer mit „Weichteilverletzungen der HWS" gegenstandslos wird, wenn man die Besonderheiten des Kopfgelenkbereiches akzeptiert und beachtet.

Vor diesem programmatischen Hintergrund sollte das neuerliche Zusammentreffen auf folgende Fragen Antworten erarbeiten:
- Welche Wissensbestände können weiterhin als verläßlich angesehen werden?
- Welche neuen wissenschaftlichen und/oder klinischen Fakten liegen vor?
- Welche konzeptionellen und praktischen Folgen ergeben sich aus diesen Neuerungen ergeben?
- Welche ungelösten Fragen bedürfen der wissenschaftlichen Bearbeitung?

Die Leitung des Symposions lag bei den Herren Prof. Dr. Dr. med. H. Mittelmeier, Direktor der Orthopädischen Universitätsklinik Homburg/Saar und Dr. med. H.-D. Wolff, Trier.

Diskutiert wurde in 5 Gruppen, die sich mit folgenden Themenkreisen befaßten:
1. Grundlagenforschung (Neuroanatomie und Neurophysiologie; Leitung Prof. Neuhuber, Erlangen).

2. Klinische Forschung und Empirie (Leitung Prof. Hülse, Mannheim).
3. Neuropsychologie (Leitung Prof. Radanov, Bern).
4. Bildgebende Verfahren (Leitung Prof. Penning, Groningen).
5. Begutachtung und rechtsmedizinische Probleme (Leitung Prof. Graf-Baumann, Freiburg).

Jede Gruppe bestand aus ausgewiesenen Fachleuten aus dem deutschsprachigen Raum. Die Diskussionsergebnisse der einzelnen Gruppen wurden im Anschluß an die Fachdiskussionen im Plenum vorgestellt und diskutiert. Der weit gefächerte, interdisziplinäre Dialog war das entscheidende Charakteristikum dieses Zusammenseins. Die vom allgemeinen Konsens getragenen Ergebnisse des Diskussionsforums werden in dieser Veröffentlichung vorgelegt. Konsequenterweise wurde hierbei versucht, Grundlagenwissen und klinische Empirie unmittelbar miteinander zu verknüpfen. Dabei zeigte sich, daß v. a. neue neuroanatomische und neurophysiologische Forschungsergebnisse Wege zur Beantwortung bisher ungelöster theoretischer Fragen zu weisen vermögen. Umgekehrt lieferten die Beobachtungen am Patienten den Grundlagenforschern neue Hinweise und Anregungen.

Nachdrücklich machte das Symposion deutlich, daß es sich bei den Fragen um die „Sonderstellung des Kopfgelenkbereiches" nicht um eine akademische Marginalie handelt, sondern daß hier Fragen von hoher praktischer, diagnostischer, therapeutischer und v. a. gutachterlicher Relevanz anstehen. Folglich wurde dabei klar, daß

- die jahrzehntelange Diskussion durch neue Fakten und Konzepte aktiviert wird,
- neue Möglichkeiten einer differenzierten Diagnostik und Therapie erschlossen werden,
- realitätskonforme und konsensfähige Begutachtungsnormen entwickelt werden.

Dahinter steht das Fernziel, ein umfassendes, in sich geschlossenes theoretisches Konzept der Physiologie und Pathophysiologie dieses faszinierenden Achsenorganabschnitts zu erarbeiten. Die Homburger Gespräche machten die Konturen dieses Konzepts erkennbar.

Die Organisatoren des Symposions und die Herausgeber dieses Bandes möchten an dieser Stelle all jenen danken, die am Zustandekommen dieses Projekts mitgewirkt haben. Zunächst sei Herrn Prof. Dr. Dr. med. H. Mittelmeier und den Kollegen und Mitarbeitern der Orthopädischen Universitätsklinik Homburg gedankt, die maßgeblich bei der Planung und Vorbereitung des Symposions halfen und die Voraussetzungen dafür schufen, daß sich konzentrierte Arbeit und entspanntes Miteinander die Waage hielten. Ein besonderer Dank gilt den Diskussionsteilnehmern in den einzelnen Arbeitsgruppen, deren gemeinsames Wissen und Argumentieren den gesamten Horizont der komplexen Problematik abdeckte. Des weiteren sei allen gedankt, die bei der Erstellung und Redaktion der

Manuskripte mitgeholfen haben; hierbei insbesondere Frau Barbara Wahl (Anatomisches Institut Erlangen) für die Manuskripterfassung und schließlich den Mitarbeitern der Abteilungen Planung, Copy-Editing und Herstellung des Springer-Verlags für ihre Geduld mit den Herausgebern und ihre gewohnt zuverlässige Editionsarbeit.

Trier, im Dezember 1996   Für die Herausgeber:
                                            Dr. med. H.-D. WOLFF

Inhaltsverzeichnis

Kapitel I
Systemtheoretische Aspekte der Sonderstellung
des kraniozervikalen Übergangs
H.-D. WOLFF 1

Kapitel II
Der kraniozervikale Übergang:
Entwicklung, Gelenke, Muskulatur und Innervation
W. L. NEUHUBER 11

Kapitel III
Anmerkungen zur Pathophysiologie der Funktionsstörungen
des Kopfgelenkbereiches
H.-D. WOLFF 33

Kapitel IV
Klinik der Funktionsstörungen des Kopfgelenkbereiches
M. HÜLSE 43

Kapitel V
Neuropsychologische Aspekte der Beschleunigungsverletzung
der HWS
M. KEIDEL, G. DI STEFANO, U. KISCHKA, B.P. RADANOV,
C. SCHÄFER-KRAJEWSKI 99

Kapitel VI
Frakturen okzipitaler Kondylen
D. MOSKOPP, C. WEIDENER, C. HORCH, H. WASSMANN 129

Kapitel VII
Die Begutachtung von HWS-Bechleunigungsverletzungen
aus medizinrechtlicher Sicht
T. GRAF-BAUMANN, H.-D. WOLFF 145

Autoren

DI STEFANO G., Dr.
Neuropsychologische Abteilung der Klinik Bethesda,
Postfach, CH-3233 Tschugg

GRAF-BAUMANN, T., Prof. Dr. med.
Deutsche Gesellschaft für manuelle Medizin – FAC,
Schillerstraße 14, D-79331 Teningen

HORCH, C.,
Klinik und Poliklinik für Neurochirurgie der Universität Münster,
Albert-Schweitzer-Straße 33, D-48129 Münster

HÜLSE, M., Prof. Dr. med.
Abt. für Phoniatrie, Pädaudiologie und Otoneurologie
der HNO-Klinik, Klinikum Mannheim,
Theodor-Kutzer-Ufer 1–3, D-68135 Mannheim

KEIDEL, M., Priv.-Doz. Dr. med.
Neurologische Klinik und Poliklinik, Universitätsklinikum Essen,
Hufelandstr. 55, D-45122 Essen

KISCHKA, U.,
Neurologische Klinik mit Poliklinik der Universität Magdeburg,
Leipziger Str. 44, D-39120 Magdeburg

MOSKOPP, D., Dr. med., Hochschuldozent
Klinik und Poliklinik für Neurochirurgie der Universität Münster,
Albert-Schweitzer-Straße 33, D-48129 Münster

NEUHUBER, W.L., Prof. Dr. med.
Anatomisches Institut der Universität Erlangen-Nürnberg,
Krankenhausstraße 9, D-91054 Erlangen

RADANOV, B.P., Prof. Dr. med.
Psychiatrische Klinik der Universität Bern,
Bolligerstr. 111, CH-3000 Bern 60

Schäfer-Krajewski, C., lic. phil.
Psychiatrische Tagesklinik des Herz-Jesu-Krankenhauses,
Friedrich-Wilhelm-Str. 29, D-54290 Trier

Wassmann, H., Prof. Dr. med.
Klinik und Poliklinik für Neurochirurgie der Universität Münster,
Albert-Schweitzer-Straße 33, D-48129 Münster

Weidener, C.
Klinik und Poliklinik für Neurochirurgie der Universität Münster,
Albert-Schweitzer-Straße 33, D-48129 Münster

Wolff, H.-D., Dr. med.
Gartenfeldstraße 6, D-54295 Trier

Arbeitsgruppen

Grundlagenforschung
Leitung:
Prof. Dr. W. L. Neuhuber, Anatomisches Institut, Universität Erlangen
Diskussionsteilnehmer:
Dr. med. S. Bankoul, Institut für Anatomie und Spezielle Embryologie, Fribourg, Schweiz
Prof. Dr. med. B. Christ, Anatomisches Institut der Universität Freiburg/Breisgau
Prof. Dr. med. S. Mense, Anatomisches Institut der Universität Heidelberg
Univ.-Doz. Dr. K. Pfaller, Histologisches Institut der Universität Innsbruck

Klinik
Leitung:
Prof. Dr. M. Hülse, HNO-Klinik des Klinikums Mannheim
Diskussionsteilnehmer:
Dr. R. Berger, Universitätskrankenhaus Hamburg-Eppendorf
Prof. Dr. J. Buchmann, Rostock
Prof. Dr. Delank, Bochum/Hattingen
Dr. Schirmer, Universitätskrankenhaus Hamburg-Eppendorf
Prof. Dr. Seifert, HNO-Klinik, Neumünster

Neuropsychologie
Leitung:
Prof. Dr. B. P. Radanov und Dr. Di Stefano, Bern
Diskussionsteilnehmer:
Dr. med. Th. Ettlin, Rheinfelden-Basel
Dr. Kaschel, München
Priv.-Doz. Dr. med. M. Keidel, Neurologische Klinik und Poliklinik, Univ.-Klinikum Essen
Lic. phil. C. Krajewski, Trier

Bildgebende Verfahren
Leitung:
Prof. Penning, Groningen
Diskussionsteilnehmer:
Prof. Dr. Huber, Homburg
Dr. Oppel, Iserlohn
Prof. Dr. Thomalske, Neu-Isenburg

Gutachterliche und medizinrechtliche Probleme
Leitung:
Prof. Dr. med. T. Graf-Baumann, Teningen/Freiburg
Diskussionsteilnehmer:
Dr. Hinzmann, Berlin
Dr. E. Schuller, München
Dr. G. Sutter, Homburg
RA Dr. H.-D. Wedig, Worms

KAPITEL I

Systemtheoretische Aspekte der Sonderstellung des kraniozervikalen Übergangs

H.-D. WOLFF

Versucht man, sich Klarheit darüber zu verschaffen, warum die Debatten um die „Schleuderverletzung" bzw. Weichteilverletzung der HWS sich jetzt schon über Jahrzehnte hinziehen, ohne daß ein Durchbruch zu einem allgemein akzeptierten Konzept möglich zu sein scheint, dann stellen sich u.a. die Fragen,
1. woher die divergierenden Standpunkte und Argumente der Debattierenden stammen und
2. ob es nicht neue, konzeptionelle Ansätze für die Forschung gibt, die dann neue diagnostische und therapeutische Möglichkeiten erschließen können.

Die konträren Standpunkte sind die Folge unterschiedlicher methodischer und empirischer Ausgangspositionen:
Die **klassische Argumentation** verweist v. a. auf die Tatsache, daß kein morphologisches, d. h. durchweg kein röntgenologisches Substrat als Beleg für die geklagten Beschwerden aufzuzeigen ist, und auf die Erfahrung, daß die Unfallfolgen bei ca. 80–90 % der entsprechend Verunfallten in den zu erwartenden Zeiträumen ausheilen.

Die **entgegengesetzte Argumentation** verweist auf die Patienten, die aus dieser Erfahrung ausscheren und offensichtlich bei minimalen pathomorphologischen Befunden erhebliche funktionelle Beeinträchtigungen aufweisen und einer ständig reproduzierbaren Symptomatik von hoher Leidensqualität und großer Leistungsminderung ausgesetzt sind.

Die erste Position verweist auf die **unzerstörten Strukturen,** die Gegenposition auf die **gestörten Funktionen** (Tilscher u. Eder 1988).

Beide Positionen zeigen die offensichtliche Diskrepanz zwischen kleiner pathogenetischer Ursache und großer klinischer Folge auf, wobei die erste Gruppe auf die geringfügigen Ursachen und die zweite Gruppe auf die erheblichen Folgen Gewicht legt.

Unabhängig von jedem medizinischen Detailwissen muß diese Situation die Frage wachrufen, in welchem theoretischen Bereich diese Diskrepanz zwischen Ursache und Wirkung geläufig ist. Die Antwort führt zu den Konzepten der Systemtheorie, die – aufbauend auf den Fundamenten der Informationstheorie und der Kybernetik – neue synthetische Erkenntnismöglichkeiten bei der Analyse funktionierender Ordnungen erschlossen hat. Die Anwendung systemtheoretischer Konzepte auf medizinische Probleme findet immer mehr Befürworter (z. B. Trettner 1989).

1 Systemtheorie

Die Systemtheorie beschäftigt sich mit dem Wesen und der Organisation agierender und reagierender Ordnungen unabhängig davon, ob sie in den Bereichen von Biologie, Medizin, Technik, Soziologie, Ökonomie usw. angesiedelt sind. Sie geht auf v. Bertalanffy (1949, 1970) zurück und entstand synchron mit der Informationstheorie (Shannon u. Weaver 1949) und der Lehre von der Kybernetik (Wiener 1963).

Die von Wiener formulierte fundamentale Erkenntnis, daß die Information (u. a. in Form der Regelung und Steuerung) neben der Materie und der Energie notwendiger Bestandteil jedes reagierenden, dynamischen Systems ist, hat nicht nur tiefgreifende, unser Jahrhundert verändernde praktische Folgen nach sich gezogen, sondern auch neue Erkenntnishorizonte oberhalb der Kategorien der klassischen Naturwissenschaften (Physik und Chemie) und oberhalb der Spieltheorie (Eigen u. Winkler 1975) erschlossen.

2 Die Proportionalität von Ursache und Wirkung

Während im Bereich der klassischen Naturwissenschaften die Gesetzmäßigkeit der Beziehungen zwischen Ursache und Wirkung herrscht, kennt die Systemtheorie u. a. aufgrund ihrer kybernetischen Bauelemente das Kriterium der Disproportionalität zwischen Ursache und Wirkung:
- Eine minimale physikalische Ursache an einer steuerungstheoretisch hochvalenten Struktur kann große Wirkungen auslösen.
- Große Energien an nachgeordneten Effektoren können fast ohne Wirkung für den funktionellen Zusammenhang bleiben.

3 Die Infrastrukturen der Ordnung von Systemen: Materie, Energie und Steuerung

In einem reagierenden dynamischen System weist der Plan, d. h. die verbindliche Ordnung, den heterogenen Bauteilen ihren sinnvollen Platz im Ganzen an. Nur so ist die erwartete Funktion und Leistung gewährleistet. Daraus ergibt sich, daß sich systemtheoretisches Denken nicht nur „fächerübergreifend" mit allen Systemteilen in gleicher Weise befassen muß, sondern auch und v. a. nach dem Muster und der Art der Verknüpfungen und Abhängigkeiten fragen muß. Mit den Antworten auf diese Fragen führt systemtheoretisches Denken aus der Vereinzelung der Fächer heraus, in die eine primär analytisch orientierte Wissenschaftstheorie sie geführt hat. Es ist exakt diese Vereinzelung, dieser Mangel an strukturiertem interdisziplinärem Dialog, der die Gräben zwischen den Argumentationspositiotonen so unüberbrückbar erscheinen läßt.

Systemtheoretisches Denken hat ferner die zwingende Konsequenz, sich gleichrangig und synthetisch mit den kategorialen Elementen jedes Systems – mit den Komponenten Materie, Energie und Steuerung zu beschäftigen.

Auf unser Thema angewandt heißt das, daß wir uns mit *gleicher* Aufmerksamkeit
- mit den knöchernen, gelenkmechanischen Strukturen,

- mit den muskulären Elementen und
- mit den neurophysiologischen Sachverhalten des Kopfgelenkbereiches zu beschäftigen haben.

Jede einseitige theoretische und/oder praktische Beschäftigung nur mit einer Kategorie muß zu einseitigen, unvollkommenen und oft nutzlosen Analysen und Vorstellungen führen. Viele Detailrichtigkeiten erschließen noch nicht den Weg zum Erfassen der realen, lebendigen Wirklichkeit.

4 Die teleonomische Frage nach dem Sinn

In einem weiteren fundamentalen Punkt grenzt sich systemtheoretisches Denken vom Denken in klassisch-naturwissenschaftlichen Kategorien ab: Jedes reagierende, dynamische System zielt auf die Bewältigung von Aufgaben ab, die aus einer – wie immer gearteten – Auseinandersetzung mit dem Nichtsystem stammen. Die *teleonomische* Frage nach dem Ziel, nach dem Sinn, ist hier also nicht nur erlaubt, sondern legitim (Hassenstein 1988).

Erkenntnistheoretisch kann allerdings von dieser Fragestellung nur Gebrauch gemacht werden, wenn das Fragen nach dem Sinn als deduktiver Pol in die Dialektik des hermeneutischen Zirkels von Dilthey (Abb. 1) eingebracht und damit der Überprüfung durch die induktive Forschung und Empirie ausgesetzt wird.

Aus dem Abstrakten in die Realität unseres Themas herabgeholt heißt dies, daß z.B. die Frage nach dem Sinn der Sonderstellung des Kopfgelenkbereiches nicht nur berechtigt ist, sondern daß sie evtl. Erkenntnismöglichkeiten erschließt, die aus einer rein morphologisch-deskriptiven oder behavioristischen Ausgangsposition heraus nicht zu gewinnen sind.

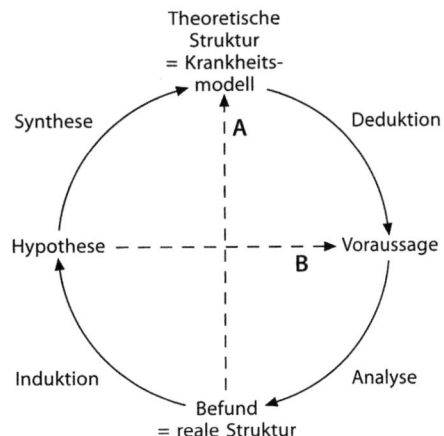

Abb. 1. Der „hermeneutische Zirkel" von Dilthey (1833–1911), auf medizinische Belange übertragen

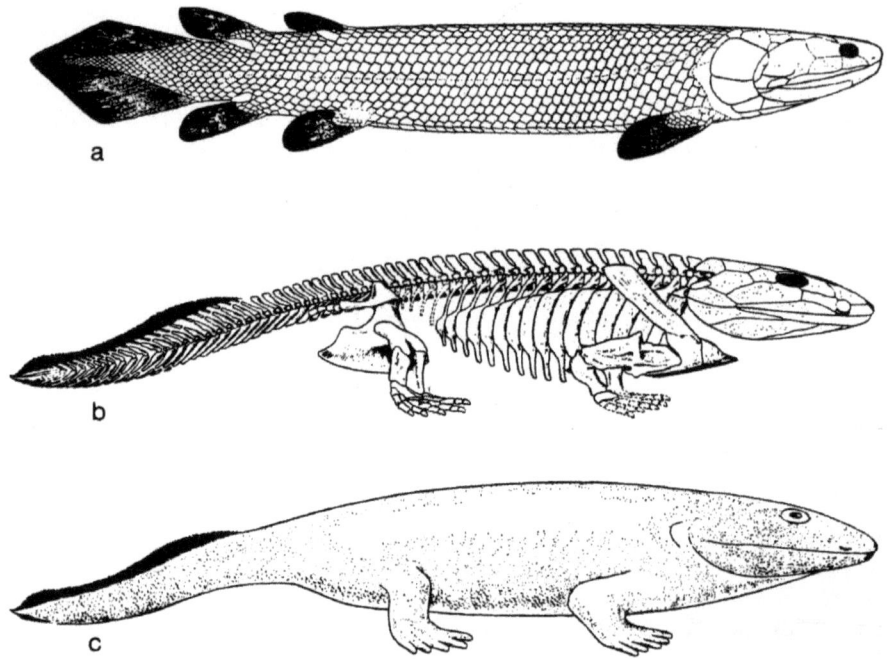

Abb. 2 a. Crossopterygia (Quastenfloßler) aus dem oberen Devon, b, c Ichthyostega aus Grönland (der älteste bekannte Vierfüßler mit einem Fischschwanz)

5 Zur Phylogenese des kraniozervikalen Übergangs

Bei der Frage nach dem „Sinn" und der Aufgabe der Kopfgelenke vermittelt der Blick in die Phylogenese besonders eindrucksvolle und beweiskräftige Einsichten. Daher ein kurzer Abstecher in die Phylogenese der Vertebraten:

Der relativ ungegliederte Stab der Chorda dorsalis bzw. Wirbelsäule der frühen, im Wasser entstandenen Vertebraten war ohne Gelenk fest mit dem Kopf verbunden. Eine mobile Verbindung entstand erst bei den Amphibien, die den Wechsel vom Wasser zum Land mit der Umkehr der physikalischen Bedingung für Statik und Dynamik überwunden haben (Abb. 2). Am kraniozervikalen Übergang entwickelte sich eine gelenkige Verbindung, die als Vorläufer des Atlantookzipitalgelenkes gelten kann und die ein autonomes Nicken und Seitneigen ermöglichte. Seit der Entwicklungsstufe der Amphibien gehört sie zum festen genetischen Muster der Vertebraten. Dieser urtümlichste und älteste Erwerb eines Kopfgelenkes blieb selbst bei den Reptilien und Säugern erhalten, die später zum ständige Leben ins Wasser zurückkehrten, unabhängig davon, ob alle übrigen Beweglichkeiten der HWS aufgegeben wurden.

Der spektakuläre Umbau des Bewegungssegments zwischen C1 und C2 zum dominierenden Rotationsgelenk durch die Installierung des Densgelenkes vollzog sich bei den späten Reptilien und frühen Säugern vor ca. 250–200 Mio Jahren. Es blieb fortan ein besonders charakteristischer Besitz der Landvertebraten und v. a. der Landsäuger. Bezeichnenderweise ging er bei den aquatilen Formen der Reptilien und Säuger teilweise oder völlig wieder verloren (Abb. 3).

Systemtheoretische Aspekte der Sonderstellung des kraniozervikalen Übergangs

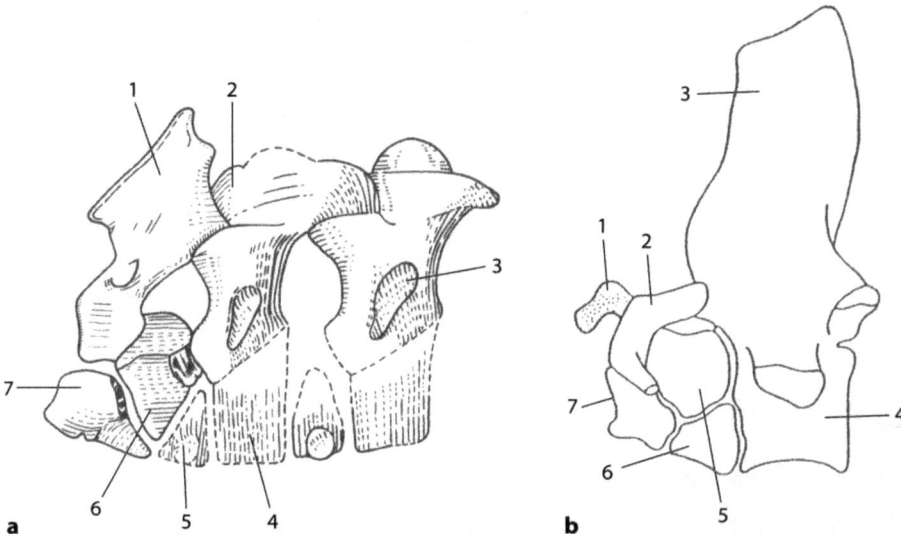

Abb. 3 a. Die ersten Halswirbel von Seymouria (ausgestorben) von links; 1 Neuralbogen des Atlas, 2 Neuralbogen des Axis, 3 Diapophyse (Rippenanlagerung), 4 Pleurozentrum II, 5 Hypozentrum II, 6 Pleurozentrum I, 7 Hypozentrum I; **b** Atlas und Axis eines säugerähnlichen Reptils (Dimetrodon, ausgestorben) von links; 1 Proatlas, 2 Neuralbogen des Atlas, 3 Neuralbogen des Axis, 4 Pleurozentrum Axis, 5 Pleurozentrum I, 6 Hypozentrum II, 7 Hypozentrum I. (Aus Starck 1979)

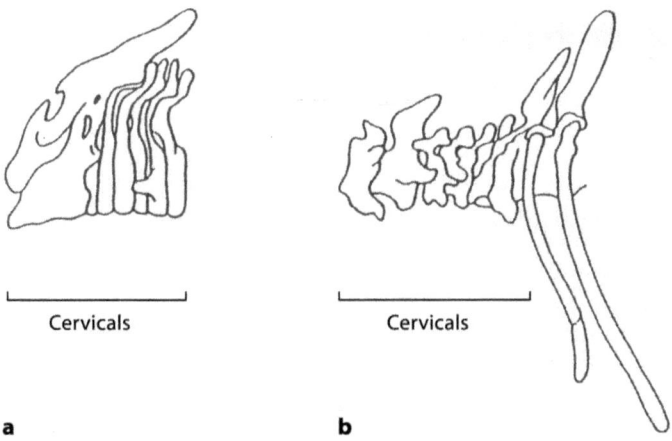

Abb. 4 a. Seitliche Ansicht der HWS von *Delphinus delphis* (schneller Hochseeschwimmer). **b** *Platanista gangetica* (langsamerer Flußbewohner) (nach PILLER).

In den letzten 65 Mio Jahren entwickelte sich der Kopfgelenkbereich bei den baumlebenden Insektivoren, bei den Primaten und besonders bei den Hominiden immer deutlicher auf die uns geläufige Gestalt des menschlichen Kopfgelenkbereiches zu. Die Aufrichtung des Ganges in den letzten 5–8 Mio Jahren bewirkte, daß die Blickachse rechtwinklig zur Körperachse eingestellt wurde, was besonders hohe Anforderungen an eine horizontale Kopfbeweglichkeit stellte.

Dieser Entwicklungsgang belegt, daß es primär physikalische Bedingungen waren, die die Abkopplung des Kopfes vom Rumpf erzwangen. Während bei den Vertebraten im Wasser Kopf und Körper eine spindelförmige Einheit bilden, muß der Kopf als Träger der weitreichenden Sinnesorgane und des Mauls vom an Land schwerfällig gewordenen Körper abgekoppelt werden. Nur ein erheblicher evolutionärer Gewinn kann die isolierte Mobilität im unmittelbaren Kopf-Hals-Übergang erzwungen haben. An Zetazeen (Wale, Tümmler, Delphine) läßt sich zeigen, daß dort mit der Rückkehr ins Wasser das Gelenk C1/2 und die HWS-Mobilität oft total verloren geht, und daß lediglich die Beweglichkeit für Ante- und Retroflextion in den Atlantookzipitalgelenken wegen der horizontalen Schwimmbewegungen erhalten bleibt (Abb. 4).

6 Muskulatur

Die Antwort auf die Frage, wie sich die Sonderaufgabe des Kopfgelenkbereiches in der Gestalt und Leistung der zugehörigen regionalen Muskulatur ausgewirkt hat, bestätigt die Erwartung, daß sich auch hier Hinweise auf die Autonomie des Kopfgelenkbereiches finden. Vor allem die tiefen autochthonen, segmentspezifischen Nackenmuskeln zeigen eine Ausdifferenzierung, wie sie sonst nirgends an der Wirbelsäule in dieser tiefsten Muskelschicht zu finden ist (Abb. 5). Die Einzelheiten bedürfen einer gesonderten Darstellung.

7 Neurophysiologie des Kopfgelenkbereiches

Fragt man nach dem steuerungstheoretischen Aspekt des Themas, dann eröffnet sich ein völlig neuer Zugang zum Verständnis der Sonderstellung des Kopfgelenkbereiches. Bezeichnenderweise wurde auf diesen Sachverhalt zuerst von einem biokybernetisch argumentierenden Naturwissenschaftler (Hassenstein 1970) hingewiesen und zwar mit folgenden Argumenten: Da beim Fisch Kopf und Körper eine funktionelle Einheit bilden, können die Orientierung und das Verhalten des ganzen Körpers im Schwerefeld der Erde allein vom Kopf aus durch die dort angesiedelten Sinnesorgane gesteuert werden. In dem Maß, in dem beim Leben an Land dem Kopf eine eigene Beweglichkeit zukam, wuchs auch die Notwendigkeit, die dort aufgenommenen Informationen zu ergänzen bzw. zu korrigieren, denn von dorther stammen nur Meßwerte, die auf die Position des Kopfes bezogen sind. Die allgemeine Somatosensorik aus dem Körper unterhalb des Kopfes liefert primär die Daten, die hier erforderlich sind. Von spezieller Bedeutung in unserem Zusammenhang – v. a. für die Feineinstellung – sind die Daten, die unmittelbar aus dem jetzt besonders beweglich gewordenen Kopf-Hals-Übergang stammen. Thoden hat das in einem Vortrag spontan am Beispiel des Spechts auf amüsante Weise deutlich gemacht: Hämmert ein Specht sein Loch in den Baumstamm, dann verhindert nur eine neurophysiologische Gegenregulation aus dem Kopfgelenkbereich, daß er bei dieser intensiven „Kopfarbeit" nicht sofort vom Baum fällt.

Es war also zu erwarten, daß sich im Kopf-Hals-Übergang eine Massierung von Propriozeptoren findet, die diese korrigierenden Informationen liefern: das dichte

Systemtheoretische Aspekte der Sonderstellung des kraniozervikalen Übergangs

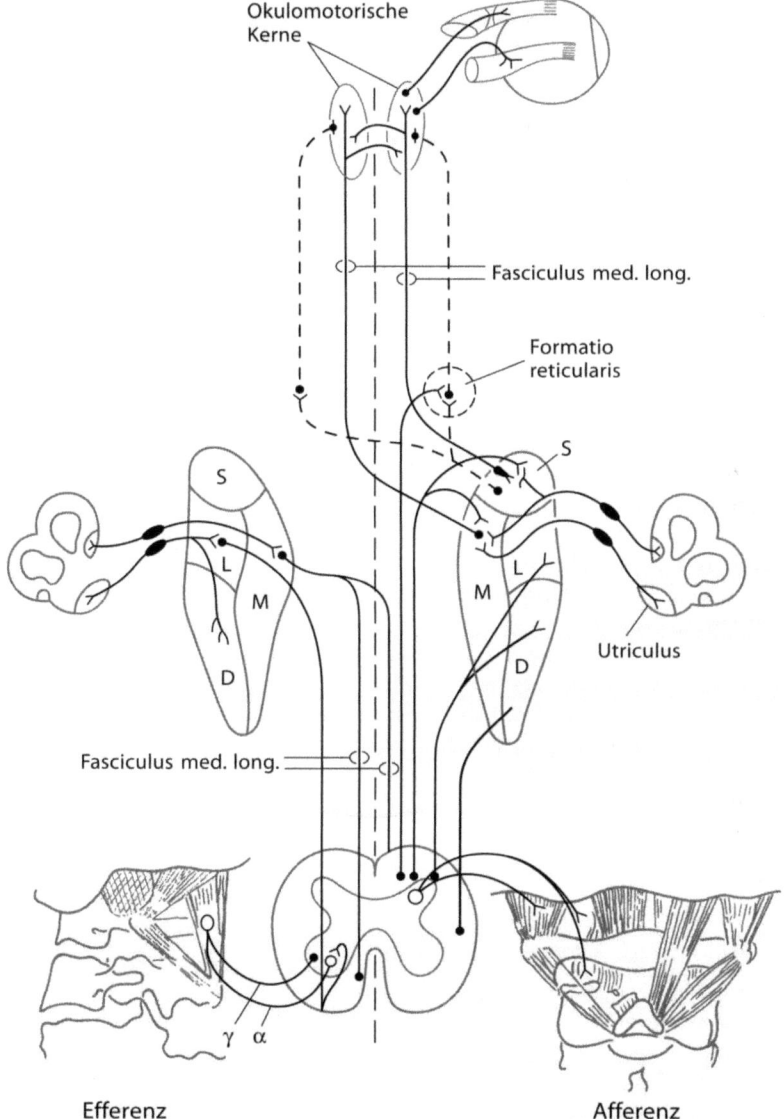

Abb. 5. Schema des Informationsstromes im Vestibulärsystem. S Nucleus vestibularis superior, M Nucleus vestibularis medialis, D Nucleus vestibularis inferior, L Nucleus vestibularis lateralis. (Nach Brodal 1987)

„Rezeptorenfeld im Nacken", das z. T. über direkte afferente Verbindungen zu den Vestibulariskernen verfügt (Frederickson et al. 1965). Durch neuere anatomische Untersuchungen wurden diese Erwartungen bestätigt (Pfaller u. Arvidsson 1988; Neuhuber u. Zenker 1989). Experimentelle und klinische Beobachtungen sprechen dafür, daß dieses Rezeptorenfeld in den Gelenkweichteilen und den tiefen autochthonen Muskeln der oberen HWS-Region bis einschließlich C2/3 angesiedelt ist (McCouch et al. 1951; Zenker 1988; Neuhuber u. Zenker 1989; Dutia 1991). Die hier gewonnenen Meßwerte werden zentral so verarbeitet, daß sie von denen der kopfinternen Informanten, den Bogengängen und dem Maculaapparat, subtrahiert werden (Hassenstein 1988). Auf weitere Verknüpfungen von zervikalen Afferenzen mit dem Hirnstamm, z. B. mit der Formatio reticularis und mit den Augenmuskelkernen, haben Doerr u. Thoden (1988) aufmerksam gemacht und gleichzeitig darauf hingewiesen, daß zervikale Propriozeptoren auch absteigend auf spinale Extensoren- und Flexorenmotoneurone einwirken können.

8 Schlußfolgerungen

Selbst aus diesen aufs äußerste verkürzten Hinweisen ergibt sich, daß es bei einer Funktionsstörung des Kopfgelenkbereiches auch zu Störungen im Bereich von zentralen Steuerungen kommen kann. Nicht nur eine umfangreiche Empirie, sondern auch die Ergebnisse vieler klinischer und experimenteller Untersuchungen fügen sich widerspruchslos in dieses theoretische Konzept. Vor allem der klinische Umgang mit HWS-traumatisierten Verkehrsopfern liefert reichliches Anschauungsmaterial für diesen klinisch wohl bedeutungsvollsten systemtheoretischen Aspekt der Sonderstellung des Kopfgelenkbereiches.

Abschließend sei noch einmal darauf verwiesen, daß die systemtheoretische Beschäftigung mit dem kraniozervikalen Übergang niemals detaillierte Forschung ersetzen kann oder will. Diese deduktive Perspektive ist aber unverzichtbar, wenn es gilt, hinter den vielen wissenschaftlichen Einzelfakten, die über die verschiedensten Fakultäten verstreut sind, Aufgaben und Leistungen des Ganzen zu sehen und von dorther seine Funktionen und seine Störbarkeit zu verstehen.

Literatur

Bertalanffy L von (1949) Das biologische Weltbild. Bern
Bertalanffy L von (1970) Gesetz oder Zufall: Systemtheorie und Selektion. In: Koestler A, Smythies JR (Hrsg) Das neue Menschenbild. Malden, Wien München Zürich, S 71–95
Brodal A (1987) Anatomical organisation of cerebello-vestibulospinal pathways. CIBA Foundation, London
Doerr M, Thoden U (1988) Zervikal ausgelöste Augenbewegungen. In: Wolff H-D (Hrsg) Die Sonderstellung des Kopfgelenkbereiches. Springer, Berlin Heidelberg New York Tokio, S 83–91
Dutia MB (1991) The muscles and joints of the neck: their specialization and role in head movement. Progr Neurobiol 37: 165–178
Eder M, Tilscher H (1988) Chirotherapie: Vom Befund zur Behandlung. Hippokrates, Stuttgart
Eigen M, Winkler R (1975) Das Spiel. Naturgesetze steuern den Zufall. Piper, München Zürich
Fredrickson JM, Schwarz D, Kornhuber HH (1965) Convergence and interaction of vestibular and deep somatic afferents upon neurons in the vestibular nuclei of the cat. Acta Otolaryng (Stockh) 61: 168–188
Hassenstein B (1970) Biologische Kybernetik. Quelle & Meyer, Heidelberg
Hassenstein B (1988) Der Kopfgelenkbereich im Funktionsgefüge der Raumorientierung. Systemtheoretische bzw. biokybernetische Gesichtspunkte. In: Wolff H-D (Hrsg) Die Sonderstellung des Kopfgelenkbereiches. Springer, Berlin Heidelberg New York Tokio, S 1–17
Hülse M (1983) Die zervikalen Gleichgewichtsstörungen. Springer, Berlin Heidelberg New York Tokio
Kuhn-Schnyder F, Rieber H (1984) Paläozoologie. Thieme, Stuttgart
McCouch GP, Deering ID, Ling TH (1951) Localization of receptors for tonic neck reflexes. J Neurophysiol 4: 191–195
Neuhuber WL, Bankoul S (1994) Besonderheiten des Kopf-Hals-Überganges. Orthopäde 23: 256–261

Neuhuber WL, Zenker W (1989) The central distribution of cervical primary afferents in the rat, with emphasis on proprioceptive projections to vestibular, perihypoglossal and upper thoracic spinal nuclei. J Comp Neurol 280: 231–253

Pernkopf (1987) Anatomie, Bd 1, 3. Aufl. Urban & Schwarzenberg, München Wien Baltimore

Pfaller K, Arvidsson J (1988) Central distribution of trigeminal and upper cervical primary afferents in the rat studied by anterograde transport of horseradish peroxidase conjugated to wheat germ agglutinin. J Comp Neurol 268: 91–108

Pilleri G (1976) Comparative anatomy of the throat of *Platinista indica* and *gangetica*. Investigations on Cetacea 6

Shannon CU, Weaver W (1949) The mathematical theory of communication. Urbana (USA)

Starck D (1979) Vergleichende Anatomie der Wirbeltiere, Bd. II. Springer, Berlin Heidelberg New York

Thoden U, Golsong R, Wirbitzky J (1975) Cervical influence on single units of vestibular and reticular nuclei in cats. Pflügers Arch 355: 101

Thoden U, Doerr M, Leopold H (1983) Motion perception of head on trunk modulates cervico-ocular reflex. Acta Otolanryngol 96: 9–14

Thoden U, Wenzel D (1979) Tonic cervical influences and hindlimb monosynaptic reflexes. Prog Brain Res 50: 281–288

Tilscher H, Eder M (1988) Chirotherapie. Vom Befund zur Behandlung. Hippokrates, Stuttgart

Trettner F (1989) System-Wissenschaft in der Medizin. Dtsch Ärztebl 86: 3198–3209

Wiener N (1963) Kybernetics. Control in men and machine (dt. Übersetzung). Econ, Düsseldorf

Wolff H-D (1981) Bemerkungen zum Begriff „Arthron". Manuelle Med 19: 74–77

Wolff H-D (1981) Die Sonderstellung des Kopfgelenkbereiches aus gelenkmechanischer, muskulärer und neurophysiologischer Sicht. Z Orthop Grenzgeb 119: 683–684

Wolff H-D Phylogenetische Anmerkungen zur Sonderstellung des Kopfgelenkbereiches. In: Wolff H-D (Hrsg) Die Sonderstellung des Kopfgelenkbereiches. Springer, Berlin Heidelberg New York Tokio, S 47–70

Wolff H-D (1996) Neurophysiologische Aspekte des Bewegungssystems, 3. Aufl. Springer, Berlin Heidelberg New York Tokio

Zenker W (1988) Anatomische Überlegungen zum Thema Nackenschmerz. Schweiz Rundschau Med (Praxis) 77: 333–339

KAPITEL II

Der kraniozervikale Übergang: Entwicklung, Gelenke, Muskulatur und Innervation

W. L. NEUHUBER

Der Hals hat als flexibler Träger des Kopfes große biomechanische und klinische Bedeutung. Embryologisch betrachtet, stellt der kraniozervikale Übergang die älteste Region des Körpers dar und ist als solche von vitaler Bedeutung für die regelrechte Entwicklung von Rumpf, Kopf und inneren Organen. Die spezielle Konfiguration der Kopfgelenke (Articulatio atlantooccipitalis und atlantoaxialis), gepaart mit einem differenzierten Muskelapparat, ziehen das Interesse des Theoretikers, die Häufigkeit mitunter sehr therapieresistenter Syndrome im Kopf-Hals-Übergangsbereich jenes des Klinikers auf sich. Insbesondere sind es Gleichgewichtsstörungen, oft posttraumatisch, aber auch andere „vertebragene" Symptome, wie etwa Hörstörungen und verschiedene Schmerzzustände, die auf eine Dysfunktion des zervikalen Bewegungsapparats zurückgeführt werden. Sowohl für ein Verständnis der Pathogenese dieser Beschwerdebilder als auch der Effizienz empirisch validierter Therapien ist die Kenntnis v. a. der Innervation des kraniozervikalen Übergangs von Vorteil.

1 Entwicklung des kraniozervikalen Übergangs

In der Gegend des späteren kraniozervikalen Übergangs entstehen beim jungen Embryo die ersten Somiten, deren Metamerie der Wirbelsäule und den Rippen, der Muskulatur und der Haut des Rückens sowie dem Rückenmark und den Spinalnerven aufgeprägt wird. Neue Somiten entstehen nach kaudal appositionell, so daß der Hals als „Basis des Rumpfes" angesehen werden kann. Aber auch das Wachstum nach rostral erfolgt durch Apposition. Der kraniozervikale Übergang ist somit der älteste Teil des Körpers. Die 5 kranialsten Somiten verschmelzen zum Blastem des Basiokzipitale, das einen Teil der Schädelbasis liefert. Der zugehörige Abschnitt des Neuralrohrs wird zur Medulla oblongata mit ihren vitalen Zentren für Atmung und Kreislauf. Myotommaterial der kranialen Somiten liefert Zungen-, Nacken- und teilweise auch Larynx- und Pharynxmuskulatur. Der Neuralleiste dieser Region entstammen unter anderem auch Zellen, die wesentlich an der Septierung der Ausstrombahn des Herzens beteiligt sind, und auch die Vorläufer des enterischen Nervensystems, die den Magen-Darm-Kanal bis weit ins Kolon hinein besiedeln. Im Mesoderm der embryonalen „Halsregion" nimmt auch die Entwicklung des Urogenitalapparats in Gestalt des Urnierengangs (Wolff-Gangs), der nach kaudal auswächst, ihren Ausgang (Christ u. Wilting 1992). Die „Regionalisierung" der Wirbelsäule, insbesondere auch die spezielle Ausformung der obersten Halswirbel, wird von einer regional unterschiedlichen, überlappenden Expression von Homeoboxgenen (Hoxgenen) gesteuert. Kommt es, z. B. bei bestimmten transgenen Mäusen, zu einer geänderten Hoxexpression, resultieren Mißbildungen (z. B. Ausbildung eines Atlas mit Korpus bei Änderung der Hox-1.1-Expression).

2 Die Kopfgelenke

Die Articulatio atlantooccipitalis (O/C1) und die Articulatio atlantoaxialis (C1/C2) bilden einen Komplex, der funktionell insgesamt als Kugelgelenk anzusehen ist. Dieser Kopfgelenkkomplex besteht aus 6 Einzelabschnitten, nämlich den beiden Kondylengelenken der Articulatio atlantooccipitalis, den beiden lateralen Abschnitten der Articulatio atlantoaxialis sowie dem ventralen und dorsalen Anteil der Articulatio atlantoaxialis mediana, in welcher der Dens mit dem vorderen Atlasbogen bzw. dem Lig. transversum atlantis artikuliert. Bewegungen in den Kopfgelenken können zwar in Einzelkomponenten zerlegt, diese jedoch vom Individuum praktisch nicht isoliert ausgeführt werden. Die Sagittalflexion wird im oberen und unteren Kopfgelenk zu etwa gleichen Teilen ausgeführt (je etwa 20–35°), während die Rotation fast ausschließlich im unteren Kopfgelenk erfolgt (nach jeder Seite etwa 45°). Eine Lateralflexion ist sowohl im oberen als auch im unteren Kopfgelenk möglich, insgesamt etwa 10–15°, wobei eine Zwangsrotation des Atlas um einige Grad erfolgt (Knese 1949; Putz 1994). Die Führung und Sicherung der Kopfgelenke wird zu einem großen Teil vom Bandapparat gewährleistet. Das Lig. cruciforme atlantis sichert den Dens in seiner Lage zum Atlasbogen, die Ligg. alaria fesseln das Os occipitale an den Dens.

Da die Rotationsmöglichkeit der Axis gegenüber dem 3. Halswirbel geringer ist als in der restlichen HWS, und C3 einen Sockel für die Axis bildet, der wiederum gegen die übrige HWS beweglich ist, erscheint es sinnvoll, auch das Gelenk C2/3 den Kopfgelenken zuzurechnen.

3 Die Muskeln des kraniozervikalen Übergangs (Hals- und Nackenmuskulatur)

Die Muskulatur dieser Region läßt sich in eine oberflächliche und eine tiefe Schicht sowie in epaxiale und hypaxiale Gruppen gliedern. Die tiefe Schicht der epaxialen Muskulatur ist identisch mit der autochthonen Nackenmuskulatur. Darüber hinaus läßt sich eine allfällige Verbindung mit dem Gliedmaßenskelett oder das Fehlen einer solchen systematisierend verwerten (appendikuläre bzw. paraxiale Halsmuskulatur).

Wirken auch oberflächliche Muskeln, wie der M. trapezius, M. sternocleidomastoideus, M. splenius capitis und M. semispinalis capitis, auf die Kopfgelenke, so richtet sich das Augenmerk doch v. a. auf die subokzipitalen Muskeln (Abb. 1). Sie spannen sich zwischen Axis, Atlas und Hinterhaupt aus und sind aufgrund ihres Verlaufs zur Rotation im Atlantoaxialgelenk (M. obliquus capitis inferior sive „Rotator atlantis", M. rectus capitis major sive „Rotator capitis" der manualmedizinischen Literatur) sowie zur Rück- und geringen Seitneigung im Atlantookzipitalgelenk (Mm. recti capitis major und minor, M. obliquus capitis superior, M. rectus capitis lateralis, wobei letzterer nicht mehr zur Gruppe der autochthonen Nackenmuskeln gehört) und Seitnei-

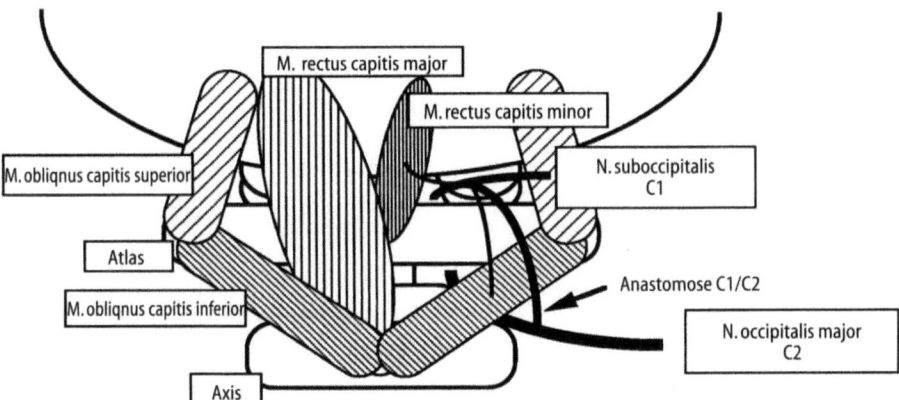

Abb. 1. Schema der subokzipitalen Muskeln und ihrer Innervation durch den N. suboccipitalis. Eine Anastomose mit dem N. occipitalis major führt einen Großteil der Afferenzen aus diesen Muskeln über die Hinterwurzel C2 dem Zentralnervensystem zu.

Abb. 2. Schema des Zusammenspiels von Nacken-, Kau- und Zungenbeinmuskeln. Sollen Bewegungen im Kiefergelenk (Mundöffnen und -schließen) bei ruhiger Kopfhaltung erfolgen, ist eine Stabilisierung in den Kopfgelenken durch kompensatorische Anspannung der Nackenmuskulatur nötig. Andererseits erfordert eine Reklination des Kopfes die gleichzeitige Aktivierung der Kaumuskeln, soll der Mund dabei geschlossen bleiben. (In Anlehnung an Sicher u. DuBrul in Schmidt 1994)

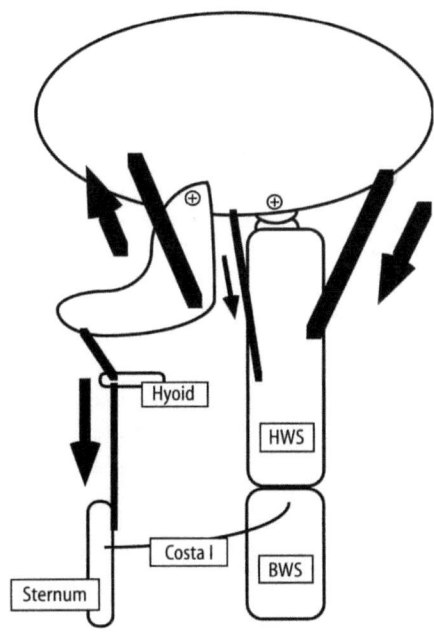

gung im Atlantoaxialgelenk (M. intertransversarius) befähigt. Die ventral gelegenen M. rectus capitis anterior und M. longus capitis neigen im Atlantookzipital- und -axialgelenk nach vorne, wobei bei einseitiger Innervation eine Lateralflexion mit rotatorischer Komponente resultiert. Nicht zu unterschätzen ist die Rolle der supra- und infrahyalen Muskeln beim Kopfvorneigen, die bei dieser Bewegung ein viel größeres Moment aufweisen als die prävertebralen Muskeln. Die andere wichtige Funktion der

Zungenbeinmuskulatur liegt in der Verspannung und Höhenverstellung des Larynx und in der Kieferöffnung (Abb. 2).

Doch auch die eigentlichen Kopfmuskeln, Kaumuskulatur, mimische und Zungenmuskulatur, sowie die Kopf- und Halseingeweidemuskulatur (Pharynx und Larynx) dürfen bei einer Betrachtung der funktionellen Anatomie des rostralen Körperabschnitts nicht außer acht gelassen werden. Insbesondere bei den Kaubewegungen mit ihrer arthrologischen und biomechanischen Komplexität werden Kau-, Zungenbein- und Nackenmuskeln zu Muskelschlingen zusammengeschlossen. Zum Öffen und Schließen des Mundes müssen die Kopfgelenke durch die tonische Wirkung der Nackenmuskulatur stabilisiert werden, damit die Zungenbeinmuskeln den Widerstand der Kaumuskeln, und umgekehrt, überwinden können und stattdessen nicht ein Vorneigen des Kopfes resultiert. Aber auch eine phasische Aktion der Nackenmuskeln im Sinne eines Rückneigens des Kopfes, somit eines Hebens des Oberkiefers, kann, zusammen mit dem Senken des Unterkiefers, zum Öffnen des Mundes kombiniert werden (Schmidt 1994).

4 Periphere Nerven des kraniozervikalen Übergangs

Im Kopf-Hals-Übergangsbereich treffen die Innervationsgebiete von Hirn- und Spinalnerven aufeinander. Die Kinn-Ohr-Scheitellinie trennt das Trigeminusareal von jenem des N. occipitalis major (dorsaler Ast aus C2) und der Hautäste des Plexus cervicalis (C2–C4). Im Bereich des äußeren Ohres beteiligen sich zusätzlich der N. facialis und der N. vagus an der Hautinnervation. Der erste Spinalnerv verfügt selbst über keinen oder nur einen sehr kleinen sensorischen Anteil, der die Innervation der Dura im Bereich des Foramen magnum übernimmt. Das impliziert, daß propriozeptive und nichtpropriozeptive Muskel- und Gelenkafferenzen aus dem Bereich von O/C1 ihre Zellkörper oft im Spinalganglion C2 besitzen, wohingegen die motorische Innervation der entsprechenden Muskeln über den N. suboccipitalis (dorsaler Ast aus C1) und ventrale Äste aus C1 (für die Mm. recti capitis anterior und lateralis) erfolgt. Afferenzen aus subokzipitalen Muskeln verlaufen im N. suboccipitalis und treten über die Hinterwurzel C1 ins Rückenmark ein. Falls ein Spinalganglion und eine Hinterwurzel C1 fehlen, ziehen die Muskelafferenzen über eine Anastomose (Kubik u. Manestar 1975), die sich um den M. obliquus capitis inferior schlingt, zum N. occipitalis major (C2) (Abb.1), um letztlich über die Hinterwurzel C2 ins Rückenmark einzutreten. Da Wirbelgelenke generell von 2 benachbarten Spinalnerven innerviert werden, führt der Spinalnerv C2 nicht nur Afferenzen aus den Gelenken C1/2 und, bei Abwesenheit eines Spinalganglions C1, auch aus O/C1, sondern auch aus dem Gelenk C2/3.

Auch der N. hypoglossus, bei dem ein Spinalganglion zwar angelegt wird, aber während der Entwicklung wieder verschwindet, führt in seinem peripheren Verlauf afferente Fasern, die nicht zuletzt aus Muskelspindeln der Zunge (bei Primaten: Kleiss u. Kleiss 1980) und des M. geniohyoideus (auch bei anderen Spezies: Neuhuber u. Mysicka 1980) stammen und die über die Radix superior der Ansa cervicalis profunda und die Hinterwurzeln C2 und C3 ins Rückenmark gelangen.

5 Die motorische Innervation der Kopf- und Halsmuskeln

Untersuchungen mit neuronalen Tracingtechniken haben gezeigt, daß die Lage der jeweiligen Motoneuronpools im zervikalen Vorderhorn die Lage der Muskulatur widerspiegelt: Motoneurone für paraxiale Muskulatur liegen medial von jenen für appendikuläre Muskulatur, Neurone zur Innervation epaxialer Muskeln oberflächlich zu jenen für hypaxiale Muskeln (Krammer et al. 1987) (Abb. 3). Die Motoneurone für die Kau-, mimische, Pharynx- und Larynx- sowie Zungenmuskulatur liegen in den motorischen Kernen des V., VII., IX., X. und XII. Hirnnervs, jeweils in somatotopischer Anordnung (Neuhuber 1994).

Die Lage der spinalen Motoneurone impliziert bis zu einem gewissen Grade ihre Zugänglichkeit für deszendierende Bahnen. Medial liegende Motoneurone zur Innervation paraxialer Muskulatur befinden sich im Terminationsfeld v. a. der medialen deszendierenden Trakte (Tractus corticospinalis medialis, reticulospinalis, interstitiospinalis, tectospinalis, vestibulospinalis), und beide, Motoneurone und absteigende mediale Bahnen, sind in erster Linie mit Orientierungsbewegungen zur Koordination von Rumpf-, Kopf- und Augenstellung befaßt. Laterale deszendierende Bahnen, insbesondere der Rubro- und laterale Kortikospinaltrakt, endigen v. a. in Motoneuronpools

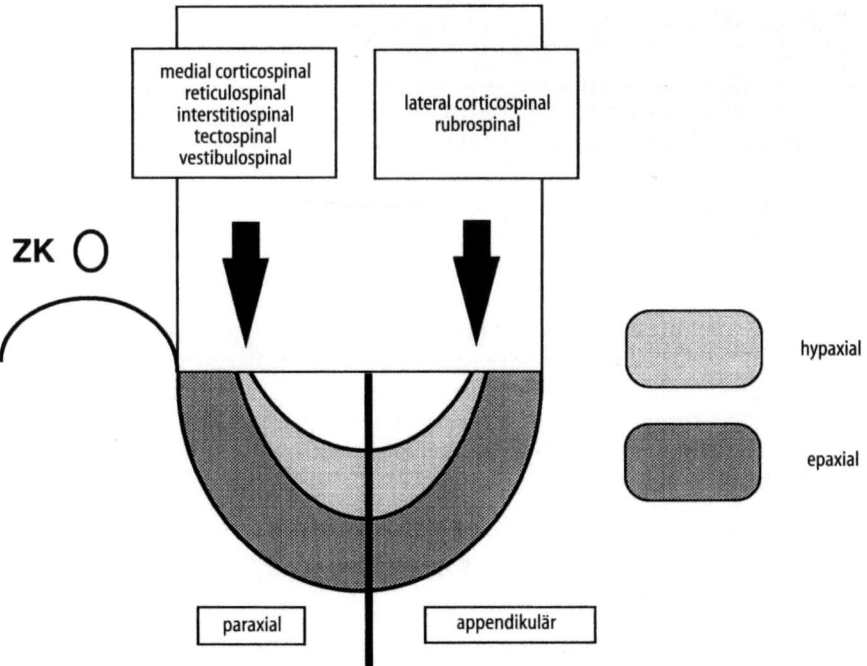

Abb. 3. Schema der Anordnungsprinzipien der Motoneurone für hypaxiale (ventrale), epaxiale (dorsale), paraxiale und appendikuläre (Extremitäten-)Muskulatur im Vorderhorn. Diese Lageverhältnisse präjudizieren, welche absteigenden Bahnen die betreffenden Motoneurone beeinflussen können. Es wird deutlich, daß die perivertebrale, somit auch die Nackenmuskulatur von Bahnen, die der Haltungs- und Orientierungsmotorik dienen (v. a. Tractus vestibulospinalis und reticulospinalis), gesteuert wird (nach Angaben bei Krammer et al. 1987 und Ghez 1991). ZK Zentralkanal

zur Innervation distaler Extremitätenmuskulatur (Ghez 1991) (Abb. 3). Es sei betont, daß diese Organisationsprinzipien, mutatis mutandis, auch auf die Rumpf- und Extremitätenmuskulatur anwendbar sind.

6 Die autonome Innervation des kraniozervikalen Übergangs: Muskulatur, Gelenke, Haut

Skelettmuskulatur, Gelenke, Bänder und Haut dieser Region werden, wie in anderen Körperabschnitten auch, vom sympathischen Nervensystem versorgt, wobei die postganglionären Neurone in den Halsganglien des Grenzstranges zu finden sind. Als Zielorgane der postganglionären Neurone stehen die Blutgefäße, in der Haut auch Schweißdrüsen und die glatten Mm. arrectores pilorum im Vordergrund. Ob sympathische Neurone darüber hinaus Funktionen, etwa „trophische" auf Bindegewebestrukturen, ausüben, wird vermutet, ist jedoch unklar. Skelettmuskelgefäße werden sowohl konstriktorisch als auch dilatorisch vom Sympathikus beeinflußt, wobei im ersteren Fall Noradrenalin, im letzteren Azetylcholin als Transmitter fungieren. Blutgefäße in der eigentlichen Kopfmuskulatur (mimische und Kaumuskeln) sowie in Kopf- und Halseingeweiden (Zunge, Schlund, Kehlkopf, Speiseröhre) erhalten zusätzlich eine parasympathische vasodilatorische Innervation aus verschiedenen autonomen Kopfganglien (Ganglia pterygopalatinum, submandibulare, oticum) sowie aus in den Organen selbst verstreut liegenden Mikroganglien. Als Transmitter verwenden diese Nervenzellen Azetylcholin, v. a. aber Stickoxid (NO) und vasoaktives intestinales Peptid (VIP). Auch die Kopf- und Gesichtshaut, und vermutlich auch Gelenk- und Bandstrukturen (z. B. Kiefergelenk), verfügen über eine solche sympathisch-parasympathisch autonome Doppelinnervation. Im Unterschied zur Muskulatur gibt es aber keine sicheren Hinweise auf *sympathische* vasodilatatorische Neurone in Haut und Gelenken (Zenker u. Neuhuber 1994).

Präganglionäre autonome Neurone in der Zona intermedia des Rückenmarks (sympathisch) und in parasympathischen Hirnnervenkernen stehen ebenfalls unter dem Einfluß deszendierender Bahnen. Prominentester Ausgangspunkt für einen dieser Trakte ist der kleinzellige Anteil des Nucleus paraventricularis des Hypothalamus. Aber auch Brücke und Medulla oblongata beherbergen Nervenzellgruppen, die zu präganglionären Neuronen projizieren. Viele von ihnen gehören den monoaminergen Kernen an, serotoninerg in der kaudalen Raphe, noradrenerg in der ventrolateralen Brücke und Medulla (Loewy u. Spyer 1990).

7 Die afferente Innervation des kraniozervikalen Übergangs: Muskulatur, Gelenke, Haut

Sowohl die Haut als auch das Bewegungssystem der Region werden vom vollen Repertoire primärafferenter Neurone versorgt, von primären Muskelspindelafferenzen höchster Leitungsgeschwindigkeit (Ia) bis zu marklosen, langsam leitenden polymodalen Chemonozizeptoren (C/IV). (Die Klassifikation I–IV nach Lloyd bezieht sich speziell auf Muskelafferenzen, während die A/B/C-Einteilung nach Erlanger und Gasser allgemein anwendbar ist.) Untersuchungen am Menschen (Voss 1971) und an Katzen (Richmond u. Bakker 1982) konnten zeigen, daß subokzipitale und andere Muskeln des kraniozervikalen Übergangs, z. B. der M. longissimus capitis, eine hohe Dichte (Zahl pro Gramm Muskelgewicht) an Muskelspindeln aufweisen. Auch andere Mechanosensoren wie z. B. Lamellenkörperchen fanden sich sowohl in Muskeln als auch in Gelenken und Bändern. Muskelspindeln waren nicht nur dicht gelagert, sondern wiesen auch häufig andere Besonderheiten wie etwa Tandemanordnung auf. Allerdings besitzen auch andere Muskeln, wie z. B. der M. abductor pollicis brevis oder der M. interosseus dorsalis pedis II, Muskelspindeln in hoher Dichte (Voss 1971), und propriozeptive Information aus Extremitäten, sowohl distal als auch proximal, ist ebenso präzise wie die vom kraniozervikalen Übergang (Taylor u. McCloskey 1988; Taylor 1992). Nichtsdestoweniger kommt den Halspropriozeptoren eine wesentliche Rolle bei der Kontrolle der Kopf-, Körper- Extremitäten- und Augenstellung zu, und insbesondere bei langsamen Kopfbewegungen sind sie dem Vestibularapparat bei der Detektion von Kopfbewegung und -stellung überlegen (Taylor 1992). Für die „Berechnung" der Kopf-zu-Rumpf-Stellung sind sie von fundamentaler Bedeutung (Hassenstein 1988). Nach vorherrschender Ansicht sind es die muskulären Propriosensoren, insbesondere die Muskelspindeln, von denen die wesentlichen Informationen über die Gelenkstellung kommen . Dies geht aus psychophysischen Studien an Extremitätengelenken hervor (Clark et al. 1989; Gandevia et al. 1992). Es darf angenommen werden, daß dies im Kopf-Hals-Bereich nicht anders ist (Dutia 1991). Gelenksensoren sprechen eher auf endgradige Bewegungen an, v. a. im „schmerzhaften" Bereich (Proske et al. 1988)

Die **zentralen Endigungsgebiete** dieser Primärafferenzen erstrecken sich vom zervikalen Rückenmark weit in den Hirnstamm und nach kaudal bis ins mittlere Thorakalmark hinein. Andererseits reichen die Endigungsgebiete primärer Hirnnervenafferenzen, insbesondere jener des N. trigeminus und N. vagus, weit ins zervikale Rückenmark. Dadurch ergeben sich enorme Möglichkeiten der Interaktion im Sinne einer Konvergenz von Primärafferenzen zervikaler Segmente mit jenen von Hirnnerven an sekundären Neuronen, die wiederum Ausgangspunkte für lokale Reflexverschaltungen sowie auf- und absteigende Bahnen darstellen.

Die folgenden Ergebnisse stammen zwar aus experimentellen Untersuchungen mit neuronalen Markierungsmethoden, z. T. an elektrophysiologisch identifizierten Afferenzen, bei verschiedenen nichthumanen Spezies (Ratte, Meerschweinchen, Katze, Rhesus; Bankoul et al. 1995; weitere Referenzen in Neuhuber et al. 1990; Neuhuber u. Bankoul 1992), aufgrund der großen Übereinstimmung untereinander erscheint jedoch ihre Übertragung auf den Menschen gerechtfertigt.

7.1 Dünnkalibrige Afferenzen

Die Verteilung zentraler Endigungen dünnkalibriger Primärafferenzen (A_δ und C bzw. III und IV) im zervikalen Rückenmark entspricht weitgehend dem Muster, das für andere Segmente beschrieben wurde (Abb. 4).

Dünnkalibrige Hautafferenzen endigen in den Hinterhornlaminae I, II/III und V. Afferenzen aus dem aktiven und passiven Bewegungsapparat hingegen, vorwiegend Chemonozizeptoren, endigen in den Rexedlaminae I und IV/V. Sie sparen die Laminae II und III aus (Abrahams et al. 1984; Neuhuber u. Zenker 1989; Mense 1993).

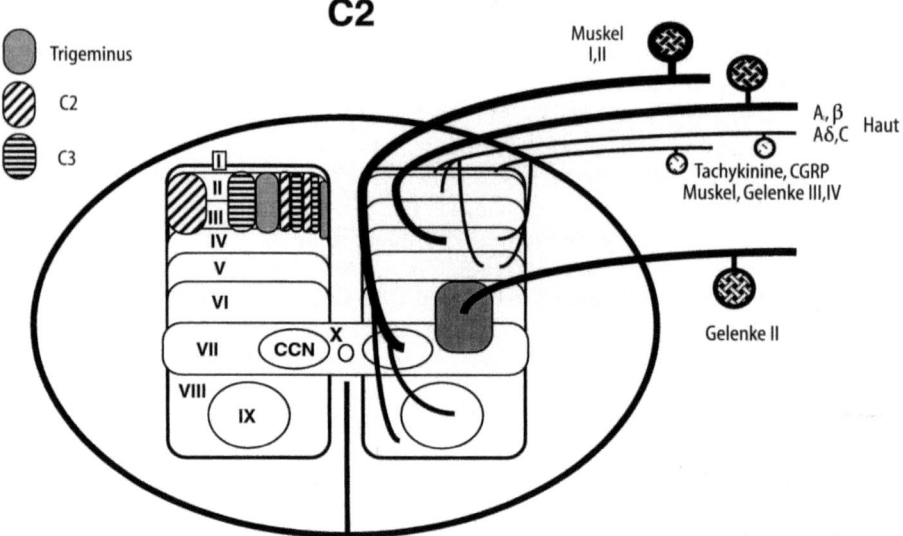

Abb. 4. Schematischer Querschnitt durch das Rückenmark auf Höhe von C2. Rechte Abbildungshälfte: Verteilung der Afferenzen aus verschiedenen Komponenten des Bewegungsapparats und der Haut. Linke Abbildungshälfte: Angabe der Rexed-Laminae I–X. In den Laminae II und III sind die Endigungsfelder von Afferenzen der Spinalnerven C2 und C3 sowie des N. trigeminus eingetragen. *CCN* Nucleus cervicalis centralis

An vielen sekundären Neuronen kommt es zur Konvergenz afferenter Informationen aus oberflächlichen und tiefen Strukturen. Viele dieser Konvergenzneurone entsenden aufsteigende Axone zur Formatio reticularis, zu den Parabrachialkernen in der rostralen Brücke, zum periaquäduktalen Grau des Mittelhirns und zum Thalamus, aber auch zu Axonkollateralen, die sich lokal im Segment verzweigen. Somit fungieren diese Nervenzellen auch als lokale Interneurone.

Die experimentell gesicherte Konvergenz von Afferenzen aus oberflächlichen und tiefen Strukturen an sekundären Neuronen des spinalen und medullären Hinterhorns untermauert die Konvergenz-Projektions-Theorie des „übertragenen" Schmerzes („referred pain"). Diese heute weitgehend akzeptierte Theorie zur Genese derartiger Schmerzen besagt, daß aufgrund der Konvergenz die zum Gehirn weitergeleitete Information wegen ihrer „gemischten" Natur anderen als den noxisch gereizten Strukturen zugeordnet wird (Übersichten bei Mense 1993; Schaible u. Grubb 1993).

Rostrokaudal erstrecken sich A_Ω-Fasern mit ihren Kollateralen über mehrere Segmente, während die Endigungsgebiete von C-Fasern, insbesondere aus der Haut, auf 2–3 Segmente beschränkt sind. Ob es direkte supraspinale Projektionen dünnkalibriger Afferenzen gibt, ähnlich denjenigen dickkalibriger (s. unten), ist nicht bekannt.

An Querschnitten durch das zervikale Rückenmark beobachtet man in den Laminae II/III eine regelrechte „Verzahnung" der Endigungsfelder von Afferenzen zervikaler Spinalnerven und des N. trigeminus (Pfaller u. Arvidsson 1988) (Abb. 4). Viele Hinterhornneurone, insbesondere solche mit aufsteigenden Projektionen, verfügen über ausgedehnte mediolaterale Dendritenbäume, so daß ein und dasselbe Hinterhornneuron konvergenten Input aus Hals- und Gesichtsbereich erhalten kann, was wiederum bei der „Übertragung" von Schmerz im oben genannten Sinne von Bedeutung sein könnte.

Als Transmitter dünnkalibriger Primärafferenzen wurden in den letzten Jahren v. a. verschiedene Peptide, und unter ihnen wiederum besonders Tachykinine (Substanz P und Neurokinin A) und „calcitonin gene-related peptide" (CGRP) diskutiert (Abb. 4). Diese Substanzen werden aus den zentralen afferenten Endigungen freigesetzt und entfachen verschiedene elektrische und metabolische Veränderungen im Hinterhorn. Ihre Wirkung tritt, verglichen mit jener klassischer Transmitter (z. B. Azetylcholin), langsam ein, hält dafür aber auch länger an. Dieselben Peptide werden auch vom Zellkörper in den peripheren Fortsatz des afferenten Neurons transportiert. Sie können dort, z. B. auf noxische Reize, freigesetzt werden und lokale Effekte hervorrufen (Vasodilatation, Plasmaextravasation, Einfluß auf Zellen des Abwehrsystems). Peptiderge primärafferente Neurone entfalten somit, zusätzlich zu ihrer afferenten signalweiterleitenden, eine lokaleffektorische Funktion (Holzer 1988). Der exzitatorische Transmitter afferenter Neurone mit rasch einsetzender und kurz anhaltender Wirkung ist höchstwahrscheinlich Glutamat, dessen Aktion durch die Peptide moduliert wird (Willis u. Coggeshall 1991).

7.2 Dickkalibrige Afferenzen

Auch bei dickkalibrigen Primärafferenzen gibt es markante Unterschiede in den spinalen Endigungsterritorien zwischen solchen mit kutaner und solchen mit skeletomuskulärer Herkunft, soweit man aus sehr detaillierten Untersuchungen an lumbalen Einzelaxonen weiß. Wenngleich noch nicht alle Kategorien afferenter Fasern in zervikalen Segmenten ähnlich genau studiert wurden, weisen die vorhandenen Resultate doch auf eine weitgehende Vergleichbarkeit hin. Afferenzen von spezialisierten kutanen Mechanosensoren, wie Meissner-, Merkel-, Ruffini- und diversen Lamellenkörperchen, die der A_β-Kategorie angehören, endigen in den Hinterhornlaminae III–V. Endigungen von primären und sekundären Muskelspindel- (Ia und II) und Sehnenspindelafferenzen (Ib) belegen v. a. die Laminae VI, VII, VIII und IX, somit die Zona intermedia und das Vorderhorn des Rückenmarks (Brown 1981) (Abb. 4). Insbesondere wurden Ia-Afferenzen des 2. Zervikalsegments aus epaxialen Muskeln mittels intraaxonaler Markierung physiologisch identifizierter Einzelfasern sehr genau charakterisiert. Im Rückenmark werden Kollateralen v. a. zum Nucleus cervicalis centralis, dem Ursprungskern einer spinozerebellären Projektion, sowie zum medialen Vorderhorn abgegeben (Abb. 5). Neben (homonymen) monosynaptischen Verbindungen zu Motoneuronen paraxialer Muskulatur werden Nervenzellen kontaktiert, die absteigend zu Motoneuronen von Extremitätenmuskeln projizieren, somit offenbar zur Vermittlung tonischer Halsreflexe dienen (Übersicht bei Neuhuber et al. 1990) (Abb. 5).

Diese Ergebnisse von Einzelfaserstudien stehen im Einklang mit jenen aus Experimenten mit Tracermarkierung ganzer Muskelnerven. Dabei fällt auf, daß das Endigungsmuster von Afferenzen aus epaxialer (z. B. subokzipitaler) und hypaxialer (z. B. M. geniohyoideus) Muskulatur gleich ist (Übersicht bei Neuhuber et al. 1990).

Als Transmitter dickkalibriger Afferenzen kommt ebenfalls in erster Linie Glutamat in Frage (Willis u. Coggeshall 1991) (Abb. 4). In manchen dickkalibrigen, schnell leitenden Afferenzen findet sich auch CGRP.

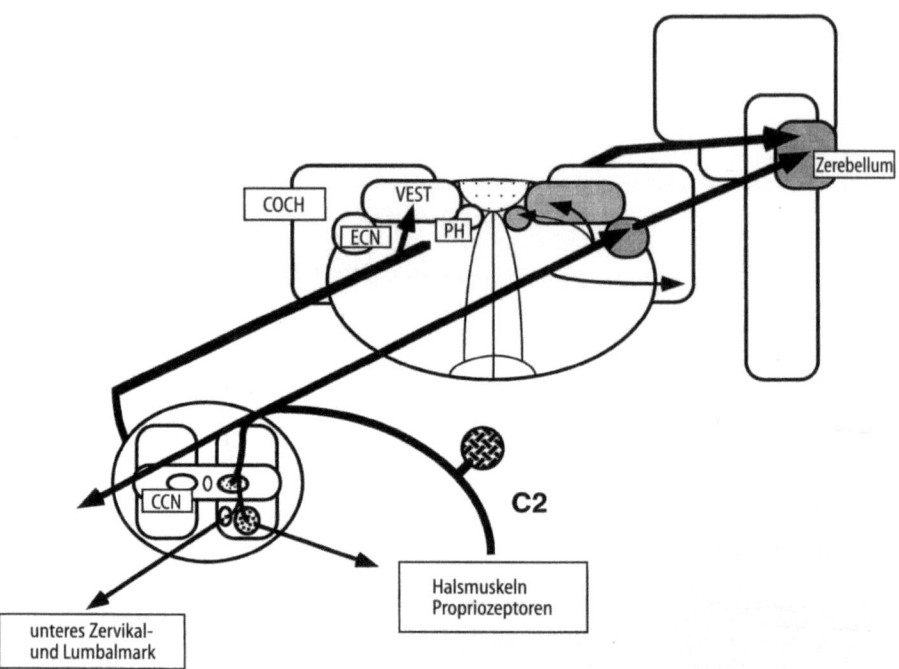

Abb. 5. Schema der Verteilung propriozeptiver Afferenzen des Spinalnervs C2 im Zentralnervensystem. Direkte Zielgebiete im Rückenmark sind der Nucleus cervicalis centralis (CCN), die Motoneurone für Halsmuskeln sowie propriospinale Neurone, die zum unteren Zervikal- und Lumbalmark projizieren. Aufsteigend erreichen propriozeptive Afferenzen direkt den Nucleus cuneatus externus (ECN, Relaiskern zum Kleinhirn), die Vestibulariskerne (VEST), den Nucleus praepositus hypoglossi (PH) sowie den ventralen Cochleariskern (COCH). Alle direkten Projektionen sind ipsilateral. Der CCN ist Ausgangspunkt für eine kontralaterale Projektion zum Kleinhirn und auch zu den Vestibulariskernen, so daß zervikale propriozeptive Afferenzen indirekt den kontralateralen Vestibulariskernkomplex erreichen

7.3 Beeinflussung afferenter Informationsverarbeitung im Rückenmark durch absteigende Bahnen

Wie der spinale motorische Apparat, so untersteht auch die Verarbeitung und Weiterleitung des sensorischen Einstroms aus der Peripherie der Kontrolle absteigender Bahnen (Abb. 6). Deszendierende Bahnen entscheiden vermutlich letztlich darüber, welche afferenten Kanäle zum Gehirn „durchgeschaltet" werden und welche ungenutzt bleiben. Es gibt wohl keine supraspinale Struktur mit absteigenden Projektionen zum motorischen Apparat, die nicht auch zu sekundären sensorischen Neuronen in Hinterhorn, Zona intermedia und Vorderhorn projizieren würde. Das gilt sowohl für die Pyramidenbahn als auch für verschiedene Kerngebiete des Hirnstamms. Neben Neuronengruppen, deren Einfluß auf den spinalen sensorischen Apparat, insbesondere die Verarbeitung nozizeptiver Information, schon länger bekannt ist, z. B. die kaudalen Raphekerne, die ventrolaterale Medulla oblongata oder der Locus coeruleus (Neuhuber 1994; Zimmermann 1993), scheinen auch Kerngebiete, die man bisher eher mit Motorik (Vestibulariskerne: Donevan et al. 1990; Bankoul u. Neuhuber 1992) oder autonomen Funktionen (Hypotha-

Abb. 6. Schema der deszendierenden Bahnen, die die Verarbeitung afferenter, nicht zuletzt nozizeptiver Information im Rückenmark modulieren. Wesentlicher Ausgangspunkt sind Nervenzellgruppen des Hirnstamms, die Serotonin und Noradrenalin als Transmitter verwenden. (Nach Zimmermann 1993)

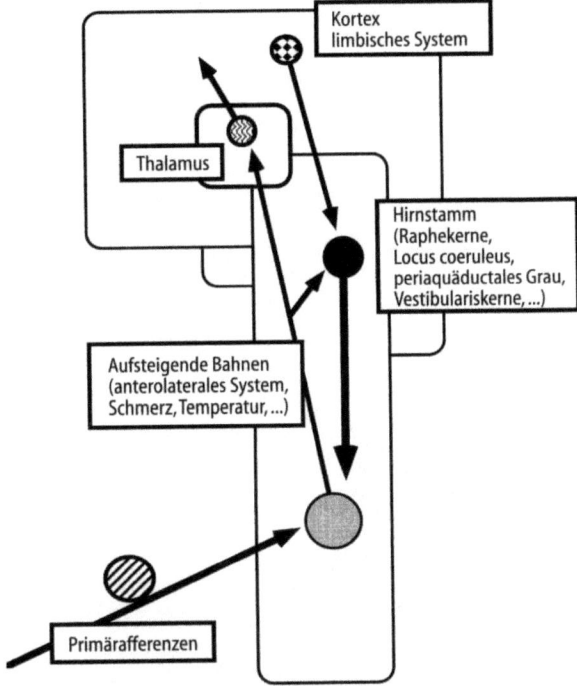

lamus: Holstege 1987) in Verbindung gebracht hatte, das sensorische Geschehen im Hinterhorn über direkte absteigende Bahnen zu beeinflussen. Viele dieser Bahnen konzentrieren sich auf das oberflächliche Hinterhorn (Laminae I und II). Das legt ihre Einbeziehung ins nozizeptive Geschehen im Sinne einer meist hemmenden Modulation nahe. Aber auch das Zentrum des Hinterhorns, in dem v. a. nichtnozizeptive Afferenzen repräsentiert sind, ist Ziel direkter deszendierender Bahnen. Dazu kommt, daß sich viele supraspinale Strukturen indirekt über Relais in der Formatio reticularis Zugang zum Rückenmark, nicht zuletzt zum Hinterhorn, verschaffen. Das gilt etwa für das periaquäduktale Grau des Mittelhirns, dessen antinozizeptiver Einfluß über die ventrale Medulla oblongata vermittelt wird, und v. a. für die Großhirnrinde.

7.4 Verteilung zervikaler Afferenzen im Hirnstamm

Die bemerkenswertesten Aspekte betreffen Verlauf und Endigung zervikaler Afferenzen unterschiedlicher Provenienz im Hirnstamm (Abb. 5 und 7). Dabei können Besonderheiten zervikaler Afferenzen, verglichen mit jenen aus Extremitäten und Rumpf, besonders gut herausgearbeitet werden (Neuhuber et al. 1990).

Kutane Afferenzen, z. B. die des N. occipitalis major, gelangen im wesentlichen zu Hinterstrangkernen (Nucleus cuneatus) und zum spinalen Trigeminuskernkomplex (v. a. Subnucleus interpolaris). Die Weiterleitung erfolgt vorwiegend über den ventroposterioren Thalamus zur Hirnrinde.

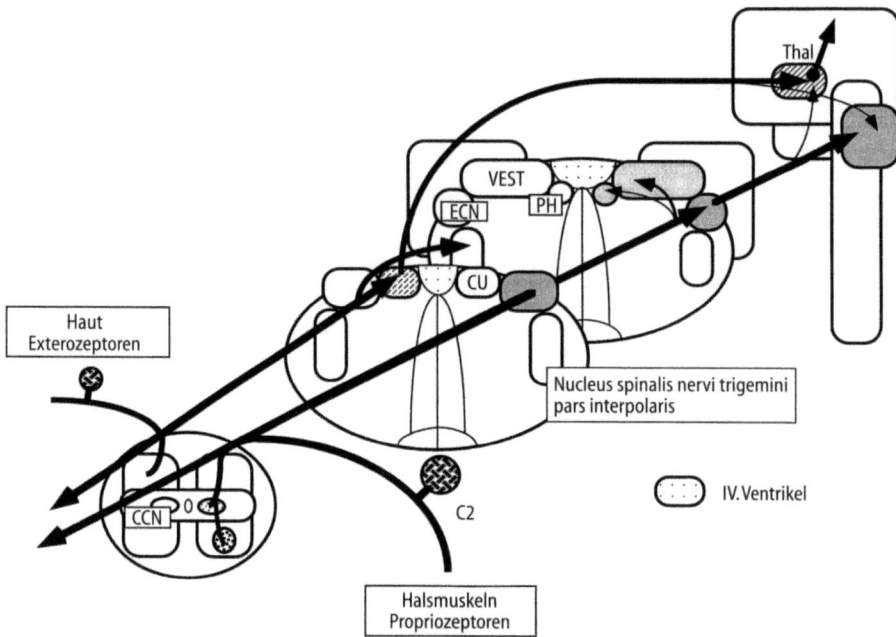

Abb. 7. Schematische Gegenüberstellung der Verteilung propriozeptiver und exterozeptiver Afferenzen aus dem Halsbereich im Zentralnervensystem. Während propriozeptive Afferenzen sehr markant über den Nucleus cuneatus externus (ECN) zum Kleinhirn projizieren, werden exterozeptive Afferenzen über den Nucleus cuneatus (CU) zum Thalamus (Thal) und weiter zur Großhirnrinde geleitet. Bemerkenswert ist das Fehlen einer exterozeptiven Projektion zu den Vestibulariskernen (VEST). PH Nucleus praepositus hypoglossi

Muskuläre Afferenzen zeigen ein völlig anderes Endigungsmuster: Sie steuern weniger den Nucleus cuneatus als vielmehr den Nucleus cuneatus externus an, dessen Neurone vorwiegend zum Kleinhirn projizieren, während jene des Nucleus cuneatus vorwiegend zum Thalamus ziehen. Die Projektion zum spinalen Trigeminuskernkomplex ist spärlich oder fehlt.

Ein Hauptmerkmal zervikaler Muskelafferenzen ist jedoch ihre Projektion zu verschiedenen Abschnitten des ipsilateralen Vestibulariskernkomplexes (Abb. 5,7 und 8). Es sind kaudale Abschnitte dieses Kerngebietes, die Ziel zervikaler Afferenzen sind, v. a. der mediale Vestibulariskern und, medial von ihm, der Nucleus praepositus hypoglossi sowie bestimmte Bereiche des deszendierenden Vestibulariskerns. Der laterale Vestibulariskern, Ursprung des mächtigen lateralen Vestibulospinaltrakts, und der obere Vestibulariskern, Ursprung von vestibulookulomotorischen Projektionen, werden praktisch nicht direkt von zervikalen Primärafferenzen erreicht (Abb. 8). Allerdings zeigen neueste Studien bei der Ratte eine massive Projektion aus dem Nucleus cervicalis centralis (CCN, Abb. 4) zum kontralateralen lateralen Vestibulariskern (Matsushita et al. 1995) (Abb. 5). Über diesen Weg gelangen propriozeptive Halsafferenzen indirekt zum Ursprung des lateralen Vestibulospinaltrakts. Die indirekte propriozeptive Projektion zu den Vestibulariskernen verläuft somit kontralateral, die direkte ipsilateral.

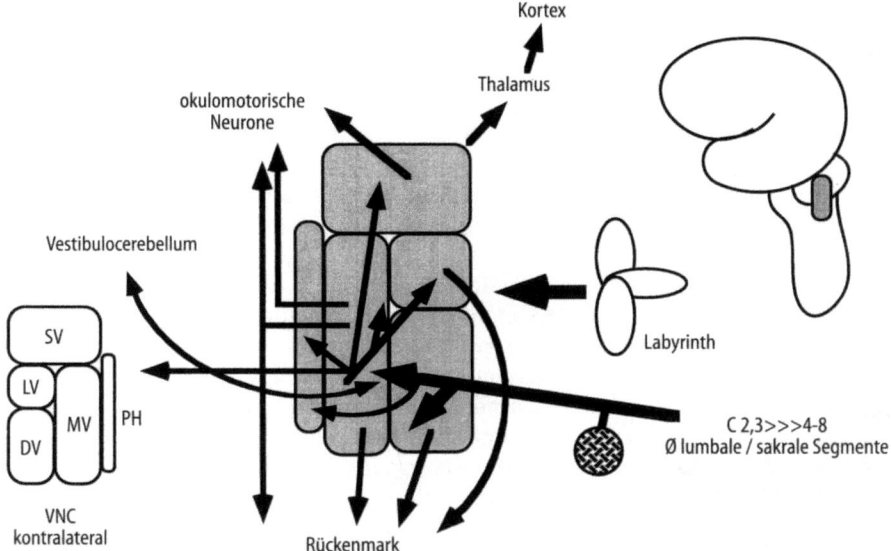

Abb. 8. Schema der Verbindungen des Vestibulariskernkomplexes (VNC: SV Nucleus vestibularis superior, LV Nucleus vestibularis lateralis, DV Nucleus vestibularis descendens, MV Nucleus vestibularis medialis, PH Nucleus praepositus hypoglossi) im Hinblick auf eintreffende propriozeptive Halsafferenzen. An Vestibulariskernneuronen kann es nicht nur zur Umschaltung und Weiterleitung propriozeptiver Afferenzen, sondern auch zur Konvergenz mit Afferenzen aus dem Labyrinth kommen

Diese direkte Projektion zum Vestibulariskernkomplex ist besonders ausgeprägt bei Afferenzen der Segmente C2 und C3 (C1 führt bei den meisten Spezies kaum afferente Fasern). Sie nimmt nach kaudal rasch an Dichte ab (Arvidsson u. Pfaller 1990; Bankoul u. Neuhuber 1990; Neuhuber u. Zenker 1989; Neuhuber et al. 1990). Zwar findet man vereinzelt direkte Projektionen aus C4–C8, jedoch nicht aus lumbalen oder sakralen Segmenten.

Bemerkenswerterweise ziehen lang aufsteigende, dickkalibrige zervikale Afferenzen nicht nur zum Vestibulariskernkomplex, sondern auch zum ventralen Cochleariskern.

Diese Ergebnisse stammen aus Experimenten, bei denen das gesamte afferente Kontingent eines Spinalnervs oder von Nerven zu ausgewählten epaxialen und hypaxialen Muskeln markiert wurde. Eine Zuordnung der zervikal-vestibulären Projektion zu primären und sekundären Muskelspindelafferenzen oder zu Afferenzen aus Golgi-Sehnenorganen ist daher noch nicht möglich. Dies erforderte Markierungsexperimente an physiologisch identifizierten Einzelfasern. Auch war es experimentell bisher unmöglich, dickkalibrige zervikale Muskel- von Gelenkafferenzen sauber zu trennen, da letztere am Applikationsort der neuronalen Markierungssubstanz meistens bereits im Muskelnerv verlaufen. Allerdings zeigten Markierungen der Afferenzen von Muskelnerven mit und ohne Beimengung von Gelenkafferenzen dasselbe Muster, so daß die direkte zervikal-vestibuläre Projektion *zumindest* den muskulären Afferenzen zuzuschreiben ist (Neuhuber u. Zenker 1989). Andererseits weiß man aus Studien bei der Katze, daß die dickkalibrigen Afferenzen des Kniegelenknervs in den

Rückenmarklaminae VI und VII (Craig et al. 1988) endigen, also dort, wo auch ein Großteil der schnell leitenden Muskelafferenzen repräsentiert ist (Abb. 4).

8 Trigeminus-, Fazialis-, Vagus- und Hypoglossusafferenzen

Die Endigungsgebiete afferenter Trigeminusneurone, das Gebiet der sensorischen Trigeminuskerne, erstreckt sich vom Mittelhirn bis weit ins zervikale Rückenmark hinein (Abb. 9). Der kaudale Subnukleus des spinalen Trigeminuskerns, der etwa am Obex beginnt, repräsentiert das medulläre Hinterhorn, das in funktionellem Aufbau und neurochemischer Ausstattung dem Hinterhorn des Rückenmarks entspricht. Er ist v. a. mit der Verarbeitung nozizeptiver Afferenzen befaßt. Auf Höhe der oberen Zervikalsegmente überlappen die Endigungsgebiete von Trigeminus- und zervikalen Afferenzen im oberflächlichen Hinterhorn (insbesondere Laminae II und III), sodaß anzunehmen ist, daß sekundäre Neurone konvergierenden Input aus Hals- und Trigeminusafferenzen erhalten. Andererseits gelangen insbesondere exterozeptive Afferenzen aus dem Halsbereich zum spinalen Trigeminuskern, sodaß auch auf diesem Niveau zervikotrigeminale Konvergenz stattfinden kann.

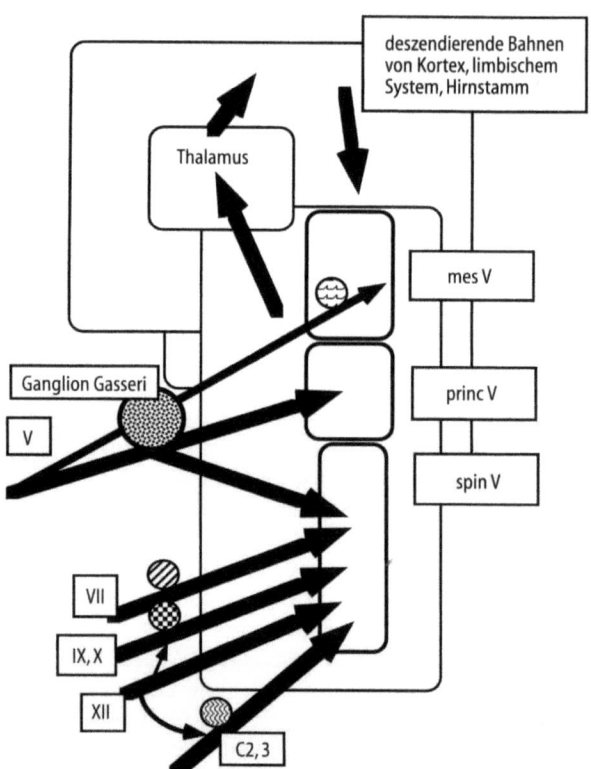

Abb. 9. Schema des Trigeminuskernkomplexes. An Neuronen des spinalen Trigeminuskerns (spin V) kommt es zur Konvergenz von Afferenzen der Hirnnerven VII, IX, X und spinaler Afferenzen aus C2 und C3 mit solchen des N. trigeminus. Afferenzen aus der Zungenmuskulatur, die peripher im N. hypoglossus verlaufen, werden über die zervikalen Hinterwurzeln C2 und C3 und den N. vagus dem Zentralnervensystem zugeleitet. mes V Nucleus mesencephalicus nervi trigemini, princ V Nucleus sensorius principalis nervi trigemini

Auch Afferenzen aus den Rr. auriculares des N. facialis (Arvidsson u. Thomander 1984) und des N. vagus (Nomura u. Mizuno 1984) sowie aus Pharynx- und Larynxästen des IX. und X. Hirnnervs (Altschuler et al. 1989) gelangen zum spinalen Trigeminuskern, insbesondere zum kaudalen Subnukleus und zu Nervenzellinseln im spinalen Trigeminustrakt, die als Nucleus paratrigeminalis bezeichnet werden. Es sind die dorsalen Anteile des spinalen Trigeminuskerns, die diese nichttrigeminalen Afferenzen aufnehmen. Andererseits findet man im Hauptendigungsgebiet vagaler Afferenzen, dem Solitariuskernkomplex, Endigungen von Trigeminusafferenzen (Marfurt u. Rajchert 1991) und von solchen aus dem Hinterhaupt-Nacken-Bereich, insbesondere von oberflächlichen Strukturen (Neuhuber u. Zenker 1989).

Die afferenten Fasern des N. hypoglossus aus der extrinsischen und intrinsischen Zungenmuskulatur und aus dem M. geniohyoideus, die sowohl schnell leitende propriozeptive als auch langsam leitende nichtpropriozeptive und nozizeptive Kategorien umfassen und deren Zellkörper in den oberen zervikalen Spinalganglien und in den Vagusganglien liegen (Neuhuber u. Mysicka 1980), verteilen sich zentral entsprechend dem oben für zervikale Afferenzen beschriebenen Muster. Dies gilt insbesondere für die direkte Projektion zum Vestibulariskerngebiet und zu Teilen des Solitariuskerns (Neuhuber u. Fryscak-Benes 1987; Nazruddin et al. 1989).

Wie der sensorische Apparat des Rückenmarks stehen auch der Trigeminuskernkomplex und der Solitariuskern unter der Kontrolle deszendierender Bahnen.

9 Welche Vestibulariskernneuronen werden von zervikalen propriozeptiven Primärafferenzen kontaktiert?

Die mögliche funktionelle Bedeutung einer direkten Projektion zervikaler propriozeptiver Afferenzen zum Vestibulariskernkomplex erschließt sich erst, wenn man die Verbindungen der kontaktierten Neurone berücksichtigt (Abb. 8). Dies sind mit Sicherheit sekundäre vestibuläre Neurone, an denen v. a. *vestibuläre* Primärafferenzen endigen. Eine Konvergenz vestibulärer und zervikaler Afferenzen im Vestibulariskernkomplex konnte auch elektrophysiologisch gezeigt werden (Referenzen bei Neuhuber et al. 1990). Diese Konvergenz, in die auch visuelle Informationen und propriozeptive Signale aus den Augenmuskeln einbezogen werden, ermöglicht dem Gehirn die Ermittlung der Körperlage unter Berücksichtigung der Kopfstellung und der relativen Kopf-zu-Rumpf-Stellung. Die sekundären vestibulären Neurone, an denen Halspropriozeptoren endigen, projizieren wiederum v. a. zum Rückenmark (über den medialen und kaudalen, vermutlich kaum den lateralen Vestibulospinaltrakt; zu letzterem haben Halspropriozeptoren jedoch indirekt über den Nucleus cervicalis centralis Zugang). Zum Teil projizieren sie jedoch auch zum okulomotorischen Apparat, da ein guter Teil der Neurone im Endigungsbereich der zervikalen Afferenzen durch eine T-förmige Teilung ihrer Axone über das mediale Längsbündel sowohl zum Rückenmark als auch zu Augenmuskelkernen zieht (Büttner-Ennever 1992). Darüber hinaus erreichen zervikale Primärafferenzen mit dem Nucleus praepositus hypoglossi einen dezidiert präokulomotorischen Kern. Ferner beherbergt der mediale Vestibulariskern auch vestibuläre Neurone höherer Ordnung, die zum okulomotorischen Apparat projizieren (Büttner-Ennever 1992). Im kaudalen medialen und deszendierenden Vestibulariskern liegen auch Neurone, die zu Flocculus, Nodulus und

Uvula des Kleinhirns projizieren. Nodulus und Uvula wiederum projizieren direkt zum deszendierenden und kaudalen medialen Vestibulariskern (Büttner-Ennever 1992). Auch über Interneurone, an denen der mediale Vestibulariskern besonders reich ist, können Informationen aus zervikalen Propriozeptoren zu anderen Abschnitten des ipsilateralen sowie zum kontralateralen Vestibulariskernkomplex gelangen (Neuhuber et al. 1990), so daß auch vestibulozerebelläre und vestibulothalamische Neurone erreicht werden können. So zeigt sich, daß zervikale Propriozeptoren direkten Zugang zum vestibulären Netzwerk haben, das eine Schlüsselstellung bei der Koordination der Augen-, Kopf- und Körperstellung einnimmt.

Diese *prinzipiellen* Verbindungsmöglichkeiten müssen natürlich im einzelnen experimentell verifiziert werden. Dies gelang kürzlich am Beispiel der zervikovestibulozervikalen Schleife (Bankoul 1994; Bankoul et al. 1995). Mit Hilfe einer neuronalen Doppelmarkierungstechnik wurden vestibulospinale Neurone vom zervikalen Rückenmark aus markiert und gleichzeitig die Endigungen zervikaler Primärafferenzen an diesen vestibulospinalen Neuronen dargestellt. Im Rahmen dieser Studien konnte auch gezeigt werden, daß ein Teil der vestibulospinalen Neurone, die im Pro-

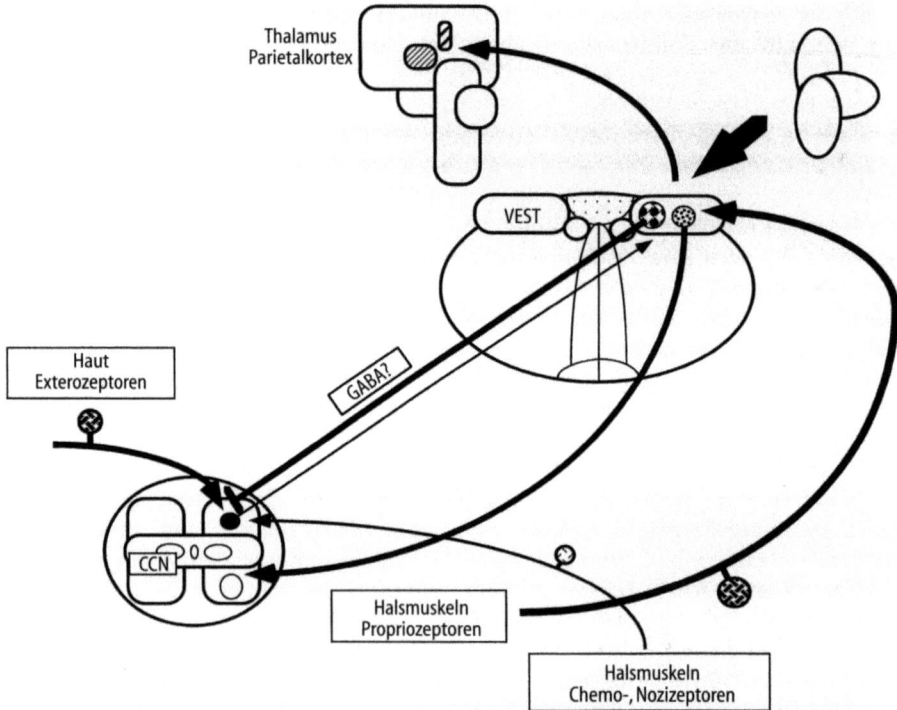

Abb.10. Hypothetische Vorstellung zur Funktion der absteigenden Bahn von den Vestibulariskernen zum Hinterhorn. Getriggert durch propriozeptive Afferenzen, könnte diese Bahn, möglicherweise vermittelt durch GABA, die Weiterleitung nozizeptiver „Störimpulse" zu den Vestibulariskernen hemmen. Störungen in diesem Zusammenspiel könnten über den Thalamus an den Parietalkortex weitergeleitet werden und dort zur subjektiven Mißempfindung „Schwindel" führen. Vest Vestibulariskerne, CCN Nucleus cervicalis centralis

jektionsfeld zervikaler Primärafferenzen liegen, nicht nur zum motorischen Apparat des Halsmarks, sondern auch zum zervikalen Hinterhorn projiziert. Sie könnten somit in der Lage sein, möglicherweise getriggert durch propriozeptive Halsafferenzen, die Weiterleitung afferenter Impulse dort zu modulieren (Donevan et al. 1990; Bankoul u. Neuhuber 1992) (Abb. 10). Obwohl eine Charakterisierung dieser vestibulospinalen Bahn nach neurochemischen und elektrophysiologischen Gesichtspunkten noch aussteht, gibt es Hinweise für eine hemmende Funktion (Literatur bei Bankoul u. Neuhuber 1992). Interessanterweise endigt diese vestibulospinale – möglicherweise hemmende – Bahn dort, wo niedrigschwellige kutane Mechanosensoren und muskuläre Chemonozizeptoren im Hinterhorn repräsentiert sind (Abb. 10).

Bemerkenswerterweise konnte in elektrophysiologischen Untersuchungen gezeigt werden, daß fast ausschließlich propriozeptive, nicht jedoch exterozeptive oder nozizeptive, also nichtpropriozeptive Signale Zugang zum Vestibulariskernkomplex haben (Fredrickson et al. 1965, zitiert in Neuhuber et al. 1990). Spinovestibuläre Bahnen stammen nicht zuletzt auch aus jenen Hinterhornlaminae, in denen Haut- und nichtpropriozeptive Muskelafferenzen repräsentiert sind (Laminae IV und V). Da diese Afferenzen dadurch vermutlich auch Zugang zu diesen Bahnen hätten, könnte das Nichteintreffen nichtpropriozeptiver Signale in den Vestibulariskernen an einer Hemmung ihrer Umschaltung im Hinterhorn auf spinovestibuläre Neurone liegen. Diese Hemmung der Umschaltung könnte die Aufgabe der kürzlich entdeckten vestibulospinalen Bahn zum Hinterhorn sein (Donevan et al. 1990; Bankoul u. Neuhuber 1992; Neuhuber u. Bankoul 1992) und somit eine Spielart der oben beschriebenen deszendierenden Modulation der Verarbeitung primärafferenter Information darstellen. Diese (noch hypothetische) Funktion könnte man als „Entstörung" des propriozeptiven Einstroms zu den Vestibulariskernen von nichtpropriozeptivem „Rauschen" deuten.

10 Funktionelle Überlegungen und Hypothesen

Die Besonderheit der Innervation des kraniozervikalen Übergangs offenbart sich somit nicht nur in einer hohen Dichte von Propriosensoren, sondern v. a. in einer *direkten* Projektion propriozeptiver Afferenzen aus den obersten Halssegmenten zum Vestibulariskernkomplex. Diese Direktheit bringt es mit sich, daß erst im Vestibulariskernkomplex ein hemmender oder bahnender Einfluß des Zentralnervensystems auf diese Afferenzen möglich ist. Natürlich erhält der Vestibulariskernkomplex propriozeptive Afferenzen auch von Rumpf und Extremitäten. Bei diesen Afferenzen handelt es sich wohl ausschließlich um sekundäre spinovestibuläre Projektionen, bei denen eine Modulation bereits im Rückenmark, am spinovestibulären Neuron möglich ist. (Oben wurde bereits erwähnt, daß Halsmuskelafferenzen auch indirekt über sekundäre Rückenmarkneurone zum kontralateralen Vestibulariskernkomplex projizieren, parallel zum direkten ipsilateralen Weg; Abb. 5.) Die Flexibilität des Halses macht neben dem Labyrinth sozusagen einen „Halsteil" des Gleichgewichtsapparats (Hassenstein 1988; Neuhuber u. Bankoul 1992) notwendig, um dem Subjekt eine verläßliche Feststellung seiner Lage im Schwerefeld zu erlauben. So ist es naheliegend, in der direkten Projektion zervikaler Propriozeptoren zum Vestibulariskernkomplex eine wesentliche Komponente dieses „Halsteils" zu vermuten.

Allerdings sind durch die dargelegten neuen Befunde die konzeptuellen Schwierigkeiten nicht beseitigt. Es treten vielmehr zusätzlich neue auf. Um zervikale muskuläre Propriosensoren, insbesondere Muskelspindeln, in ein funktionelles Konzert mit dem Bogengangapparat bringen zu können, muß die Einstellung dieser Sensoren über das γ-motorische System, und dieses wiederum in seiner Beziehung zum vestibulären System besser als bisher verstanden werden (vgl. Wilson 1992).

11 Plastizität

Herrschte lange Zeit die Ansicht vor, das Nervensystem sei ein zwar unerhört komplexes, doch im wesentlichen fest „verdrahtetes" Netzwerk und seine Fähigkeit zur Adaptation an geänderte Umweltbedingungen, zum Lernen, ein vorwiegend „funktionelles" Phänomen, so konnten in den letzten Jahren zahlreiche Befunde gewonnen werden, die eine enorme, letztlich auch strukturelle Wandelbarkeit des Nervensystems, sowohl zentral als auch peripher, belegen. Die Grundlagen für diese adaptive Wandelbarkeit, gerne auch „neuronale Plastizität" genannt, sind einerseits eine Überfülle bestehender, jedoch meist ungenutzter synaptischer Verbindungen, andererseits die Fähigkeit des Nervensystems, auch nach Abschluß der eigentlichen Entwicklungs- und Wachstumsvorgänge synaptische Verbindungen neu zu knüpfen. Die eminente Bedeutung dieser Phänomene für das Verständnis und für neue Therapiemöglichkeiten neurologischer Krankheitsbilder läßt sich z. Z. bestenfalls erahnen.

In unserem Kontext ist v. a. die Plastizität im afferenten Teil des Nervensystems von Interesse. Studien an dünnkalibrigen Afferenzen haben gezeigt, daß ein großer Teil potentieller Nozizeptoren nie „benutzt" wird und auch unter „physiologischen" Bedingungen wohl elektrisch, jedoch nicht durch natürliche Reize (z. B. Berührung, chemische, thermische oder mechanische Noxen) aktivierbar ist („stumme" Nozizeptoren). Tritt jedoch eine Entzündung (z. B. im Gelenk) ein, so können plötzlich dieselben Afferenzen durch noxische und auch nichtnoxische Reize stimuliert werden, ein Umstand, der zur Erklärung der entzündlichen Hyperalgesie herangezogen wird. Dabei kommt es auch zu einer Vergrößerung des rezeptiven Feldes von Hinterhornneuronen (Mense 1993; Schaible u. Grubb 1993). Ähnliches wurde auch bei anderen experimentellen nichtnozizeptiven Modellen für Neurone in den Hinterstrangkernen beschrieben.

Die beteiligten Mechanismen sind noch keineswegs geklärt, doch spielen wahrscheinlich sowohl eine „Freigabe" bislang ungenutzter synaptischer Verbindungen im Hinterhorn als auch, v. a. bei länger bestehenden Entzündungen und Irritationen, ein Aussprossen afferenter Kollateralen mit Neubildung von Synapsen eine Rolle. Dabei kommt vermutlich Peptiden, die aus afferenten Neuronen im Hinterhorn freigesetzt werden, eine wesentliche Rolle als Wegbereiter und Vermittler der Plastizität zu. Es kommt zu nachhaltigen Veränderungen in sekundären Hinterhornneuronen, was sich z. B. in geänderter Genexpression, etwa für Opioide, äußert (Literatur bei Schaible u. Grubb 1993). Diese Vorgänge werden bereits in den ersten Minuten bis Stunden nach Beginn der Entzündung eingeleitet und tragen vermutlich wesentlich zu irreversiblen Folgezuständen im Sinne einer Chronifizierung bei. Obwohl bisher hauptsächlich auf der ersten Ebene der afferenten Verarbeitung, nämlich im Hinterhorn, beschrieben, ist es plausibel anzunehmen, daß derlei plastische Wandelbarkeit auf allen Ebenen afferenter Verarbeitung bis hinauf zum Kortex möglich ist und auch vorkommt. Experimentelle Studien mit peripherer Axotomie weisen in diese Richtung (Woolf et al. 1992; Florence et al. 1996).

Seit langem wird eine Beteiligung des Sympathikus bei Entstehung und Unterhaltung von Entzündungsvorgängen und Reaktionen auf periphere Schädigungen (sympathische Reflexdystrophie) diskutiert. Die Vorstellungen über die beteiligten Mechanismen sind noch weitgehend hypothetisch. Offenbar ist jedoch auch das sympathische und überhaupt das autonome Nervensystem zu plastischen Veränderungen befähigt, wie sie in anderen neuralen Systemen beschrieben wurden (Jänig 1993).

Obwohl diese Studien v. a. an verschiedenen experimentellen Modellen an der hinteren Extremität und nur zu einem kleinen Teil im Kopfbereich durchgeführt wurden, erscheint eine Übertragung der bisher gefundenen Prinzipien auf den kraniozervikalen Übergang gerechtfertigt.

Literatur

Abrahams VC, Richmond FJ, Keane J (1984) Projections from C2 and C3 nerves supplying muscles and skin of the cat neck: a study using transganglionic transport of horseradish peroxidase. J Comp Neurol 230: 142–154

Altschuler SM, Bao X, Bieger D, Hopkins DA, Miselis RR (1989) Viscerotopic representation of the upper alimentary tract in the rat: sensory ganglia and nuclei of the solitary and spinal trigeminal tracts. J Comp Neurol 283: 248–268

Arvidsson J, Pfaller K (1990) Central projections of C4–C8 dorsal root ganglia in the rat studied by anterograde transport of WGA-HRP. J Comp Neurol 292: 349–362

Arvidsson J, Thomander L (1984) An HRP study of the central course of sensory intermediate and vagal fibers in the peripheral facial nerve branches in the cat. J Comp Neurol 223: 35–45

Bankoul S (1994) Cervical primary afferent input to vestibulo-spinal neurones projecting to the dorsal horn: a double labelling study in the rat. Experientia 50: A 70

Bankoul S, Neuhuber WL (1990) A cervical primary afferent input to vestibular nuclei as demonstrated by retrograde transport of wheat germ agglutinin-horseradish peroxidase in the rat. Exp Brain Res 79: 405–411

Bankoul S, Neuhuber WL (1992) A direct projection from the medial vestibular nucleus to the cervical spinal dorsal horn of the rat, as demonstrated by anterograde and retrograde tracing. Anat Embryol 185: 77–85

Bankoul S, Goto T, Yates B, Wilson VJ (1995) Cervical primary afferent input to vestibulospinal neurons projecting to the cervical dorsal horn: an anterograde tracing study in the cat. J Comp Neurol 353: 529–538

Brown AG (1981) Organization in the spinal cord. Springer, Berlin Heidelberg New York

Büttner-Ennever JA (1992) Patterns of connectivity in the vestibular nuclei. In: Cohen B, Tomko DL, Guedry F (eds) Sensing and controlling motion. Vestibular and sensorimotor function. Ann NY Acad Sci 656: 363–378

Christ B, Wilting J (1992) Die Entwicklung der HWS unter besonderer Berücksichtigung des kraniozervikalen Übergangs. Schmerzkonferenz 3: 37–48

Clark FJ, Grigg P, Chapin JW (1989) The contribution of articular receptors to proprioception with the fingers in humans. J Neurophysiol 61: 186

Craig AD, Heppelmann B, Schaible H-G (1988) The projections of the medial and posterior articular nerves of the cat's knee to the spinal cord. J Comp Neurol 276: 279–288

Donevan AH, Neuber-Hess M, Rose PK (1990) Multiplicity of vestibulospinal projections to the upper cervical spinal cord of the cat: a study with the anterograde tracer Phaseolus vulgaris leucoagglutinin. J Comp Neurol 302: 1–14

Dutia MB (1991) The muscles and joints of the neck: their specialization and role in head movement. Progr Neurobiol 37: 165–178

Florence SL, Jain N, Pospichal MW, Beck PD, Sly DL, Kaas JH (1996) Central reorganization of sensory pathways following peripheral nerve regeneration in fetal monkeys. Nature 381: 69–71

Gandevia SC, McCloskey DI, Burke D (1992) Kinaesthetic signals and muscle contraction. Trends Neurosci 15: 62–65

Ghez C (1991) The control of movement. In: Kandel ER, Schwartz JH, Jessell TM (eds) Principles of neural science, 3rd edn. Elsevier, New York, pp 533–547

Hassenstein B (1988) Der Kopfgelenksbereich im Funktionsgefüge der Raumorientierung: systemtheoretische bzw. biokybernetische Gesichtspunkte. In: Wolff H-D (Hrsg) Die Sonderstellung des Kopfgelenkbereiches. Grundlagen, Klinik, Begutachtung. Springer, Berlin Heidelberg New York Tokio, S 1–17

Holstege G (1987) Some anatomical observations on the projections from the hypothalamus to brainstem and spinal cord: an HRP and autoradiographic tracing study in the cat. J Comp Neurol 260: 98–126

Holzer P (1988) Local effector functions of capsaicin-sensitive nerve endings: involvement of tachykinins, calcitonin gene-related peptide and other neuropeptides. Neuroscience 24: 739–768

Jänig W (1993) Biologie und Pathobiologie der Schmerzmechanismen. In: Zenz M, Jurna I (Hrsg) Lehrbuch der Schmerztherapie. WVG, Stuttgart, pp 15–33

Kleiss C, Kleiss E (1980) Zur Entwicklung der Muskelspindeln in der menschlichen Zunge. Anat Histol Embryol 9: 73–88

Knese K-H (1949) Kopfgelenk, Kopfhaltung und Kopfbewegung des Menschen. Z Anat Entwickl-Gesch 114: 67–107

Krammer EB, Lischka MF, Egger TP, Riedl M, Gruber H (1987) The motoneuronal organization of the spinal accessory nuclear complex. Adv Anat Embryol Cell Biol 103: 1–62

Kubik S, Manestar M (1975) The role of the suboccipital nerve in the sensory innervation of the occipital region. 1st International Congress on Anatomy, Tokio, 224 A

Loewy AD, Spyer KM (eds) (1990) Central regulation of autonomic functions. Oxford University Press, New York

Marfurt CF, Rajchert DM (1991) Trigeminal primary afferent projections to „non-trigeminal" areas of the rat central nervous system. J Comp Neurol 303: 489–511

Matsushita M, Gao X, Yaginuma H (1995) Spinovestibular projections in the rat, with particular reference to projections from the central cervical nucleus to the lateral vestibular nucleus. J Comp Neurol 361: 334–344

Mense S (1993) Nociception from skeletal muscle in relation to clinical muscle pain. Pain 54: 241–289

Nazruddin SS, Shirana Y, Yamauchi K, Shigenaga Y (1989) The cells of origin of the hypoglossal afferent nerves and central projections in the cat. Brain Res 490: 219–235

Neuhuber W (1994) Innerer Aufbau des Hirnstamms. In: Drenckhahn D, Zenker W (Hrsg) Benninghoff, Anatomie, Bd 2, 15. Aufl., Urban & Schwarzenberg, München, pp 471–519

Neuhuber WL, Bankoul S (1992) Der „Halsteil" des Gleichgewichtsapparats – Verbindung zervikaler Rezeptoren zu Vestibulariskernen. Manuelle Med 30: 53–57

Neuhuber WL, Fryscak-Benes A (1987) Die zentralen Projektionen afferenter Neurone des Nervus hypoglossus bei der Albinoratte. Verh Anat Ges 81: 981–983

Neuhuber W, Mysicka A (1980) Afferent neurons of the hypoglossal nerve of the rat as demonstrated by horseradish peroxidase tracing. Anat Embryol 158: 349–360

Neuhuber WL, Zenker W (1989) The central distribution of cervical primary afferents in the rat, with emphasis on proprioceptive projections to vestibular, perihypoglossal and upper thoracic spinal nuclei. J Comp Neurol 280: 231–253

Neuhuber WL, Zenker W, Bankoul S (1990) Central projections of cervical primary afferents in the rat. Some general anatomical principles and their functional significance. In: Zenker W, Neuhuber WL (eds) The primary afferent neuron, Plenum Press, New York, pp 173–188

Nomura S, Mizuno N (1984) Central distribution of primary afferent fibers in the Arnold's nerve (the auricular branch of the vagus nerve): a transganglionic HRP study in the cat. Brain Res 292: 199–205

Pfaller K, Arvidsson J (1988) Central distribution of trigeminal and upper cervical primary afferents in the rat studied by anterograde transport of horseradish peroxidase conjugated to wheat germ agglutinin. J Comp Neurol 268: 91–108

Proske U, Schaible H-G, Schmidt RF (1988) Joint receptors and kinaesthesia. Exp Brain Res 72: 219–224

Putz R (1994) Rumpf. In: Drenckhahn D, Zenker W (Hrsg) Benninghoff, Anatomie, Bd 1, 15. Aufl. Urban & Schwarzenberg, München, pp 245–324

Richmond FJR, Bakker DA (1982) Anatomical organization and sensory receptor content of soft tissues surrounding upper cervical vertebrae in the cat. J Neurophysiol 48: 49–61

Schaible H-G, Grubb BD (1993) Afferent and spinal mechanisms of joint pain. Pain 55: 5–54

Schmidt H-M (1994) Kopf und Hals. In: Drenckhahn D, Zenker W (Hrsg) Benninghoff, Anatomie, Band 1, 15. Aufl. Urban & Schwarzenberg, München, pp 471–527

Taylor JL (1992) Perception of the orientation of the head on the body in man. In: Berthoz A, Vidal PP, Graf W (eds) The head-neck sensory motor system, Oxford University Press, New York, pp 488–490

Taylor JL, McCloskey DI (1988) Proprioception in the neck. Exp Brain Res 70: 351–360

Voss H (1971) Tabelle der absoluten und relativen Muskelspindelzahlen der menschlichen Skelettmuskulatur. Anat Anz 129: 562–572
Willis WD jr, Coggeshall RE (1991) Sensory mechanisms of the spinal cord, 2nd edn. Plenum Press, New York
Wilson VJ (1992) Physiological properties and central actions of neck muscle spindles. In: Berthoz A, Vidal PP, Graf W (eds) The head-neck sensory motor system, Oxford University Press, New York, pp 175–178
Woolf CJ, Shortland P, Coggeshall RE (1992) Peripheral nerve injury triggers central sprouting of myelinated afferents. Nature 355: 75–78
Zenker W, Neuhuber W (1994) Autonomes (viszerales, vegetatives) Nervensystem. In: Drenckhahn D, Zenker W (Hrsg) Benninghoff, Anatomie, Bd 2, 15. Aufl. Urban & Schwarzenberg, München, pp 628–647
Zimmermann M (1993) Physiologische Grundlagen des Schmerzes und der Schmerztherapie. In: Zenz M, Jurna I (Hrsg) Lehrbuch der Schmerztherapie. WVG, Stuttgart, pp 3–13

KAPITEL III

Anmerkungen zur Pathophysiologie der Funktionsstörungen des Kopfgelenkbereiches

H.-D. WOLFF

1 Vorbemerkungen

Der folgende Abschnitt setzt die Kenntnisse der Grunddaten zu den folgenden Bereichen voraus:
- Anatomie (mit Gelenkmechanik),
- ligamentäre Situation,
- spezielle Muskelanatomie und Physiologie,
- besondere neurale Ausstattung des Kopfgelenkbereiches.

Des weiteren wird von der faktischen Existenz einer eigenständigen „Dysfunktion" ausgegangen.

Unter der Dysfunktion wird das reversible, pathophysiologische Leistungsdefizit eines „Arthrons" verstanden. Der Terminus „Arthron" wiederum faßt alle die Strukturen zusammen, die an der aktiven Bewegung eines Gelenkes beteiligt sind.

Das hier diskutierte Leistungsdefizit beruht – per definitionem – *nicht* auf pathologisch-anatomischen Defekten. Am Achsenskelett betrifft es die Wirbelgelenke, die Kostotransversalgelenke und die Iliosakralgelenke.

Diese **„vertebralen Dysfunktionen"** gehen durchweg mit einer Einbuße an endgradig passiver, seltener an endgradig aktiver Mobilität einher. Sie werden meistens von Schmerzen und Tonusveränderungen der zugeordneten Muskulatur begleitet.

Bei reinen Funktionsstörungen ist die **aktive** anguläre Arbeitsbeweglichkeit eines Gelenkes (d. h. die Summe der aktiven Bewegungsmöglichkeiten) *nie* maßgeblich ein-

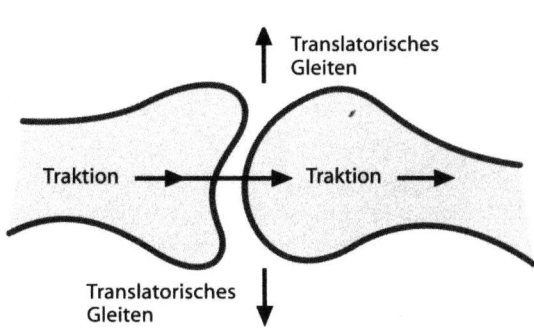

Abb. 1. Gelenkspiel („joint play")

geschränkt oder gar aufgehoben. Dagegen liegen bei den Gelenkdysfunktionen durchweg Einengungen der passiven, angulären Reservebeweglichkeit vor.

Regelmäßig finden sich Defizite des „**Gelenkspiels**" („**joint play**"). Unter Gelenkspiel versteht man die Summe aller translatorischen *passiven* Gleit- und Traktionsmöglichkeiten („Federung") eines Gelenkes. Das Gelenkspiel ist eine Voraussetzung der intakten Gelenkbweglichkeit (Abb. 1). Es ist sozusagen die mechanische Infrastruktur der Gelenkfunktion.

Der Verlust an Gelenkspiel hat von Gelenk zu Gelenk unterschiedlich große Bedeutung. Ist die aktive Bewegungsmöglichkeit groß und das Gelenkspiel im Verhältnis dazu sehr gering, dann kommen in diesem Gelenk „reine" Funktionsstörungen kaum vor (z. B. Schultergelenk).

Ist dagegen die aktive Exkursionsmöglichkeit des Gelenkes gering und die passive Federungsmöglichkeit des Gelenkspiels relativ groß, dann ist an diesen Gelenken die „Funktionsstörung" häufig (z. B. Iliosakralgelenke).

2 Funktionsstörungen im Kopfgelenkbereich

Die paarigen Gelenke des Kopfgelenkbereiches unterscheiden sich in den 3 Etagen deutlich voneinander.

Die Atlantookzipitalgelenke (O/C 1) werden primär statisch, die Atlantoaxialgelenke C 1/2 primär dynamisch beansprucht. Beide werden direkt vom Gewicht des Kopfes belastet.

Die Wirbelgelenke C 2/3 sind als „Schiefe-Ebene-Gleitgelenke" vom Druck befreit. Hier beginnt zudem die Reihe der Bandscheiben.

2.1 Funktionsstörungen des Atlantookzipitalgelenkes

Die **Flexions-Extensions-Bewegung** („Nicken im Genick") ist die vorrangige Arbeitsbewegung der Atlantookzipitalgelenke. Sie umfaßt je ca. 15 Grad nach ventral bzw. dorsal. Die Okziputkondylen gleiten dabei beiderseits symmetrisch in den lateral schräggestellten Wannen der kranialen Gelenkflächen des Atlas (Abb. 2).

Die aktive **Seitneigungsmöglichkeit** beträgt dagegen nur ca. 3-5 Grad nach jeder Seite (Reservebewegung). Dabei gleitet die Okziputkondyle auf der Seite, zu der geneigt wird, auf der schräggestellten Wand der Gelenkpfanne des Atlas abwärts und an der Gegenseite aufwärts.

Für die **Rotation** ist das Atlantookzipitalgelenk praktisch ein „Sperrgelenk" ohne isolierte aktive Exkursionsmöglichkeit! In dieser Richtung verfügt es nur über ein Gelenkspiel („joint play"), d. h. nur über eine passive, translatorische Gleit- und Federungsmöglichkeit.

Daraus ergibt sich, daß die Atlantookzipitalgelenke besonders dann gefährdet sind, wenn diese passive Rotationsfederung, d. h. das „joint play" überlastet wird. Dieses geschieht z. B. bei Verkehrsunfällen v. a. dann, wenn ein ultraschneller, energiereicher Impuls auf einen rotierten Kopf einwirkt. Ähnliches geschieht, wenn der Kopf bei einem Anschlag an Festteile gegenüber dem Halsstiel ruckartig überdreht wird.

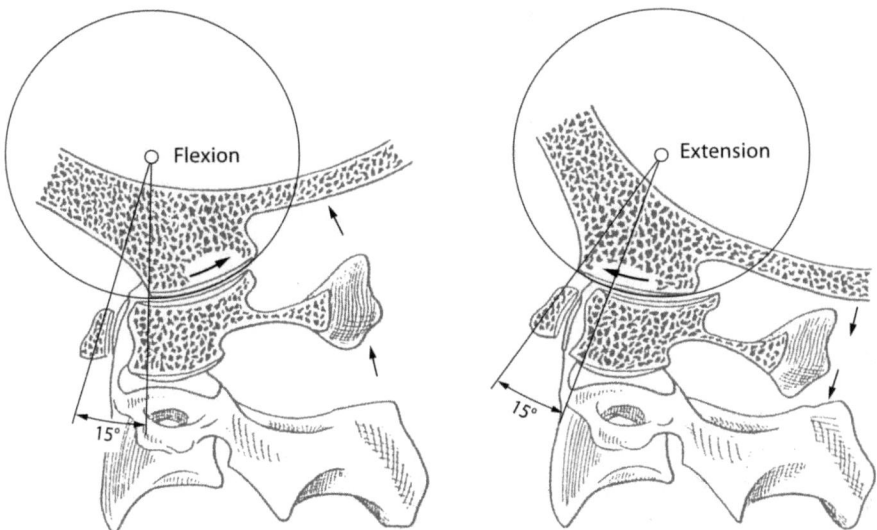

Abb. 2. Ante- und Retroflexion im Atlantookzipitalgelenk. (Aus Kapandji 1985)

2.2 Funktionsstörung des Atlantoaxialgelenkes

Im Gelenk zwischen Atlas und Axis kumuliert die Rotation (Abb. 3). In diesem Gelenk sind aktive Rotationen bis zu 45 Grad nach beiden Seiten möglich. Auch Ante- und Retroflexion ist aktiv in geringem Umfang möglich. Dagegen ist die aktive Seitneigung bis auf ca. 5 Grad reduziert. Dieses Seitneigungsdefizit wird dadurch aufgefangen, daß die Axis im C 2/3-Bewegungssegment einen Großteil der aktiven Seitneigung der HWS bewältigt.

Die Empirie spricht dafür, daß es im Atlantoaxialgelenk kaum zu Funktionsstörungen im strengen Sinn kommt. Die für Rotation hochmobile Gelenketage Atlas-Axis erweist sich als funktionell besonders widerstandsfähig. Es scheint, daß es dort bei heftigen Gewalteinwirkungen durchweg eher zu *pathomorphologischen* Zerstörungen, z. B. zu Einrissen im Bandapparat, zu Subluxationen von Atlas und/oder zu knöchernen Defekten mit Densabrissen u. ä. kommt.

2.3 Funktionsstörungen des Gelenkes C 2/3

Die Wirbelgelenke des Bewegungssegmentes C 2/3 sind nicht nur bei Traumatisierungen, sondern auch bei spontanen „Zervikalsyndromen" häufig funktionell beeinträchtigt. Die Gelenkmechanik dieses Bewegungssegmentes entspricht generell der der übrigen „klassischen" HWS. Wie 2 Glasplatten gleiten die Gelenkpartner auf ihren schräggestellten Gelenkfacetten nach vorne-oben oder nach hinten-unten. Am optimalsten geschieht das bei der Flexion und Extension. Dabei gleiten die kranialen Gelenkpartner beider Seiten gemeinsam in die gleiche Richtung. Daraus ergibt sich, daß die Vor- und Rückneigung die bevorzugte Arbeitsbewegung der klassischen HWS ist.

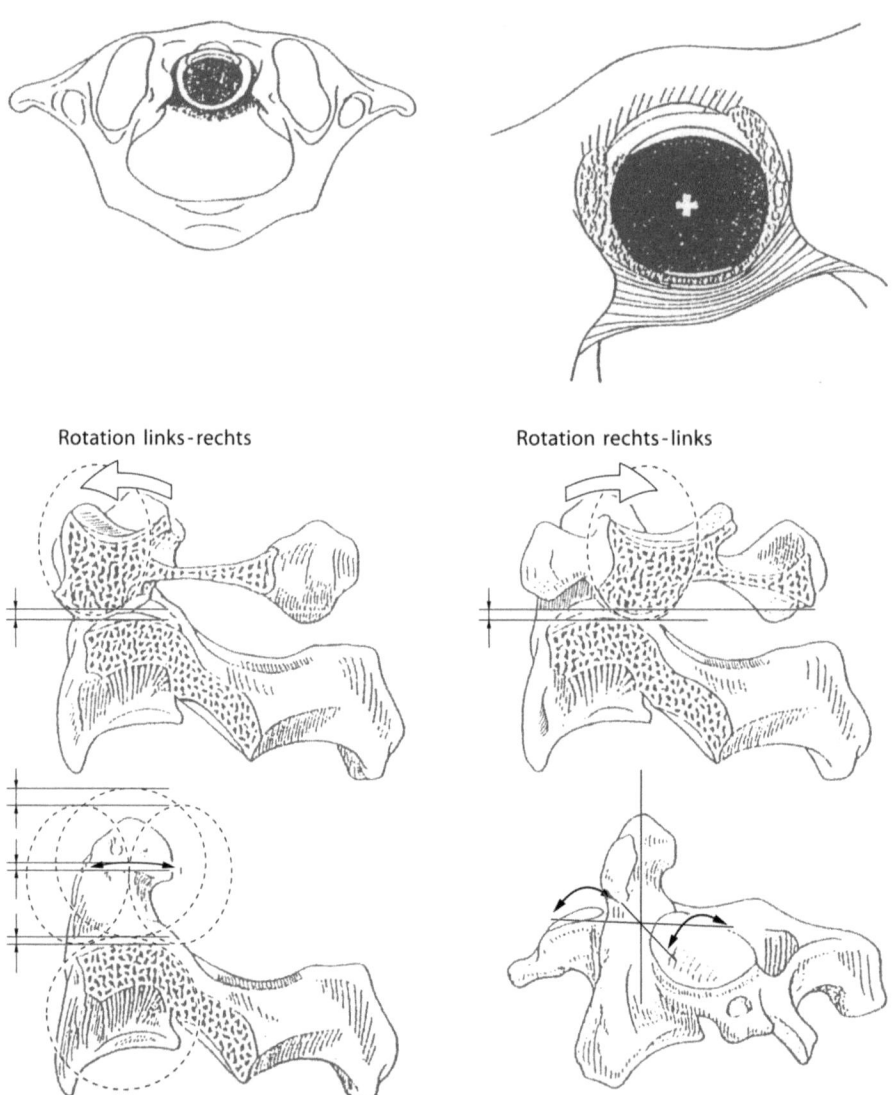

Abb. 3. Antlantoaxialgelenk mit Densgelenk (oben) und „Schultergelenk" auf Axis (unten). (Aus Kapandji 1985)

Anders verhält es sich mit der Seitneigung und Rotation (Abb. 4). Diese Bewegungen sind miteinander verkoppelt. Bei der Seitneigung gleitet der kraniale Gelenkpartner auf der Seite, nach der geneigt wird, nach dorsal-kaudal. Der Partner der Gegenseite gleitet nach ventral-kranial. Auch diese aktive Bewegungsmöglichkeit ist eine „Arbeitsbewegung". Sie ist aber funktionell störanfälliger als die Flexion-Extension.

Anmerkungen zur Pathophysiologie der Funktionsstörungen des Kopfgelenkbereiches

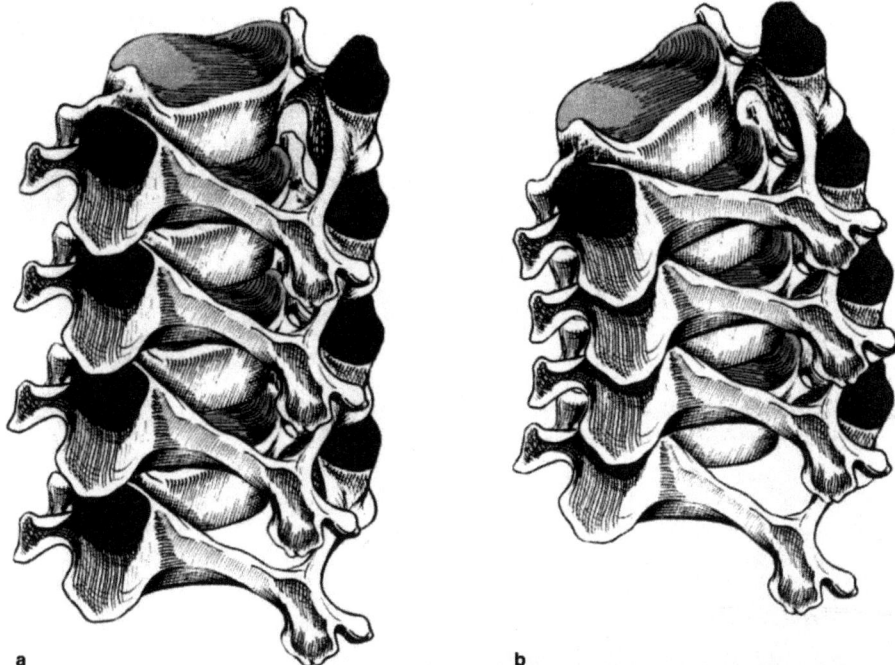

a b

Abb. 4 a. Anteflexion. Alle oberen Gelenkpartner gleiten gleichmäßig nach vorn-oben. b Seitneigung nach links. Die linken Gelenkpartner gleiten nach hinten-unten, die rechten nach vorn-oben. (Aus Forte 1982)

Bei der segmentweisen passiven, endgradigen Gelenkuntersuchung von Hand manifestiert sich diese Koppelung von Seitneigung und Rotation darin, daß bei gleichsinnigem Seitneigen und Rotieren ein fast widerstandsloses Gleiten bis zum Spannungswiderstand der Gelenkkapsel möglich ist. Verhindert man bei einer isolierten Untersuchung auf Seitneigung die Begleitrotation, dann verringert sich der Exkursionsraum.

Bei einer Seitneigung mit „Gegenrotation" (z. B. Seitneigung nach rechts bei nach links gedrehtem Kopf) kommt es schon physiologischerweise zu einer „Gelenkverriegelung". Diese „widersinnige" Bewegung ist schon bei Gesunden unangenehm. Sie ist als „Provokationstest" an der „klassischen" HWS sehr zuverlässig und bei reversiblen Funktionsstörungen der HWS-Gelenke praktisch immer positiv. Sie sollte allerdings bei älteren Patienten nur sehr vorsichtig angewandt werden, da sie dort schon grundsätzlich schmerzhaft sein kann.

Die funktionelle Störanfälligkeit kumuliert im Segment C 2/3. Hierbei spielt es eine Rolle, daß dieses Bewegungssegment eine „Übergangsregion" darstellt:
- Es ist nach **kranial** der „Sockel" für die Axis. Es dient den „unruhigen" Kopfgelenken als stabilisierendes Element. Diese Stabilisierung wird dadurch gewährleistet, daß die Verläufe der Gelenkfacetten C 2/3 Ausschnitte eines Kreisbogens sind, dessen Mittelpunkt dorsal vom Dornfortsatz von C 3 liegt. Im Gegensatz dazu sind die

Gelenkflächen der übrigen HWS frontal oder sogar auf einen ventral zentrierten Kreisbogen eingestellt (Abb. 5).
- Nach **kaudal** ist C 2/3 der oberste Partner der klassischen HWS. Für die Seitneigungsmobilität der klassischen HWS liefert das Bewegungssegment C 2/3 den größten Beitrag.

Auch aus neurophysiologischer Sicht nimmt C 2/3 eine Zwitterstellung ein. Afferenzen aus dem Wirbelgelenk C 2/3 verlaufen z. T. durch das große Spinalganglion C 2, das das Gros der Afferenzen aus dem „Rezeptorenfeld im Nacken" aufnimmt. Vor allem diese neurophysiologischen Fakten sind Argumente für die These, daß auch die Wirbelgelenke C 2/3 dem Kopfgelenkbereich zu zurechnen sind.

3 Pathophysiologie der vertebralen Dysfunktion und diagnostische Empirie

Was exakt in einem Gelenk z. B. durch einen funktionell schädigenden, traumatischen Impuls verursacht wurde und was dem Verlust an „joint play" faktisch zugrunde liegt, wissen wir z. Z. noch nicht. Das allgemeine Wissen über die komplexe klinische Realität der vertebralen Dysfunktion ist durch die Erfahrungen mit der manualmedizinischen Diagnostik (und Therapie) erweitert und differenziert worden.

Eine etagenweise Untersuchung des Kopfgelenkbereiches und der klassischen HWS von Hand ergibt folgendes:
- Die passive endgradige Federungsmöglichkeit im schmerzenden Gelenk ist vermindert bis aufgehoben.
- Die Gelenkkapsel und die an ihnen fixierten Muskelinsertionen (der sog. „Weichteilmantel des Gelenkes") erscheinen verdickt oder aufgequollen; sie sind vermehrt berührungsempfindlich.
- Die segmental zugehörigen Muskelindividuen erscheinen in ihrem Tonus erhöht. Sie wirken voluminöser als die Partner der Gegenseite. Sie sind ebenfalls durchweg vermehrt druckschmerzhaft.
- Diese Schmerzschwellensenkung an praktisch allen Strukturen, die an einem Arthron beteiligt sind, besagt, daß durch die Funktionsstörung eines Wirbelgelenkes Nozizeptoren der Gelenkkapsel und des umgebenden Weichteilmantels aktiviert worden sind und daß diese – zumindest auf spinaler Ebene – eine „Nozireaktion" auslösen können.

4 Folgerungen

Ständig verifizierte empirische Beobachtungen bei reinen (und auch bei somatisch verursachten) Funktionsstörungen der Gelenke und anderer Strukturen des Kopfgelenkbereiches legen den Schluß nahe, daß durch diese Dysfunktion eine komplexe, lokale und enzephale Symptomatik ausgelöst und unterhalten werden kann (z. B. Gutmann 1971; Lewit 1987; Hülse 1983; Seifert 1989; Wolff 1988, 1992; Zenner 1991 u. a.).

Die reproduzierbaren Wirkungen einer richtig indizierten und technisch perfekt durchgeführten Handgrifftherapie kann – ex juvantibus – als weiteres Argument für

Anmerkungen zur Pathophysiologie der Funktionsstörungen des Kopfgelenkbereiches

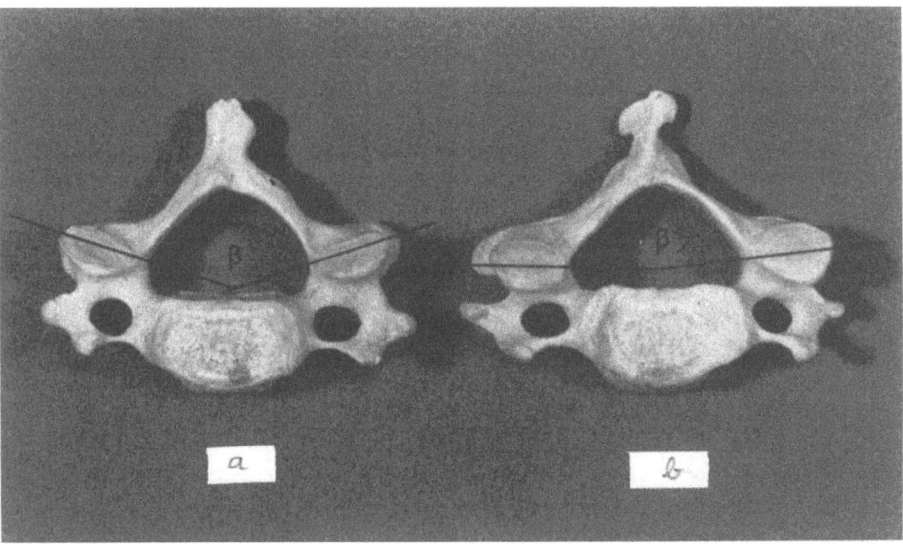

Abb. 5. Unterschiedliche Gelenkflächeneinstellung zwischen C3 und C4. (Aus Putz 1981)

diese Thesen gelten. Die Handgriffe sind nach ihrer gesamten Anlage ausschließlich auf die Wirbelgelenke gerichtet. Sie können dort bei richtiger Indikation ein gestörtes Gelenkspiel positiv beeinflussen und damit die passive Gleitfähigkeit eines Gelenkes verbessern. Dieses wiederum trägt zur Funktionsverbesserung des entsprechenden „Arthrons" bei.

Die klinische Bedeutung (und die therapeutische Wirksamkeit) der so unscheinbaren endgradigen passiven Beweglichkeitsdefizite beruht darauf, daß die neuralen Rezeptoren in und an der Gelenkkapsel und in der zugeordneten Muskulatur dieses Funktionsdefizit registrieren und über das erste Neuron in die spinale Verrechnungsebene eingeben können.

Die besondere Bedeutung des Kopfgelenkbereiches resultiert daraus, daß seine ungewöhnlich reiche Rezeptorenausstattung eine zusätzliche sinnesphysiologische Aufgabe zu erfüllen hat. Vom sog. „Rezeptorenfeld im Nacken" wird nicht nur eine spinale Nozireaktion ausgelöst. Hier wird über vorgebahnte (oder neu gebahnte?) afferente, mono- oder disynaptische Bahnen bei einer Funktionsstörung ein verändertes, propriozeptives und/oder nozizeptives Afferenzmaterial in die Steuerungsinstanzen für das Gleichgewicht im Hirnstamm und in andere zephale Steuerungsinstanzen weitergereicht.

Die Referred-pain-Verknüpfung der Afferenz aus dem Spinalganglion C 2 mit den Trigeminuskernen im verlängerten Mark dürften für den charakteristischen, meist halbseitigen Kopfschmerz bei Funktionsstörungen im Kopfgelenkbereich verantwortlich sein.

Der Hinweis auf den neurophysiologischen bzw. neuropathophysiologischen Aspekt der Funktionsstörungen des Kopfgelenkbereiches ist ein zentrales Anliegen der vorliegenden Veröffentlichung.

5 Praktische Konsequenzen

Aus diesem Konzept ergeben sich folgende praktische Konsequenzen:
Jede Diagnostik am Kopfgelenkbereich hat „dreidimensional" angelegt zu sein. Das erfordert im diagnostischen Alltag:
- eine klinische und manualmedizinische Untersuchung der knöchernen Strukturen und der Mechanik dieses komplizierten Gelenkaggregates. D. h. es sind die aktive und die passive Beweglichkeit sowie das Gelenkspiel etagen- und seitenweise zu untersuchen;
- die Palpation der zugeordneten Muskelschichten, v. a. der tiefen autochthonen Schicht der Nackenmuskeln. Die Muskelindividuen müssen einzeln und im Seitenvergleich palpiert und isometrisch untersucht werden;
- eine Analyse der neuropathophysiologischen Situation, v. a. im Hinblick auf hyperästhetische und hyperalgetische Zeichen. Vorrangig sind dabei die Schmerzschwellenänderungen in den Dermatomen und im N. trigeminus nach Seite, Segmenthöhe und Intensität.

Bildgebende Verfahren können bei „reinen" Funktionsstörungen – schon vom Methodischen her – keine verläßlichen diagnostischen Hilfen anbieten. Eine Dokumentation der morphologischen Intaktheit ist jedoch unerläßlich.

Jede Therapie muß berücksichtigen, daß der Kopfgelenkbereich ein Rezeptorenfeld von hoher Empfindlichkeit beherbergt. Daraus ergibt sich, besonders bei frischen Traumafolgen, daß die Patienten anfangs v. a. Ruhe und Ruhigstellung der HWS brauchen. Diese wird unterstützt durch Sedierung (z. B. Diazepam) und Lokalanästhetika in Form von regionalen, intrakutanen Quaddelserien und Infiltrationen an die subokzipitalen Muskelinsertionen, v. a. der tiefen autochthonen Muskelschicht und des M. semispinalis. Gegebenenfalls mehrmals am Tage feucht-kühle Lokalaufschläge, ferner Halsstütze oder Wattekragen. Keine Massagen oder Bewegungsübungen!

6 Manualmedizinische Therapie

Da dieser Beitrag die Bedeutung des Gelenkspiels herausgestellt hat und da das Gelenkspiel eine zentrale Rolle in der Tätigkeit des Manualmediziners innehat, im folgenden noch einige Worte zur Therapie mit gezielten Handgriffen am Kopfgelenkbereich.

Die besonders komplizierte Gelenkmechanik des Kopfgelenkbereiches hat zur Folge, daß nicht nur an die Diagnostik, sondern auch an die gezielte Handgrifftherapie besonders strenge Maßstäbe angelegt werden müssen. Es gibt keinen Bereich des Bewegungssystems, der derartig hohe Ansprüche an das Wissen und Können des Therapeuten stellt, wie der Kopfgelenkbereich. Da es sich bei dieser ärztlichen Tätigkeit um ein „Handwerk" handelt, ist nicht nur eine besondere *Ausbildung,* sondern v. a.

eine große und genau registrierte *Erfahrung* Voraussetzung für den erfolgreichen und gefahrlosen Einsatz dieser Verfahren. Dieses gilt besonders, da durch die Nähe der A. vertebralis hier ein seltenes, aber keineswegs harmloses Schädigungsrisiko lauert.

Dementsprechend ist nicht nur eine exakte Indikationsstellung, sondern auch eine Berücksichtigung der möglichen Gefahren Voraussetzung für verantwortungsvolles manualmedizinisches Handeln am Kopfgelenkbereich. Wenn die Handgriffe sachgerecht eingesetzt werden, dann sind sie nicht nur eine wertvolle Ergänzung des allgemeinen therapeutischen Repertoirs, sondern oft die einzige kausale Therapie. Eingebettet ist diese Therapie in eine behutsame Kombination von Verfahren der physikalischen Medizin, der Krankengymnastik und der Rehabilitation. Wenn es nicht gelingt, eine Chronifizierung zu verhüten, dann sollten frühzeitig die Möglichkeiten der modernen Neuropsychologie (Schmerzbewältigungs- und Verdrängungsstrategien u. ä.) eingesetzt werden, um die Gefahr abzuwenden, daß der Patient in die somatopsychische Symptomatik des „chronisch Schmerzkranken" abgleitet.

Literatur

Dvorak J (1988) Funktionelle Anatomie der oberen HWS unter besonderer Berücksichtigung des Bandapparates. In: Wolff H-D (Hrsg) Die Sonderstellung des Kopfgelenkbereiches. Springer, Berlin Heidelberg New York Tokio, S 19–46
Forte M (1982) Das Nacken- und Schulter-Arm-Syndrom bei C 2/3-Blockierung: Physiologische, klinische und therapeutische Bedeutung. Manuelle Med 20: 16–20
Gutmann G (1971) Der zervikale Kopfschmerz. Landarzt 996-1007
Hülse M (1983) Die zervikalen Gleichgewichtsstörungen. Springer, Berlin Heidelberg New York Tokio
Kapandji IA (1985) Funktionelle Anatomie der Gelenke, Bd 3: Rumpf und Wirbelsäule. Enke, Stuttgart
Lewit K (1987) Manuelle Medizin, J. Barth, Leipzig
Putz R (1981) Funktionelle Anatomie der Wirbelgelenke. Thieme, Stuttgart
Seifert K (1989) Funktionelle Störungen des cranio-zervikalen Übergangs und HNO-Symptomatik. Eine Standortbestimmung. HNO 37: 443
Wolff H-D (1988) Phylogenetische Anmerkungen zur Sonderstellung des Kopfgelenkbereiches. In: Wolff H-D (Hrsg) Die Sonderstellung des Kopfgelenkbereiches. Springer, Berlin Heidelberg New York Tokio, S 47–70
Wolff H-D (1992) Systemtheoretische Aspekte der Sonderstellung des Kopfgelenkbereiches. Schmerzkonferenz 3: 49–57
Wolff H-D (1996) Neurophysiologische Aspekte des Bewegungssystems. Springer, Berlin Heidelberg New York Tokio
Zenner P (1991) Die Schleuderverletzung der HWS und ihre Begutachtung, 2. Aufl. Springer, Berlin Heidelberg New York Tokio

KAPITEL IV

Klinik der Funktionsstörungen des Kopfgelenkbereiches

M. HÜLSE

1 Allgemeine Vorstellungen aufgrund klinischer Erfahrungen

1.1 Definition des Kopfgelenkbereiches

Wolff ist in seinem Beitrag auf die grundsätzlichen Erkenntnisse über funktionelle Störungen der Gelenke eingegangen. Ergänzend sollen im folgenden die Diskussionsergebnisse des Symposiums aus der Gruppe „Klinische Aspekte" zusammengefaßt werden. Diese Diskussionsergebnisse spiegeln Vorstellungen und Erfahrungen der verschiedenen klinischen Richtungen wider und lassen erkennen, daß die Manualmedizin einerseits einen wichtigen therapeutischen Beitrag in den verschiedenen klinischen Fächern liefern kann und andererseits die kritische Diskussion vollkommen unterschiedlicher Fachrichtungen die Manualmedizin der Kopfgelenke auf ein breites, allgemein anerkanntes Fundament stellt. Damit verliert die Manualmedizin mehr und mehr den Nimbus einer paramedizinischen, unwissenschaftlichen Fachrichtung. Durch die wissenschaftlichere Betrachtungsweise werden aber auch allzu spekulative Annahmen aus der Diskussion herausgenommen, die häufig als Argument gegen die Manualmedizin angeführt wurden.

Einhellig werden die Bewegungssegmente 0/C 1 und C 1/2 als Kopfgelenke bezeichnet. Das Bewegungssegment C 2/3 muß aber auch aufgrund der engen funktionellen Bindungen an die Rotationsfunktion von C 1/2 und aufgrund der häufigen Einbeziehung in die funktionelle Störung von C 1/2 den Kopfgelenken zugeordnet werden (Wolff 1995). Enge funktionelle Bindungen der Kopfgelenkregion an die Kiefergelenke sind bisher nur empirisch festzustellen. Jedem Manualtherapeuten ist aber die außerordentliche gegenseitige *Störabhängigkeit* bekannt (Kopp u. Plato 1995).

1.2 Die Kopfgelenkfunktion

Für Sozialkontakte sind die kleinen Kopfbewegungen der Ante- und Retroflexion („Jasagen") und die kleine Kopfrotation (C 1/2) sowie die erweiterte kleine Kopfrotation (C 1/2 + C 2/3) („Neinsagen") von großer Bedeutung. Auch die „Zuwendung" zum Gegenüber wird in den Kopfgelenken realisiert.

Die neurophysiologischen Aspekte der funktionellen Störungen des Haltungs- und Bewegungsapparates sind von Wolff 1983 als Denkmodell der manuellen Medizin zusammengestellt worden. Die Wirbelsäule wird als „Achsenorgan" gesehen. Sie besteht aus Knochen, Bandscheiben, Gelenken und Bändern, der Muskulatur und dem zugeordneten Nervensystem. Ihren kleinsten Funktionsabschnitt stellt das Bewegungssegment dar. Im Bewegungssegment bilden Knochen- und Gelenkstrukturen mit den bewegenden segmentalen Muskeln und den steuernden Nerven mit ihren Sensoren sowie einem Regelzentrum einen Regelkreis. Für diesen Regelkreis wurde der Begriff „Arthron" geprägt (Wolff 1983, Seifert 1994).

Neurophysiologisch besitzen die Kopfgelenke eindeutig eine bedeutende Wahrnehmungsfunktion. Ohne die Kopfgelenke sind eine Gravitationsrealisierung und die Erkennung von Kopf-Körper- sowie Körper-Kopf-Beziehung nicht möglich. In diesem Gelenkbereich müssen auch unphysiologische Kopfpositionen erkannt und abgewehrt werden. Dies ist nicht nur durch ein dichtes Rezeptorenfeld möglich; vermutlich sind die „Nozizeptoren" (III- und IV-Afferenzen) nicht dichter als anderswo auch; dichter sind jedoch die Propriozeptoren. Als Hauptmanifestation der reflektorischen Einbindung der zervikalen Propriozeptoren müssen die symmetrischen und asymmetrischen Nackenreflexe gesehen werden. Über die tonischen Nackenreflexe erfolgt die wesentliche synergistische Steuerung der Körperverteilung und der Lateralitätsverteilung des allgemeinen Muskeltonus.

Aufgrund der manualtherapeutischen Erfahrung muß eine Einbindung des Arthrons der Kopfgelenke in vegetative Regelkreise der peripheren Vasomotorik, der Thermoregulation, der Rhythmik von Lebensvorgängen, des Hör- und Sehvermögens und der Gleichgewichtsrealisierung angenommen werden.

Es muß betont werden, daß der Einfluß der Kopfgelenke auf die vegetativen Regelkreise bisher nur empirisch aus den Störungsbildern der funktionellen Kopfgelenkstörung (fKGS) gefolgert werden kann.

1.3 Die Kopfgelenkdysfunktion

Eine funktionelle Störung der Wirbelsäule betrifft immer das gesamte Arthron (Seifert 1994). Dies bedeutet, daß immer alle 3 Grundkomponenten des Arthrons zugleich betroffen sind: Eine Bewegungshemmung im Gelenk hat stets eine Änderung der Aktivität der sensiblen und motorischen Nerven sowie eine Änderung des Tonus und damit der Arbeitsfähigkeit der Muskulatur des Segmentes zur Folge; eine primäre Muskelstörung bedingt immer auch eine Beweglichkeitsstörung im Gelenk (Seifert 1994). Ein solches funktionelles Defizit (früher als „Blockierung" bezeichnet) ist in der Regel voll reversibel und hat kein pathomorphologisches Substrat.

Ein funktionelles Defizit im Bereich der Kopfgelenke wird als Bewegungseinbuße im intraindividuellen Seitenvergleich biomechanisch definiert. In der allgemeinen chirotherapeutischen Praxis wird dieser Sachverhalt oft überbetont. Neurophysiologisch wird das Störbild der Kopfgelenkblockierung als *vertebragene Afferentationsstörung* (Diskussionsbeitrag von Delank) im Zusammenhang mit der beeinträchtigten Gelenkexkursion gesehen. Die Folgen einer Blockierung sind denkbar als 1) Beeinträchtigung der rezeptoriellen Leistungsfähigkeit oder 2) als blockierungsbedingte Seitendifferenz des Rezeptoreninformationsstromes. Hierbei ist weniger ein Informationsdefizit als vielmehr die Seitendifferenz, die Informationsasymmetrie von Bedeutung und pathogenetisch relevant. Deutlich wird dies an der Symptomarmut der in der Regel beidseitig massiv veränderten „Alters-HWS".

Über eine Seitendifferenz der Muskeltonussituation kann sich eine wesentliche Fernwirkung von Kopfgelenkblockierungen ausbilden. Diese Einbindung der Kopfgelenkrezeptoren in Mechanismen der tonischen Nackenreflexe wird v. a. bei Kindern mit sog. zentralen Koordinationsstörungen deutlich. Aus einer Kopfgelenkblockierung bei Kindern kann so eine motorische Entwicklungsbeeinträchtigung resultieren.

Keinem umschriebenen klinischen Erscheinungsbild sind sichere Dysfunktionsmuster des Kopfgelenkbereiches zuzuordnen. Dieses Phänomen kann nur teilweise damit erklärt werden, daß bei den Kopfgelenkblockierungen in den allermeisten Fällen mehrere Gelenke betroffen sind. Offenbar erfahren latent vorhandene Kopfgelenkdysfunktionen erst durch einen zusätzlichen, nur unscharf zu bestimmenden Faktor einen „Aufwertungsschub", der dann zu einem klinischen Bild führt. Dies ist von besonderer Bedeutung. Bei fast jedem Menschen ist im Kopfgelenkbereich eine diskrete Asymmetrie oder auch Dysfunktion nachweisbar, aber erst ein zusätzlicher individueller und situationsabhängiger Faktor löst eine klinische Symptomatik aus.

Die zentrale Bedeutung der Kopfgelenke wird durch die empirisch gesicherte Gegebenheit deutlich, daß keine wesentliche, klinisch bedeutungsvolle Dysfunktion im übrigen Bewegungssystem ohne gleichzeitige Kopfgelenkdysfunktion zu finden ist. Dies bedeutet, daß funktionelle Störungen der HWS und hier besonders der Kopfgelenke nicht selten Teilsymptome weitergehender funktioneller Störungen des Haltungs- und Bewegungssystemes sind. Lewit (1992) gebraucht den Begriff der Verkettung. So muß bei jeder Kopfgelenkblockierung die 2. bis 4. Rippe untersucht werden. Häufig findet sich ein funktionelles Defizit am zervikothorakalen Übergang und/oder im Iliosakralgelenk. Die klinische Erfahrung zeigt allerdings, daß die fKGS besonders häufig auch als Einzelstörung auftritt, d. h. daß mit der gezielten Beseitigung der fKGS die Gesamtsymptomatik bleibend erlischt.

Auf gnathologischem Gebiet sind weitgehend parallel geführte Untersuchungen durchgeführt worden, die immer deutlicher erkennen lassen, wie sehr die Berücksichtigung gnathologischer Probleme in die Differentialdiagnostik und die Therapie von Funktionsstörungen und Schmerzzuständen im Kopf-Hals-Bereich einbezogen werden müssen (Kopp u. Plato 1995). Dabei sind Ätiologie, Pathogenese und Klinik von fKGS einerseits und andererseits von gnathologischen Störungen oft nicht sinnvoll zu trennen. Die gnathologischen Probleme können im folgenden nur differentialdiagnostisch berücksichtigt werden.

Grundlage entscheidender diagnostischer und therapeutischer Fortschritte in den letzten Jahren ist die zunehmend gesicherte Erkenntnis, daß der weit überwiegende Anteil „halsbedingter", „zervikaler" Symptome im HNO-Bereich Folge rein funktioneller Störungen der oberen HWS und der Kopfgelenke ist (Seifert 1982, 1989). Somatische, pathomorphologisch und röntgenologisch sichtbare Veränderungen der HWS spielen dagegen für das HNO-Gebiet kaum eine Rolle.

Die röntgenologisch in der 5. Lebensdekade zu 45 % und in der 6. Lebensdekade zu 72 % nachweisbaren „degenerativen" (oder besser „reparativen"; Seifert 1994) Veränderungen der HWS sind quasi normal und klinisch wie auch pathophysiologisch für den HNO-Bereich in der Regel bedeutungslos, da die deformierenden HWS-Veränderungen zu 78 % in Höhe von C 5/6 und C 6/7 vorkommen. Schon aus anatomischen Gründen kommen diese Bereiche nicht für eine HNO-Symptomatik in Frage, denn das Innervationsgebiet der zugehörigen Halsmarksegmente C 5–C 8 ist die obere Extremität und nicht das Kopf-Hals-Gebiet.

Abb. 1. Röntgenbild der HWS seitlich (A.M., geb. 16.01.41, m.); Diagnose: Morbus Forestier

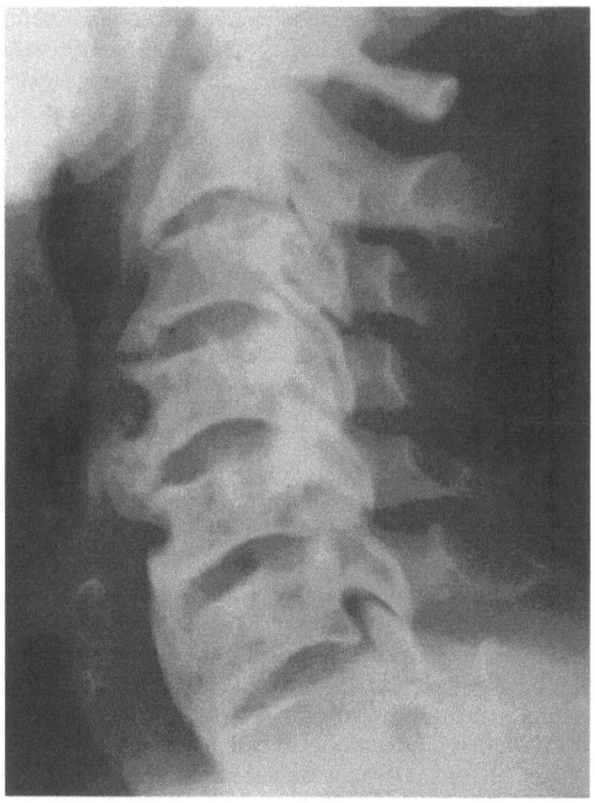

Wie gering der Einfluß solcher röntgenologisch nachweisbaren Knochenappositionen ist, kann an einem 53jährigen Patienten mit einem Morbus Forestier dokumentiert werden (Abb. 1): Auf dem Röntgenbild sind von C 3/4 bis C 6/7 zunehmend Knochenappositionen erkennbar und dennoch war der Patient vollkommen beschwerdefrei. Der Röntgenbefund war zufällig erhoben worden.

Diese Bilder dokumentieren, daß die vertebragene HNO-Symptomatik durch morphologische HWS-Veränderungen mechanisch nicht erklärt werden kann. Selbst die vertebragene Dysphagie (Ungerecht 1978) ist selten auf die Knochenappositionen zurückzuführen und in den meisten Fällen durch eine neuromuskuläre Fehlsteuerung zu erklären.

Die Bedeutung einer Pathologie der A. vertebralis für die HNO-Symptomatik ist früher erheblich überschätzt worden. Deutlich wird dies, wenn an das allgemein bekannte Subclavian-steal-Syndrom gedacht wird, das auch bei angeborener Genese in aller Regel erst in der 5. Lebensdekade ein klinisches Bild entwickelt. Weingart u. Bischoff (1995) untersuchten mittels Farbduplexsonographie die A. vertebralis in Kopfneutralhaltung bei Kopfrotation um 90° sowie bei 10 kg Traktion und konnten in keinem Fall eine Änderung des Durchflusses beobachten.

Die besonderen anatomischen Bedingungen und die Verletzlichkeit der A. vertebralis müssen aber jedem Untersucher und Behandler bekannt sein; mit korrekter

Untersuchungs- und Behandlungstechnik der manuellen Medizin sind iatrogene Schädigungen mit ggf. bedrohlichen Folgen mit hoher Sicherheit zu vermeiden (Seifert 1994).

Die Behandlung der Kopfgelenkdysfunktion muß die hier dargelegten empirischen Erfahrungen immer berücksichtigen: Eine asymmetrische Kopfgelenkfunktionsstörung, als Blockierung interpretierbar, findet sich überraschend oft schon bei Neugeborenen und Kleinkindern. Auch klinisch Gesunde zeigen, wenn sie nach chirotherapeutischen Grundsätzen untersucht werden, in ca. 50 % der Fälle ein funktionelles Defizit (Buchmann 1980). *Die zahlreichen, ubiquitär zu beobachtenden Kopfgelenkasymmetrien haben per se keinen Krankheitswert. Erst durch Hinzutreten unterschiedlicher pathogenetischer Faktoren kann sich aus den Asymmetrien eine klinische Relevanz entwickeln.* Häufig wird ein Trauma als auslösender Faktor angeführt. Ein Drittel der Patienten bemerkt die Beschwerden aber am Morgen nach einem tiefen Schlaf. Das Entstehen der fKGS wird in diesen Fällen damit erklärt, daß im *tiefen* Schlaf die Muskulatur erschlafft und die muskuläre Schutzfunktion soweit vermindert wird, daß eine Gelenkfehlstellung über längere Zeit auftritt. Ähnlich wird auch die fKGS nach einer Narkose erklärt. Zusammenfassend ist aber zu sagen, daß die pathogenetischen Faktoren, die eine Klinik hervorrufen, nicht definiert und letztendlich nur vermutet werden können. Eine Behandlungsnotwendigkeit ergibt sich ausschließlich aus empirisch gewonnenen Vorstellungen von pathogenetischen Zusammenhängen bei funktionellen Störbildern im Bewegungssystem, bei der Gleichgewichtsrealisierung, in der Sinneswahrnehmung, bei vegetativen Abläufen sowie bei der Beeinträchtigung des allgemeinen Wohlbefindens. Von besonderer Bedeutung ist die Behandlung von Kopfgelenkdysfunktionen bei Kindern mit motorischer Entwicklungsstörung. Oft beendet erst die Manualtherapie das vordergründige Wirken von tonischen Nackenreflexmechanismen und ebnet den Weg zu einer regelrechten Bewegungsentwicklung. Dabei spielt die Erfahrung und die Persönlichkeit des Therapeuten eine große, oft entscheidende Rolle (aus diesem Grund wird auch von „Nichtmanualtherapeuten" oft von einer Psychotherapie oder einem Plazeboeffekt gesprochen).

Eine **Mobilisation** kann mit Mitteln der postisometrischen Relaxation die Bewegungsfähigkeit im gestörten Kopfgelenksegment sofort ändern. Reflektorische Störungsanteile verschwinden erst allmählich. Die Mobilisationsbehandlung auf der Basis postisometrischer Relaxation arbeitet ausschließlich mit körpereigenen Kräften, sie ist nichtinvasiv und damit gefahrlos.

Die **Manipulation** eines blockierten Kopfgelenkes stellt eine gezielte, bemessene, äußere Krafteinwirkung dar. Reflektorische Anteile der Dysfunktion verschwinden gewöhnlich sofort, manchmal dramatisch eindrucksvoll. Die Manipulationsbehandlung im Kopfgelenkbereich birgt Gefahren in sich, so daß diese Therapie ausschließlich in die Hand speziell ausgebildeter und erfahrener Ärzte gehört.

Kopfgelenkblockierungen bei Säuglingen und Kleinkindern sind nur der manipulativen Behandlung zugänglich, da eine Mitarbeit im Sinne der postisometrischen Relaxation nicht erwartet werden kann. Bei den klinischen Symptomen, die durch eine fKGS hervorgerufen werden, hat sich die **Atlasimpulstherapie** nach Arlen hervorragend bewährt. Eine solche Atlasimpulstherapie kann auch beim Säugling eingesetzt werden und ist zusammen mit der myofaszialen Lösung ein unverzichtbarer Bestandteil bei der Behandlung von Kindern mit spastischen Bewegungsstörungen geworden.

Jede Mobilisation oder Manipulation bei einer Kopfgelenkblockierung ist als Versuch zu werten. Wird die Dysfunktion beseitigt, ist die biomechanische Folge voraussehbar: Es entsteht eine freie Gelenkbeweglichkeit und ein ungehindertes Gelenkspiel. Der neurophysiologische Therapieerfolg ist nur unvollständig voraussagbar, da der Erfolg von individualspezifischen Faktoren mitbestimmt wird. Wahrscheinlich ist der Erfolg der Manualtherapie nicht einfach als direkte Folge der „Deblockierung" der Kopfgelenke zu werten. Vielmehr muß der therapeutische Effekt im Sinne einer Anregung des Systems zur Optimierung der Selbstorganisation verstanden werden. So wäre die Manualtherapie der Kopfgelenke im Sinne einer Stabilisierung der nervalen Regulationsmechanismen zu verstehen. Dieses Verständnis der Manualtherapie könnte z. B. auch die von Plato (1989) in einer größeren Studie nachgewiesenen Therapieerfolge der Atlastherapie bei der Behandlung eines Zosters erklären.

In engster räumlicher Nachbarschaft zum Kopfgelenkbereich findet sich eine Vielzahl nervaler Strukturen, von denen das klinische Bild bei Erkrankungen in dieser Region geprägt werden kann. Des weiteren verlaufen in unmittelbarer Nähe Gefäße, die Teile des Gehirns und des Rückenmarks versorgen und über die demzufolge sekundäre ZNS-Schädigungen möglich sind. Aus neurologischer Sicht sind folgende klinisch relevante Strukturen im Kopfgelenkbereich aufzuführen (Delank):

A. Störanfällige neuronale Strukturen:
- obere Zervikalwurzeln (C 1, C 2),
- Rückenmark,
- kaudale Hirnnerven (einschließlich Nucleus spinalis nervi trigemini),
- Ganglion cervicale superius (Grenzstrang),
- neuronales Rezeptorenfeld,
- A. vertebralis,
- A. spinalis anterior,
- Dura mater spinalis,
- mittlere Zervikalwurzeln (C 3/C 4).

Für das Verständnis der neurologischen Symptom- und Verlaufsbilder sind einige weitere morphologische Besonderheiten relevant:
B. Regionale Besonderheiten mit möglicher neurologischer Relevanz:
- Weite des oberen zervikalen Spinalkanals,
- straffer Bandapparat,
- ossär begrenztes Bett der A. vertebralis,
- intravertebrale Schleife der A. cerebelli posterior inferior,
- angeborene Fehlbildungen.

Aus diesen morphologischen Gegebenheiten mit ihren z. T. fakultativen Besonderheiten könnten sich manche Auffälligkeiten in der verwirrenden Vielgestaltigkeit der neurologischen Symptomatik bei Erkrankungen im Kopfgelenkbereich erklären. Recht allgemein läßt sich zu diesen neurologischen Bildern folgendes feststellen:

Klinik der Funktionsstörungen des Kopfgelenkbereiches

Symptom	Ursache
Oftmals langfristige Symptomarmut, intermittierender Symptomverlauf, mögliche Symptomlinderung durch Kopfzwangshaltung.	Ausdehnungsmöglichkeit von allen raumfordernden Prozessen im weiten oberen zervikalen Spinalkanal
Pseudodisseminierte Symptomatik (radikulär, pseudoradikulär, spinal und zerebral).	Kombination von Lokal- und Fernsymptomen.
Kein obligater Bezug zwischen radiologischen Befunden und neurologischen Ausfällen.	Noch unzureichende Möglichkeiten bildgebender Verfahren.

Potentielle neurologische Störungen bei Kopfgelenkerkrankungen:
- obere Zervikalsymptome aufgrund morphologischer Veränderungen,
- pseudoradikuläre Symptome,
- obere Halsmarksymptome (prävalente Vulnerabilität der Pyramiden- und der spinozerebellären Bahnen),
- Symptome der meningealen Reizung („Okzipitalneuralgie", Lhermitte-Zeichen – Kopfanteflexion führt zu einem elektrisierenden Schlag in den Extremitäten),
- (intermittierende) Hirnstamm- und Kleinhirnsymptome (Basilarissyndrome, Wallenberg-Syndrom),
- Hirnnervenstörungen (V, X, XI, XII),
- zerebrale Symptome?

Diese kurzen Hinweise sollen demonstrieren, daß alle Störbilder bei der fKGS differentialdiagnostisch eingegrenzt werden müssen.

Sucht man im Bereich der morphologischen und funktionellen Verhältnisse im kraniozervikalen Übergangsbereich nach Erklärungsmodellen für die verschiedenartige Symptomatik der Kopfgelenkdysfunktion, stößt man auf die Schwierigkeit, einerseits offensichtliche Zusammenhänge überzubewerten, andererseits auf verborgene Relationen nicht zu achten. Darüber hinaus scheint die enorme Vielfalt zentralnervöser Verschaltungs*möglichkeiten*, die noch dazu in gewissem Rahmen plastisch wandelbar sind, für jede Symptomatik eine pathogenetische Hypothese zu bieten, fast nach dem Prinzip „anything goes". Die folgenden Überlegungen sind Hypothesen, die z. T. Ansätze einer experimentellen Verifikation beinhalten. Diese werden zu den Symptomen der vertebragenen Gleichgewichtsstörung („vertebragener Schwindel"), der vertebragenen Hörstörung, der vertebragenen Dysphonie, der verschiedenen vertebragenen Schmerzzustände und der vertebragenen Augenstörung dargestellt.

Nach dem theoretischen Konzept der fKGS sind im HNO-Bereich zu erwarten:
1) ein reflektorischer Muskelhypertonus,
2) Schmerzen im Kopf-Hals-Gebiet,
3) vegetative Begleitstörungen im Kopf-Hals-Gebiet und
4) otoneurologische Störsymptomatik mit Schwindel, Gleichgewichtsstörungen, Hörstörungen und Tinnitus.

Alle 4 Beschwerdegruppen sind im HNO-Bereich nachweisbar, differentialdiagnostisch abzugrenzen und durch die Aufhebung der funktionellen Wirbelsäulenstörung zu beseitigen. Diese für die Störungen im HNO-Bereich ursächlichen, diagnostisch abgrenzbaren und therapeutisch zugänglichen Funktionsstörungen der HWS können spontan empfundene Beschwerden im Bereich der HWS selber hervorrufen, wie Verspannungsgefühl, Bewegungshemmung und Nackenschmerzen; solche spontan empfundenen HWS-Beschwerden können dabei aber auch völlig fehlen.

Jede der 4 Beschwerdegruppen kann für sich allein oder aber mit anderen kombiniert klinisch manifest werden; ungeklärt ist bisher, warum diese klinische Manifestation so unterschiedlich ist und ein solch verschiedenartiges Symptomenbild formen kann.

Auf die notwendige differentialdiagnostische Abgrenzung organischer Schmerzursachen ist nochmals betont hinzuweisen, nicht zuletzt deswegen, weil sich auch unterschiedliche Ursachen verbinden können. Empirische Beobachtungen, daß mit der Beseitigung einer chronischen Sinusitis auch die fKGS und der fakultativ zugehörige Schmerz verschwinden, sind nicht selten und entsprechen dem Konzept arthromuskulärer Störungen. Keine derartigen Beobachtungen sind bekannt für Tumoren, z. B. in den Nasennebenhöhlen, aber sie sind durchaus denkbar. Die Kombination organischer Ursachen von Gleichgewichtsstörungen und Schwindel mit der fKGS ist durchaus geläufig Hierbei wird auch die Beobachtung gemacht, daß die Gesamtsymptomatik mit einer Beseitigung der fKGS wesentlich gemildert werden kann, daß sie möglicherweise auch unterschwellig wird, die Wirkung der organischen Störung dann also vorerst symptomlos ist. Kann bei kombinierten otoneurologischen Störungen z. B. die Symptomatik des frühen Akustikusneurinoms mit der Beseitigung der fKGS vorerst wieder unterschwellig werden (Lewit 1977 a), gleichbedeutend mit einem evtl. fatalen Zeitverlust in der adäquaten Therapie, so ist gleiches denkbar für die Schmerzen bei einer chronischen Sinusitis, aber auch eines Kieferhöhlenkarzinoms. Dieser Gesichtspunkt sollte immer Anlaß sein, die Diagnostik nicht vorzeitig abzubrechen, sie vielmehr insbesondere bei frühzeitigem Rezidiv der fKGS zu erweitern und zu vervollständigen.

2 Kopfschmerz

Somatischer Schmerz ist als Alarmzeichen, als Warnung, Begrenzung oder Reflexauslöser einerseits ein biologisch sinnvoller Schutz für die Unversehrtheit des menschlichen Organismus. Andererseits können Schmerzübertragung, -ausstrahlung und -projektion weit von der Schmerzursache wegführen, hin zu differentialdiagnostischen Problemen; ein biologischer Sinn der Schmerzempfindung ist dann oft nicht mehr sogleich zu erkennen. Die Lokalisierung der Schmerzursache ist um so schwieriger, je dichter und je komplizierter die Innervation des schmerzenden bzw. schmerzauslösenden Areals ist, so auch im Kopf-Hals-Gebiet. Der HNO-Arzt ist besonders intensiv befaßt mit den Schmerzen, die von Funktionsstörungen der oberen HWS und insbesondere der Kopfgelenke ausgehen.

Unbestreitbar treten in der Alltagsmedizin bei Schmerzen im Kopfgelenkbereich differentialdiagnostische Probleme auf; allzu gering ist noch das Wissen um die Rolle der fKGS in der Klinik der HNO-Krankheiten und anderer Krankheiten des Kopf-

Klinik der Funktionsstörungen des Kopfgelenkbereiches 51

Hals-Gebietes. Aber auch umgekehrt darf niemals übersehen werden, daß nur ein Teil der Schmerzsyndrome im Kopf-Hals-Bereich von Funktionsstörungen der HWS verursacht wird. Eine Otalgie z. B., d. h. ein Schmerz „am" oder „im" Ohr ohne Erkrankung des Ohres selbst, kann vielfältige Ursachen haben, z. B. eine fKGS, aber auch z. B. naheliegend eine druck- und bewegungsschmerzhafte Störung des Kiefergelenkes mit Reiben und Knacken bei der Mundbewegung. Die Otalgie ist zugleich auch typisches und nicht selten erstes und einziges Frühsymptom eines malignen Tumors im Zungengrund-, Tonsillen- oder Hypopharynxbereich. Eine gewissenhafte und vollständige Durchuntersuchung bleibt also unabdingbar, auch bei scheinbar klarer, naheliegender Schmerzursache. Sind im HNO-Bereich organische Schmerzursachen wie Tumor, Verletzung oder Entzündung ausgeschlossen, verbleibt ein beachtlicher Rest von primär scheinbar unerklärlichen Schmerzen an Ohren, Nase und Hals, im Gesicht oder „Kopfschmerz". Erst die Fahndung nach einer funktionellen Ursache im Bereich der HWS führt dann in den meisten Fällen weiter (Seifert 1982).

2.1 Kopf- und Gesichtsschmerz

Im Hinterhorn des oberen Zervikalmarks kommt es zu einer engen Verzahnung und Konvergenz der Endigungen von Primärafferenzen aus Halsmuskeln und -gelenken mit jenen aus der Haut von Nacken und Hals sowie mit trigeminalen, fazialen und vagalen Afferenzen. Die Beteiligung des N. trigeminus an der Schmerzausgestaltung der fKGS hat ihre anatomische Grundlage darin, daß der spinale Kern des N. trigeminus tief in das Halsmark herunterreicht, wobei der Anteil des 1. Astes am weitesten, mindestens bis C 3, zieht, und mit Afferenzen insbesondere der Wurzeln C 2 und C 3 in Verbindung tritt. Wird berücksichtigt, daß bei funktionellen Defiziten in Kopfgelenken möglicherweise nicht nur propriozeptive, sondern auch nichtpropriozeptive, z. B. nozizeptive Afferenzen beeinträchtigt werden, ist die Interpretation von Kopfschmerzen, Otalgien und der Hyoidtendopathie in diesem Rahmen im Sinne von übertragenen Schmerzen („referred pain") naheliegend. So bleibt bei der fKGS der Schmerz oft nicht auf den N. auriculotemporalis beschränkt, sondern betrifft häufig und in unterschiedlicher Ausgestaltung das gesamte Trigeminusinnervationsgebiet mit Otalgie, Schläfen- und Scheitelkopfschmerz sowie Gesichtsschmerz v. a. im Stirn- und Oberkieferbereich, seltener bis zum Unterkiefer reichend. Lewit (1977 b) hat dafür den treffenden Terminus der „Pseudotrigeminusneuralgie" geprägt.

Im HNO-Gebiet ist in erster Linie eine Sinusitis differentialdiagnostisch abzugrenzen. Ist dies in der Regel unproblematisch, so kann doch die Differentialdiagnose erschwert sein, wenn – wie bei dieser Form der fKGS nicht selten – der Spontanschmerz im Nacken und Hinterkopf fehlt und Schmerzen gar ausschließlich in Stirn und Gesicht angegeben werden. Sauer (1988) spricht deswegen auch durchaus begründet vom sog. „pseudosinugenen Kopfschmerz". Nach Ausschluß einer Sinusitis wird nicht selten eine Migräne, ein Bing-Horton-Syndrom und die echte Trigeminusneuralgie angenommen; es sind dies aber klar definierte Krankheitsbilder, die abzugrenzen sind und dem HNO-Arzt selten begegnen. Der Kopfschmerz der „Pseudotrigeminusneuralgie" dagegen ist häufig und ein typisches Symptom einer fKGS. Typisch ist die Angabe über einen vom Nacken und den Hinterkopf ausstrahlenden Schmerz, einmal bis in die Stirn, einmal mehr in die Schläfe, oft auch bis in den Oberkiefer, selten den Unterkiefer (Tilscher 1978). Besonders typisch sind die Angaben über „Schmerzen *hinter* den Augen" oder in der „Nasenwurzel" sowie „die Handbewegung des Helmabstreifens" bei der Schilderung (Barré u. Liéou 1928).

Die Lokalisation der Kopfschmerzen allein ist noch kein diagnostisches Kriterium der fKGS; eine vollständige, ggf. auch neurologische Differentialdiagnostik muß stets eine notwendige Forderung bleiben. Das sofortige Verschwinden der Kopf- und Gesichtsschmerzen mit der Beseitigung der fKGS ist der wesentlichste Hinweis auf den ursächlichen Zusammenhang zwischen Kopfschmerz und fKGS.

2.2 Schluckschmerzen und Schmerzen an der Halsseite – Hyoidtendopathie

Schmerzen beim Schlucken oder auch vom Schlucken unabhängig an einer oder an beiden vorderen Halsseiten, für die der HNO-Arzt auch bei sorgfältiger vollständiger Durchuntersuchung keine organpathologische Ursache und keine ursächliche funktionelle Stimmstörung (Globus) findet, sind häufig Folge einer schmerzhaften Überdehnung der Muskelansätze am Zungenbein, ausgelöst durch eine funktionelle Störung der oberen HWS mit reflektorischem segmentalem Muskelhypertonus (O/C 1–C 3/4). Oft wird dabei spontan eine Schmerzausstrahlung zum Ohr angegeben. Diese Hyoidtendopathie (Seifert 1982) ist unschwer abzugrenzen vom sehr seltenen Styloidsyndrom, dem „eagle-syndrome" des englischsprachigen Schrifttums. Häufige Fehldiagnose ist eine Neuralgie des N. laryngeus superior, die extrem selten ist, wenn sie denn überhaupt vorkommt. Bei subtiler Palpation ist die Verspannung insbesondere des oberen Zungenbeinmuskels, verbunden mit intensivem Druckschmerz des Ansatzes am Zungenbein, in der Regel unschwer zu fühlen. Praktisch ausnahmslos findet sich dann auch eine Blockierung bevorzugt im Segment C 2/3 (oft kombiniert mit einer Blockierung 0/1); gerade eine Einzelblockierung C 2/3 hat dabei häufig noch keinerlei spontane Beschwerden im Nacken verursacht.

Ein weitgehend gleicher Auslösungsmechanismus bedingt, daß Hyoidtendopathie und Globussyndrom häufig miteinander kombiniert auftreten (Seifert 1982).

Die Therapie der Wahl ist eine manuelle Beseitigung der HWS-Blockierung und/oder die Infiltration des Muskelansatzes am Zungenbein mit einem Lokalanästhetikum zur Unterbrechung des arthromuskulären Reflexbogens.

Verspannungen der Mundbodenmuskulatur, mit oder ohne Spontanschmerz und Druckschmerz, auch mit typischer Hyoidtendopathie, sind zugleich häufiges Begleitsyptom bei Kiefergelenkfunktionsstörungen, mit oder ohne gleichzeitige fKGS.

Eine vermehrte Spannung der supra- und infrahyalen Muskulatur, sehr häufig auch mit Schmerzen am Zungenbein und mit Globusgefühl, ist andererseits auch ein typisches Teilsymptom der hyperfunktionellen Dysphonie, auf die in Abschnitt 5 eingegangen wird.

2.3 Otalgie

Die Otalgie ist definiert als Ohrenschmerz ohne Ursache am Ohr selbst (Beck 1983). In der Regel ist schon durch eine orientierende Untersuchung eine ursächliche Kopfgelenkstörung unschwer abzugrenzen; erfahrungsgemäß wird gerade sie allerdings besonders häufig übersehen. Darüber hinaus bedingt die komplizierte Nervenversorgung von äußerem Ohr und Mittelohr eine besonders komplexe Differentialdiagnostik. Mit Verbesserung der Kenntnisse über funktionelle HWS-Störungen hat sich gezeigt, daß nach Ausschluß organischer Ursachen der vertebragene Schmerz zu den häufigsten Ursachen der Otalgie zählt.

a) Der Schmerz wird angegeben im Gehörgang oder „tief im Ohr", seltener diffus „in der ganzen Ohrgegend". Er entspricht einem „referred pain", einem übertragenen Schmerz bei Funktionsstörungen der oberen HWS, vorwiegend der Kopfgelenke, mit Schmerzübertragung auf den N. auriculotemporalis, einen Ast des N. trigeminus, auf den N. occipitalis minor aus C 2 und/oder auf den N. auricularis magnus aus C 3. Der Schmerz verschwindet mit der Beseitigung der ursächlichen Blockierung(en).

b) Deutlich unschärfer wird als Otalgie nicht selten ein dumpfer Schmerz geklagt, der bei genauerem Nachfragen mehr retroaurikulär lokalisiert wird. Er ist Ausdruck einer Myalgie und/oder einer Insertionstendinose tiefer Nackenmuskeln bei einer fKGS. Bei dieser Form der Otalgie bestehen fast immer auch spontane Schmerzen „im Nacken". Der Untersucher wird immer einen druckschmerzhaften Atlasquerfortsatz palpieren können (Biesinger u. Heiden 1994). Die Beschwerden treten posttraumatisch oder bei längerer statischer Belastung, z. B. langem Sitzen (sog. Schulkopfschmerz; Gutmann 1968), auf.

Schmerzhafte Arthrosen und Funktionsstörungen der Kiefergelenke äußern sich häufig in Otalgien und sind als Costen-Syndrom bekannt. Infolge der mit den nozizeptiven Reizen verbundenen Muskelverspannungen kommt es in der Regel zu einer Mitbeteiligung der HWS, insbesondere der Kopfgelenke. Differentialdiagnostisch (Biesinger u. Heiden 1994) muß die häufig zu beobachtende vertebragene Otalgie abgegrenzt werden gegen eine Neuralgie des Ganglion geniculi („Intermediusneuralgie", Hunt-Neuralgie), eine Neuralgie des N. auriculotemporalis, eine Neuralgie des R. auricularis nervi vagi (auch symptomatisch bei Prozessen im Pharynx) sowie gegen dentogene Prozesse und gegen die Arteriitis temporalis.

Eine Otalgie wird in unserem Patientengut mit fKGS in 5,6 % geklagt. Nicht vergessen werden darf in diesen Fällen die manuelle Untersuchung der oberen HWS. Bei einer vertebragenen Otalgie findet sich das funktionelle Defizit immer ipsilateral.

3 Augensymptomatik

Vorangestellt werden soll eine Kasuistik von R. Berger aus der Abteilung für Pleoptik und Orthoptik der Universitäts-Augenklinik Hamburg: Es handelt sich um eine 50jährige Patientin, die bis zu Ihrem Unfall im November 1991 ophthalmologisch unauffällig war. Kurz vor dem Unfall war wegen der Frage einer Lese- und Fernbrille eine Untersuchung erfolgt. Nach einem HWS-Schleudertrauma traten zunächst Kopfschmerzen auf. Fünf Wochen nach dem Unfall zeigten sich computerperimetrisch in der nasalen Gesichtsfeldhälfte rechts und im nasal oberen Quadranten links absolute Ausfälle. Im Computertomogramm fanden sich keine Hinweise auf Parenchymläsionen, alte oder frische Blutungen oder Raumforderung bei normaler Ventrikelweite.

Eine perimetrische Kontrolle 15 Tage später zeigte beiderseits ein völlig regelrechtes Gesichtsfeld, keinerlei Skotome. 6 Wochen nach dem Unfallereignis wurden vermehrt Doppelbilder geklagt und vom Augenarzt eine Exophorie festgestellt. Eine latente oder manifeste Schielstellung war vor dem Unfall nicht aufgefallen. Durch eine Prismenfolie 5 pdpt. Basis innen gegen die Exophorie und Konvergenzübungen konnte keine Beschwerdelinderung erzielt werden. 10 Monate später fanden sich bei der Untersuchung in der Klinik wiederum rechts relative und absolute Skotome in der oberen und nasalen Zirkumferenz, links ausgedehnte, großenteils absolute Skotome, jetzt in der temporalen Hälfte. Diese Perimetrieergebnisse verdeutlichen das grundlegende Problem einer mangelnden Befundstabilität, das daneben mit unklaren Aussagen über die Beschwerdesymptomatik verbunden sein kann. Im monolateralen Covertest wurde in der Ferne eine Exophorie mit langsamer bis fehlender Kompensation und Diplopie festgestellt. In der Nähe fand sich eine Exophorie, mäßige Refusion, auf Lichtquelle Diplopie, auf Objekte keine Diplopie. Es wurde eine Augenmuskeloperation durchgeführt und zunächst eine subjektive Beschwerdefreiheit erzielt. Nach 4 Monaten wurden wieder zeitweise Diplopie bis „Unwohlsein" geklagt. Berger wies abschließend auf die Problematik mit den wechselnden Befunden (wie am Gesichtsfeld dokumentiert) hin. Eine Beurteilung wird auch durch die unklar einzuordnenden bzw. objektivierbaren Angaben zum Beschwerdebild (z. B. Verschwommensehen, Unwohlsein) erschwert, weshalb das Krankheitsbild von Ärzten nicht selten zu wenig durchuntersucht, teils aber auch bagatellisiert wird.

Daß eine solche vertebragene Augenstörung keinen Einzelfall darstellt, ist an einem größeren Patientengut mit nachgewiesener vertebragener otoneurologischer Symptomatik erkennbar. Hülse (1983) gab die Häufigkeit der Sehstörungen bei 120 Patienten mit einer fKGS mit 17,5 % an. Bei weiteren 259 Patienten mit einer vertebragenen Gleichgewichtsstörung wurden in der neurootologischen Ambulanz in Mannheim 32mal „funktionelle Augenstörungen" notiert. Kehr (1985) sah funktionelle Sehstörungen bei 80 Patienten mit einem posttraumatischen Zervikalsyndrom in 44 % vertreten.

Von ophthalmologischer Seite wird eine zervikale Augenstörung v. a. im Rahmen einer vertebrobasilären Insuffizienz beschrieben (Minor et al. 1989; Rosselet 1973). Symptomatisch stehen hierbei meist Doppelbilder im Vordergrund. Auch werden flüchtige Gesichtsfelddefekte bis hin zu vorübergehender beidseitiger Amaurosis angegeben. Hülse (1990 b) konnte eine einseitige Amaurosis durch visuell evozierte Potentiale objektivieren. Neundörfer (1988) wies darauf hin, daß Metamorphopsien sowie Photopsien bei der vertebrobasilären Insuffizienz keine seltenen Phänomene seien.

Schimek (1988) berichtete, daß bei 183 Patienten mit chronischen Kopfschmerzen extrakranieller Art, d. h. ohne Gehirnpathologie (Spannungskopfschmerz, Kopfschmerz bei Dysfunktion des Kauapparates), 11mal über ein Verschwommensehen, 106mal über ein Gefühl des „kleineren Auges" geklagt wurde. Schimek gab an, daß diese Augenbeschwerden nach Manipulation der Kopfgelenke zurückgegangen seien, wobei sich insbesondere die Sehschärfe verbessert habe. Er berichtete über 18 Patienten mit einer schwachen, trägen oder eingeschränkten Fusionsfähigkeit, die durch eine Chirotherapie der Kopfgelenke erfolgreich behandelt wurde. Die Funktionsstörungen lagen bei allen Patienten zwischen O/C 1 und C 2/3.

Schirmer berichtete auf dem Symposion über ihre 17jährige Erfahrung mit Augenstörungen und fKGS.

3.1 Subjektive Beschwerden

Patienten mit einer vertebragenen Augenstörung klagen meist über diffuse Sehstörungen. Die Brille würde nicht mehr stimmen. Alterssichtige finden ihre stärkste Lesebrille zu schwach.

Beim ausdrücklichen Befragen finden sich folgende Angaben: Beim Fixieren schwindet das Bild, das Bild verändert seine Tiefenschärfe. Graue Flecken erscheinen im Bild, die Farbintensität eines Bildes schwindet. Seltener werden Doppelbilder geklagt.

Die Augensymptome treten meist in Verbindung mit anderen Symptomen der fKGS auf, meist mit vom Nacken ausstrahlenden Kopfschmerzen. Die vertebragene Augenstörung kann aber auch isoliert ohne eine Begleitsymptomatik auftreten.

In der Regel war der Betroffene schon zuvor bei einem auswärtigen Augenarzt, der keinen pathologischen Befund erheben konnte.

Schirmer berichtet, daß es sich bei ihren Patienten in der Augenarztpraxis häufig um asthenische Schulkinder mit schlechter Körperhaltung handle. 80 % der erwachsenen Patienten mit einer vertebragenen Augenstörung seien Frauen, die zumeist eine sitzende Tätigkeit, z. B. am Bildschirm, ausüben.

3.2 Augenbefunde

Mehrmaliges Einbestellen mit subjektiver, dann objektiver und wieder subjektiver Kontrolle der Brillenwerte ergibt keine eindeutigen Befunde und keine wesentliche Besserung der Beschwerden durch Brillenverordnung. Die übrigen organischen und physiologischen Augenbefunde sind selten deutlich pathologisch. Der Augendruck ist immer regelrecht, die Makula weist keine Veränderungen auf. In wenigen Fällen kann ein trockenes Auge oder eine leichte Linsentrübung beobachtet werden. Trotz Anpassung einer Brille klagen die Patienten weiter über Verschwommensehen, Verschwimmen des Bildes oder gar ein Schwinden beim Fixieren.

Das Sehvermögen kann an verschiedenen Tagen und zu verschiedenen Tageszeiten vermeintlich grundlos schwanken. Schirmer hat in Einzelfällen Visusänderungen von bis zu 30 % und mehr festgestellt, ohne daß organische Augenveränderungen, z. B. Makulaödem oder Diabetes mit Linsenquellung, nachweisbar sind, die als Ursache der Schwankungen hätten angeführt werden können. Es werden vorübergehend selbst kleinste Brillenstärken als entspannend entgegengenommen, aber nur vorübergehend. Lesebrillen werden innerhalb weniger Monate zu schwach. Bei der Akkomodationsmessung (Maß für die Quantität der Naheinstellung) entspricht der erzielte Wert häufig dem eines 5–10 Jahre älteren Menschen.

Bei der Gesichtsfelduntersuchung fällt auf, daß die Fähigkeit zu identifizieren als Maß der Sensitivität der Netzhaut deutlich abnimmt. Selbst stärkere und größere Lichtmarken führen nicht zu einer befriedigenden Erkennung der Lichtpunkte. Solche Phänomene finden sich ansonsten nur bei einer Minderdurchblutung der Netzhaut, des Sehnervs oder der Sehrinde.

Wird über Doppelbilder geklagt, stehen nicht wie bei „echten" Doppelbildern die Bilder nebeneinander oder übereinander, sondern es besteht vielmehr eine Konturenstörung der Bilder oder eine Dissoziation. Schirmer weist, wie auch Schimek

(1988), auf die besondere Bedeutung der Fusionsstörung bei der vertebragenen Augenstörung hin: „Fusion" bedeutet das zentrale Zusammenbringen der Bilder beider Augen, die durch die Entfernung der Augen voneinander, ca. 5–7,5 cm, räumlich versetzte Bilder liefern. Diese Verschmelzung der Bilder erfolgt durch eine aktive Hirnleistung. Beträgt die Fusion im Normalfall mindestens 5–10° so ist sie in 90 % bei der vertebragenen Augenstörung auf 1° bis maximal 4° eingeschränkt. Dieses Phänomen erklärt die deutliche Störung der Lesefähigkeit und die erhebliche Einschränkung bei einer konzentrierten Arbeit, z. B. am Bildschirm, am Schreibtisch oder am Zeichentisch, denn bei diesen Augenfunktionen in der Nähe wird besonders die Fusion gleichzeitig mit Konvergenz gefordert.

Sobald die Patienten nach einiger Zeit mit den gleichen Beschwerden trotz optimal ausgereizter Brillenkorrektur wieder in die Praxis kommen, muß an eine fKGS gedacht werden. Es findet sich meist eine Blockierung bei O/C 1 und/oder C 2/3. Schimek (1988) beschrieb in seiner Publikation über die Funktionsstörungen bei vertebragenen Augenstörungen bei 18 Patienten 13mal eine Blockierung bei C 1/2.

Schirmer setzt bei den vertebragenen Augenstörungen erfolgreich eine oberflächliche Reflextherapie, z. B. mit 0,5 % Meaverin i.c. oder s.c. ein. Schon nach der ersten Stunde zeigt sich bei ca. 90 % der Patienten eine Besserung der Befunde, auch bei alten Fällen. Diese Besserung ist aber nicht von Dauer, erst die Manualtherapie der Kopfgelenke führt zu einem anhaltenden Erfolg.

Die Pathogenese der vertebragenen Augenstörungen wird wahrscheinlich auf einer höheren neuralen Integrationsebene, vermutlich kortikal, zu suchen sein. Obwohl Beziehungen zervikaler Afferenzen zum okulomotorischen Apparat über vestibulookulomotorische Neurone beschrieben sind, ist ihre Rolle bei der Entstehung dieser funktionellen Augenstörungen noch völlig unklar.

4 Vertebragener Schwindel

Unter vertebragenem Schwindel wird ein Schwindel verstanden, der durch funktionelle Störungen im Bereich der oberen HWS hervorgerufen wird. Davon abzugrenzen ist eine Schwindelsymptomatik, die durch eine vertebrobasiläre Insuffizienz (VBI) ausgelöst wird. Unter VBI versteht man flüchtige Herdsymptome, die Folge einer vorübergehenden Mangelversorgung von Hirnarealen sind, die dem Versorgungsgebiet der Aa. vertebrales bzw. der A. basilaris zugehören. Es umfaßt das Kleinhirn, den Hirnstamm und die Okzipitallappen sowie basale Anteile der Temporallappen. Von der VBI bestehen fließende Übergänge zu leichten Hirnstamminfarkten (Neundörfer 1988). Die kontroverse Diskussion über den vertebragenen Schwindel betrifft nicht die Symptomatik bei der VBI – diese ist viel seltener als früher angenommen zu beobachten –, sondern vielmehr die Schwindelbeschwerden, die durch Störungen der somatosensiblen Afferenzen aus dem Kopfgelenkbereich ausgelöst werden.

Daß funktionelle Störungen im Kopfgelenkbereich zu Schwindelbeschwerden und Gleichgewichtsstörungen führen können, ist heute kaum mehr ernsthaft zu bestreiten. Früher nur von manualtherapeutischer Seite, u. a. Gutmann u. Biedermann (1984), Lewit (1992), Wolff (1988), Zenner (1987) behauptet, wird heute auch von HNO-ärztlicher Seite, so von Decher (1969), Hülse (1983, 1990 a, 1991 a), Jongkees (1969), Liedgren u. Ödquist (1979), Oosterveld (1991), Scherer (1985), Scholtz et al. (1988), Sei-

fert (1987, 1990), Terrahe (1985), und von neurologischer Seite (Jansen 1993) auf die Bedeutung einer solchen vertebragenen Schwindelsymptomatik hingewiesen. Argumentiert wird v. a. von den Befürwortern einer vertebragenen Ursache des Schwindels damit, daß eine gezielte Manualtherapie die subjektive Schwindelsymptomatik sehr schnell und erfolgreich behandeln kann. Es muß aber bei kritischer Betrachtung zugegeben werden, daß das Verschwinden eines Schwindels nach Manualtherapie einer funktionellen Störung im Kopfgelenkbereich keinen wissenschaftlichen Beweis für die Existenz eines zervikogenen Schwindels darstellt. Die Frage, ob der chirotherapeutische Eingriff nicht einem psychotherapeutischen Eingriff gleichkommt, wird besonders aktuell, wenn von Brandt u. Büchele (1983) annähernd 40 % aller Schwindelbeschwerden in den psychogenen Bereich verlagert werden. Hamann hat 1994 nochmals betont, daß Schwindelbeschwerden nicht durch Erkrankungen im Bereich der HWS ausgelöst würden. Als Begründung für seine ablehnende Haltung führt Hamann 4 Punkte an:
1) Es gibt keine für die HWS typische Schwindelanamnese.
2) Es gibt keine objektive Nachweismethode für den HWS-Schwindel.
3) Trotz des unumstrittenen Nachweises von Faserverbindungen zwischen HWS-Rezeptoren und Vestibulariskernen sind diese im Vergleich zu anderen Afferenzen gering ausgeprägt.
4) Auch funktionell sei der Anteil zervikaler Afferenzen an vestibulären Leistungen als gering einzustufen.

Trotz aller kritischen Argumente kristallisiert sich nach zahlreichen neuroanatomischen, elektrophysiologischen und klinischen Arbeiten aus neuerer Zeit immer schärfer ein Krankheitsbild der fKGS heraus, dem auch der vertebragene Schwindel zugeordnet werden muß.

Wegen der Beweglichkeit des Halses ist die Kopfstellung nicht immer identisch mit der Körperstellung, so daß die Lage des Individuums im Raum nur durch die kombinierte Verrechnung von vestibulären (Kopfstellung) und propriozeptiven Impulsen aus den Halsrezeptoren (Kopf-zu-Rumpf-Stellung) erfaßt werden kann (s. Kapitel I). Die Koordination von Kopf-, Augen- und Körpermotorik erfordert also die „Verrechnung" labyrinthärer, visueller und propriozeptiver Impulse. Um einem bewegten Objekt mit dem Blick folgen oder etwas gezielt greifen zu können, muß in die motorischen Kommandos an die beteiligten Muskeln stets auch die Information über die Kopf-zu-Körper-Stellung eingehen. Den Propriorezeptoren im Kopfgelenkbereich muß bei der Koordination von Kopf- und Augenbewegungen sowie bei der Kontrolle der Körper- und Extremitätenstellung eine Schlüsselrolle zukommen (Neuhuber u. Bankoul 1992). Halsmuskeln – insbesondere die kürzeren, gelenknahen – sind besonders reich an Muskelspindeln, Lamellenkörperchen und anderen Rezeptortypen (Dutia 1991). Es wird heute eher angenommen, daß die für die Raumorientierung wichtigen Informationen über die Kopf-zu-Rumpf-Positionen hauptsächlich von diesen muskulären Rezeptoren stammen und weniger von den Rezeptoren in den Kapseln und Bändern der Halswirbelgelenke (Dutia 1991).

Wesentliche Faktoren einer Dysfunktion des „Halsteils" des Gleichgewichtsapparats könnten eine Unausgewogenheit des direkten propriozeptiven Einstroms zum Vestibulariskernkomplex aus den Halsmuskeln (z. B. bei einem funktionellen Defizit im Bereich der Kopfgelenke) oder ein vermehrtes Durchdringen nichtpropriozeptiver

Afferenzen (störendes „Rauschen", Neuhuber u. Bankoul 1992) aus dem Bewegungsapparat des Halses zu den Vestibulariskernen sein. Hypothetisch wird nun angenommen, daß dieser gesteigerte nichtpropriozeptive Einstrom aus der Peripherie, etwa im Rahmen entzündlicher oder anderer schmerzhafter Prozesse, die Hemmwirkung vestibulärer Bahnen zum Hinterhorn beeinflußt (s. Kap. II). Die resultierende „Verrechnungsstörung" im Vestibulariskernkomplex würde vom Patienten subjektiv als gestörte Gleichgewichtsempfindung gedeutet. Die Wirksamkeit therapeutischer Maßnahmen, insbesondere aus dem Repertoire der Manualmedizin, könnte damit erklärt werden, daß sie das gestörte Funktionsgleichgewicht in den neuralen zervikovestibulozervikalen Verbindungen wiederherstellen. Andererseits bieten sich plastische Veränderungen v. a. in den afferenten „Kanälen" als Erklärungsmöglichkeiten für die Therapieresistenz von Beschwerden an.

Die Vorstellungen über die wechselseitigen Beziehungen zwischen propriozeptiven und nichtpropriozeptiven Afferenzen sind in Analogie zu den experimentell gesicherten Kenntnissen über die Schmerzempfindungen zu verstehen.

Eine „Dystonie", meist Hypertonie, der tiefen nuchalen Muskulatur, die immer bei einer fKGS vorliegt, führt bei der beschriebenen Rezeptorendichte zu einer *Änderung des Afferenzeinstromes zum Rückenmark und Hirnstamm.*

Die Komplexität des Gleichgewichtssystems besonders unter Berücksichtigung der Afferenzen aus dem Kopfgelenkbereich erklärt die vielseitige, subjektive Störung, die als „Schwindel" vom Patienten geklagt wird. Schwindel ist definiert als eine subjektive, kortikale Mißempfindung mit Verbindung zum limbischen System, die sich aus einem Mißverhältnis zwischen den Afferenzmustern der verschiedenen in die Gleichgewichtsregulation eingehenden Sinnessysteme einerseits und der sensorischen Erwartung andererseits ergibt.

Die Beschreibung und Charakterisierung des „vertebragenen Schwindels" in diesem Kapitel basiert auf den Beobachtungen und Untersuchungen von über 500 Patienten mit einer subjektiven Schwindelsymptomatik, bei denen eine fKGS nachgewiesen wurde. Die große Patientenzahl unterstreicht die klinische Bedeutung dieses Krankheitsbildes.

4.1 Subjektive Symptomatik

In nur 36 % der Fälle wurde über Drehschwindel geklagt, in 64 % stand ein eher asystemischer Schwindel im Vordergrund. In früheren Publikationen wurde davon ausgegangen, daß Drehschwindel eher im Vordergrund stehe (Hülse 1983). Erklärt wurde dies mit der neurophysiologischen Annahme, daß es sich bei den Propriorezeptoren im Kopfgelenkbereich v. a. um kinästhetische Rezeptoren handele. Auch wurde die direkte Verbindung der Rezeptoren mit den Vestibulariskernen als nahezu alleinige Reflexbahn für den vertebragenen Schwindel gesehen. Nicht berücksichtigt wurden 1983 die zahlreichen Verbindungen auch zum Zerebellum, zur Formatio reticularis, zum Thalamus bis hinauf zum Kortex.

Wird die vertebragene Gleichgewichtsstörung nicht mehr nur als Störung der Propriosensoren im Kopfgelenkbereich, sondern auch als Störung der zervikovestibulozervikalen Schleife (Neuhuber u. Bankoul 1992) und als Störung der Afferenzen zum Zerebellum und zur Formatio reticularis gesehen, ist es zu verstehen, daß die „vertebragenen Schwindelbeschwerden" in über 64 % der Fälle eher asystemisch vorgetragen werden.

Im Vordergrund stehen die Angaben über ein „Unsicherheitsgefühl", „Trunkenheitsgefühl", „Schwankschwindel" und „Taumeligkeit". In einigen Fällen kann auch nicht sicher entschieden werden, ob der Patient mit einem vertebragenen Kopfschmerz diesen als Schwindel angibt, da er sich durch die starken Hinterkopfschmerzen „verunsichert" fühlt.

Vor allem bei den Beschwerden nach Unfällen ist nicht selten eine Änderung der Schwindelqualität zu beobachten: In ca. 30 % der Fälle mit Drehschwindelbeschwerden änderte sich im Laufe der ersten Wochen und Monate die Schwindelqualität: Der Drehschwindel verschwand, zurück blieb ein Unsicherheitsgefühl oder ein Schwankschwindel.

Vergleichen wir die Dauer eines Drehschwindelanfalles mit der Dauer eines eher asystemischen Schwindels, so ist ein reziprokes Verhalten zu erkennen: Je länger der Schwindel anhält, desto eher handelt es sich um einen asystemischen Schwindel und desto weniger wird ein Drehschwindel geklagt. Ein über Stunden oder gar Tage anhaltender Drehschwindel ist nur bei einer Ménière-Attacke, bei einem akuten Gleichgewichtsausfall oder einer VBI zu erwarten, nicht aber bei der fKGS. In diesen Fällen wird auch regelmäßig ein schon mit unbewaffnetem Auge sichtbarer Spontannystagmus zu erkennen sein. Ganz anders aber beim vertebragenen Schwindel: Bei den Patienten, die über Stunden anhaltende Drehschwindelbeschwerden klagten, auch während der Untersuchung, war unter der Frenzel-Brille ein Spontannystagmus meist nicht erkennbar. Fragt man in diesen Fällen genauer nach, so handelt es sich auch nicht um eine „Drehempfindung" der Umgebung oder des eigenen Körpers, vielmehr wird „ein Drehen im Kopf" angegeben.

In einem Patientengut von über 500 Patienten mit vertebragenen Schwindelbeschwerden fanden sich praktisch keine Patienten, die jünger als 15 Jahre waren. Das scheint der Häufigkeit der schon bei Schulkindern zu beobachtenden Kopfgelenkstörungen zu widersprechen. Daß Schulkinder über „Schwindelbeschwerden" klagen, ist sicherlich selten der Fall. Dennoch lassen die häufigen Beobachtungen eines Schulkopfschmerzes (Gutmann 1968 a) erkennen, daß die fKGS auch beim Jugendlichen eine klinische Symptomatik hervorrufen können. Schwindelbeschwerden werden nicht geklagt, auf genaues Befragen hin wird aber nicht selten eine „motorische Ungeschicklichkeit" berichtet. Eine derartige Ungeschicklichkeit wird in der Regel als „gegeben" („konstitutionell") hingenommen, ein Arzt nur in extremen Fällen konsultiert.

Besonders die Untersuchungen von Buchmann (1980) und Buchmann u. Bülow (1983) weisen auf die Bedeutung der Kopfgelenke bei der motorischen Entwicklung der Kinder hin: Die frühe motorische Entwicklung des Menschen ist durch einen zeitlich und in der Aufeinanderfolge gesetzmäßigen Abbau phylogenetisch alter, frühkindlicher Reflexe bei in gleicher Weise gesetzmäßigem Aufbau komplizierter Reflexabläufe gekennzeichnet. Die bei der Entwicklung notwendige Hemmung frühkindlicher, phylogenetischer Reflexfolgen bedeutet nicht deren Verschwinden, sondern ihre Einbeziehung in höhere, ontogenetische Bewegungsmuster (Buchmann 1980). Für diese Entwicklung sind die tonischen Halsreflexe von zentraler Bedeutung.

Die tonischen Halsreflexe können bei einem gesunden Kind im 1. Lebensjahr beobachtet werden: Bei Kopfdrehung nach der einen Seite erfolgt eine Streckung des

Armes, zu dem der Kopf rotiert ist, während der andere Arm gebeugt wird. Gleichzeitig erfolgt eine Schwenkung des Beckens zur Gegenseite.

4.2 Anamnestische Angabe zum Beginn der Beschwerden

Fast 40 % der Patienten können weder den exakten Zeitpunkt noch ein bestimmtes Ereignis für den Beginn der Beschwerden angeben. Dieser hohe Prozentsatz ist deshalb von Bedeutung, weil er erkennen läßt, daß an ein Zervikalsyndrom nicht nur nach einem Unfall gedacht werden darf. Darüber hinaus zeigt diese Zahl, daß nicht immer ein „Desiderium rentis" eine chronische Schwindelsymptomatik erklärt. Selbst bei einer reinen Psychogenität wird häufiger, schon um das eigene Kausalitätsbedürfnis zu befriedigen, ein ursächliches Ereignis angeführt. Die Bedeutung der Anamnese als wesentlicher Schritt zur Diagnose ist unbestritten. Die Unsicherheit einer Angabe über den Beginn der Beschwerden zeigt jedoch, daß es eine für den vertebragenen Schwindel pathognomonische Anamnese *nicht* gibt. Bemerkenswert war die Angabe in 5 Fällen, daß eine wegen anderer Beschwerden durchgeführte Manualtherapie erst die Schwindelbeschwerden auslöste. Die häufigste Komplikation bei manualtherapeutischen Eingriffen ist übrigens Schwindel (Dvorak u. Orelli 1982), wobei nicht immer an eine Irritation der A. vertebralis gedacht werden darf. In einigen Fällen wird ein vertebragener Schwindel nach einer klassischen Bindegewebsmassage erstmals geklagt. Sauer (1994) spricht von einem „Postmassagesyndrom", das nicht selten mit einer Latenz von 2–5 Tagen nach einer Massage des Nackens auftritt. Die Beobachtungen von Sauer wurden auch von Segschneider (1994) bestätigt. In Einzelfällen kann allein durch feste Palpation des Wirbelgelenks ein unter der Frenzel-Brille erkennbarer Nystagmus verbunden mit subjektivem Schwindel ausgelöst werden. Solche Einzelbeobachtungen dokumentieren wiederum, daß eine fKGS eine klinisch relevante subjektive und objektive Gleichgewichtssymptomatik hervorrufen kann.

4.3 Untersuchungsbefund

4.3.1 Allgemeine neurootologische Untersuchung

Nach Erhebung des HNO-Inspektionsbefundes erfolgt die Höruntersuchung mit Hörschwellenaudiogramm, Stapediusreflexaudiometrie und möglichst mit Hirnstammaudiometrie. Es folgt die Untersuchung auf Blickrichtungs- und Spontannystagmus, anschließend die Untersuchung mit der Frenzel-Brille. Nach der Prüfung auf Kopfschüttelnystagmus wird nach einem unter der Frenzel-Brille erkennbaren Zervikalnystagmus (CN) gefahndet. Die de Kleijn-Probe läßt bei positivem Ausfall an eine Insuffizienz der A. vertebralis denken. Der Patient muß mit dem ihm bekannten Provokationsmanöver einen „subjektiven Schwindel" auslösen. Nach der Untersuchung der vestibulospinalen Reaktionen (Romberg, Unterberger, Blindgang und Hautant) folgt die manuelle, etagenweise Untersuchung der HWS unter besonderer Berücksichtigung der Kopfgelenke.

Mit der anschließenden Untersuchung auf dem Lagetisch einschließlich der Lagerung nach Hallpike muß eine Cupulolithiasis ausgeschlossen werden. Die Cupulothisiasis darf nicht mit einem HWS-Syndrom verwechselt werden, besonders da sie mit dem Lagerungsmanöver von Semont (Biboulet u. Uziel 1989, Häusler u. Pampurik 1989) so erfolgreich behandelt werden kann. Es muß hier aber erwähnt werden, daß nach eigenen Erfahrungen, wie auch von Seifert bestätigt (persönliche Mitteilung), die Atlasimpulstherapie nach Arlen gleich erfolgreich ist wie das Lagerungsmanöver, so daß die vertebragene Komponente weiter diskutiert werden muß.

Beim vertebragenen Schwindel weist der Manualbefund immer ein funktionelles Defizit in Höhe der Articulationes atlantooccipitales und/oder atlantoaxiales und/oder C 2/C 3 auf. Ein vertebragener Schwindel ist ohne einen solchen Manualbefund im Kopfgelenkbereich nicht zu diagnostizieren. Die Höhe der Gelenkdysfunktionen (Okziput bis C 2/C 3) läßt erkennen, daß die beim älteren Menschen regelmäßig anzutreffenden degenerativen Veränderungen der unteren HWS, die oft eindrucksvoll im Röntgenbild erkennbar sind, für die Diagnose des vertebragenen Schwindels unerheblich sind.

4.3.2 Gleichgewichtsbefund beim „vertebragenen Schwindel"

4.3.2.1 Die vestibulospinalen Reaktionen

Die klassischen Tests (Romberg, Unterberger, Blindgang) fallen in aller Regel unauffällig aus. Eine Abweichtendenz ist nicht zu beobachten. Dies erklärt sich aus der relativ entspannten „Neutralhaltung" des Kopfes, so daß eine Irritation im Kopfgelenkbereich nicht erfolgt. Verschiedene Autoren empfehlen daher die Durchführung dieser Tests mit gleichzeitiger Kopfrotation und -reklination. Eigene Untersuchungen an gesunden Studenten ohne eine fKGS lassen aber erkennen, daß eine Kopfrotation zu einer starken Schwankung beim Unterberger-Tretversuch führt, so daß ein pathologischer Befund kaum mehr abgegrenzt werden kann. Besonders Lewit (1992) hat bei den vestibulospinalen Reaktionen auf die Aussagekraft des „Zwei-Waagen-Tests" hingewiesen. Bei diesem Test stehen die Patienten mit jedem Bein auf einer Waage. Bei gleichmäßiger Belastung der Beine werden beide Waagen ein gleiches Gewicht anzeigen. Rechts-links-Differenzen von 5 kg und mehr sind als pathologisch zu werten. Da die Kopfgelenke einen starken Einfluß auf den Tonus der gesamten Rückenmuskulatur haben, konnten von 45 Patienten mit einer Kopfgelenkblockierung nur 6 beide Beine symmetrisch belasten. Von den übrigen 39 Patienten normalisierte sich der Befund in 28 Fällen nach der „Lösung" der Blockierung.

4.3.2.2 Spontannystagmus

Es folgt die Untersuchung auf Blickrichtungs- und Spontannystagmus, anschließend die Untersuchung mit der Frenzel-Brille. Ein Kopfschüttelnystagmus war in ca. 15 % der Fälle unter der Frenzel-Brille erkennbar. Untersucht wird der Kopfschüttelnystagmus nach 10maligem Schütteln, bei nicht eindeutigen Befunden wird der Versuch wiederholt. Erst nach dieser Prüfung wird unter der Frenzel-Brille nach einem CN gefahndet. (Die abrupten, schnellen Kopfbewegungen scheinen einen CN zu fazilitieren, weshalb der Kopfschüttelnystagmus vor dem CN untersucht wird.) Ein Spontannystagmus 1. Grades oder unter der Frenzel-Brille war in ca. 6 % erkennbar. Er ist also relativ selten. Dies erklärt sich aus der Tatsache, daß der Patient zunächst immer eine HWS- und Kopfstellung einnimmt, bei der er störende Afferenzen (Schmerzen, Schwindel) minimieren kann.

4.3.2.3 Zervikalnystagmus (CN) unter der Frenzel-Brille

Hierbei wird zunächst der Kopf mit den Händen fixiert und der Untersuchungsstuhl nach rechts und links soweit gedreht, wie der Patient es beschwerdefrei zuläßt. Anschließend wird bei geradem Oberkörper der Kopf nach vorne und nach hinten flektiert. Verdacht auf einen CN besteht dann, wenn unter der Frenzel-Brille bei Blick geradeaus mindestens 3 eindeutige Nystagmen beobachtet werden können. Bei etwa einem Drittel unseres Patientengutes konnte bereits unter der Frenzel-Brille ein solcher CN nachgewiesen werden. Diese Zahl entspricht der Beobachtung von Scholtz et al. (1988), die angeben, daß ein CN in „mehr als der Hälfte der Fälle" unter der Frenzel-Brille nicht nachweisbar ist.

Es darf nicht versäumt werden, den Patienten auf dem Lagetisch in Rückenlage den Kopf nach rechts und links rotieren zu lassen. In entspannter Rückenlage ist aufgrund der geänderten statischen Verhältnisse eine Kopfrotation nicht selten weiter möglich als im Sitzen. Abschließend wird der Patient aufgefordert, einen Schwindel zu provozieren. Auf die Untersuchung mit der Frenzel-Brille darf nicht verzichtet werden, da einerseits anerkannt ist, daß ein Spontannystagmus und ein Provokationsnystagmus unter der Frenzel-Brille immer pathologisch ist (im Gegensatz zum elektronystagmographisch registrierten Nystagmus), und andererseits so erst eine Beurteilung des Elektronystagmogramms möglich wird.

4.3.2.4 Untersuchung des CN mit elektronystagmographischer Aufzeichnung

Der propriozeptive CN wird auch heute sehr kontrovers diskutiert. Die zervikalen Propriorezeptoren sind Proportional-/Differentialfühler, die in Abhängigkeit vom Adaptionsverhalten der Rezeptoren sowohl die Kopfstellung wie auch die Geschwindigkeit der Kopfdrehung anzeigen (ten Bruggencate 1984). Üblicherweise wird der CN untersucht, indem die notwendigen Drehstuhlbewegungen sowie die Fixierung des Kopfes des Patienten manuell durchgeführt werden. Damit sind labormäßig reproduzierbare Testbedingungen nicht gegeben. Holtmann u. Reimann (1989) und Holtmann et al. (1988) führen nun eine Fixierung des Kopfes mit einem „Kopffixiergestänge" und einer zusätzlichen Oberkieferzahnfixierung durch. Erfolgt nun eine Rumpfdrehung mit einer Geschwindigkeit von 5°/s, so war bei den gesunden Probanden „fast immer" (Holtmann u. Reimann 1989) ein CN zu registrieren. Fast regelmäßig war auch ein sog. zervikaler Nachnystagmus zu beobachten, der *einige* Sekunden in den tonischen Halteteil der Untersuchung hineinreicht. Die genannten Untersuchungen von Holtmann und Mitarbeitern betonen, daß subjektive Empfindungen, die Instruktionen an den Patienten bei der Untersuchung und die Rumpfdrehgeschwindigkeit das Untersuchungsergebnis wesentlich beeinflussen. In ihrem Artikel schreiben Holtmann u.

Reimann (1989) abschließend: „Der Halsdrehtest wird sich nur dann als eine gültige klinische Untersuchungsmethode etablieren, wenn sich die zervikookulären Reizantworten Gesunder von denen Kranker unterscheiden und wenn die erhobenen Befunde reproduzierbar sind."

Doerr u. Thoden (1994) sprechen nicht von einem CN, sondern von einer zervikookulären Reaktion (COR). Diese COR ist in hohem Maße variabel und ist „höchstens" in 50 % der Fälle auszulösen. So betonen die Autoren, daß die klinisch-diagnostische Aussagekraft der COR als sehr gering angesehen werden muß. (Die Autoren sprechen daher auch nicht von einem zervikookulären Reflex, der eigentlichen Bedeutung von „COR", sondern von einer zervikookulären Reaktion.)

Im Gegensatz zu Holtmann und seinen Mitarbeitern gelangen Patijn et al. (1994) zu einem gänzlich anderen Ergebnis. Sie konnten weder bei gesunden Probanden noch bei Schwindelpatienten mit einem Zervikalsyndrom einen CN nachweisen. Sie kommen zu dem Schluß, daß in der täglichen Praxis auf die Untersuchung eines statischen und dynamischen propriozeptiven Reiznystagmus verzichtet werden sollte.

Es sind hier 3 relativ neue Arbeiten angeführt, die alle Positionen dokumentieren: Jeder Gesunde hat einen CN, höchstens 50 % und nahezu kein Patient mit „zervikalem Schwindel" hat einen CN.

Im Gegensatz zu diesen zitierten Angaben finden sich aber auch klinische Untersuchungen, die die Aussagekraft des CN unterstreichen. So berichtet Moser (1985), daß er bei über 11 000 Patienten in 6 % einen CN habe registrieren können. Bei diesen 700 Fällen lagen in 68 % ein HWS-Syndrom oder ein Schädel-Hirn-Trauma vor. Bei den Untersuchungen von Scholtz et al. (1988) fand sich bei 55 gesunden Probanden 16mal ein „traditioneller Zervikalnystagmus". Oosterveld (1991) beschreibt bei 79 % seiner untersuchten Patienten mit einer Schleuderverletzung der HWS einen pathologischen propriozeptiven CN.

Die Erklärung für diese vollkommen unterschiedlichen Interpretationen des CN liegt möglicherweise in den manualtherapeutischen Voraussetzungen der verschiedenen Untersuchungsgruppen. Die eingangs genannten Autoren untersuchen einen CN, wie er von Moser und Greiner ursprünglich angegeben wurde, bei fixiertem Kopf und Körperrotation um 60°. Damit werden aber nicht die bekannten Störungen eines funktionellen Defizites berücksichtigt: Eine *Blockierung* erlaubt einem Gelenk im „normalen" Arbeitsbereich eine freie Bewegung. Erst die endgradige Bewegung ist eingeschränkt. Wird nun der CN nur mit einer Körperrotation von 60° untersucht, arbeiten die Kopfgelenke vollkommen frei, ein CN kann nur unsicher oder gar nicht provoziert werden.

In unserer Klinik wird bei manuell fixiertem Kopf der Stuhl innerhalb von 5–10 s soweit wie vom Patienten toleriert gedreht (Abb. 2). Da bei dieser Untersuchung der Patient die Augen geschlossen hält und die Drehung des Stuhles langsam von Hand erfolgt, fehlt dem Patienten die Orientierung, wie weit der Stuhl gedreht wird. Häufig ist so eine Rotation im Bereich der Kopfgelenke weiter möglich als nach der aktiven Halsdrehung zu erwarten wäre. In der Regel werden also 70–80° erreicht. Eine Augenunruhe oder ein Augengegenrucken werden nicht gewertet. Die Endstellung mit der Körperrotation wird mindestens 60 s, bei Auftreten eines Nystagmus bis 120 s beibehalten. Der Nystagmus wird dann als echter „Zervikalnystagmus" gewertet, wenn er in mindestens 15 s mindestens 6 Schläge aufweist und eine Amplitude von > 2° pro Schlag besitzt. Entscheidend ist der „Nachnystagmus" nach Erreichen der *maximalen*

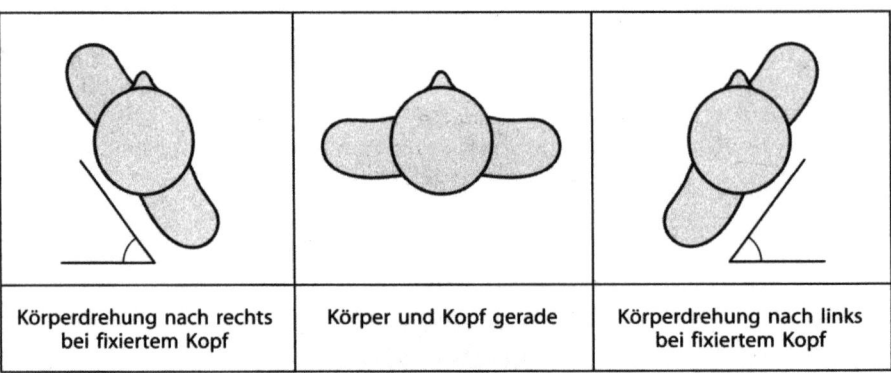

| Körperdrehung nach rechts bei fixiertem Kopf | Körper und Kopf gerade | Körperdrehung nach links bei fixiertem Kopf |

Abb. 2. Untersuchung des CN: Der Kopf wird gerade fixiert und der Körper soweit wie toleriert gedreht

Körperrotation. Untersucht wird also der tonische CN. Ein so definierter Nystagmus unterscheidet sich klar von einem „zervikalen Nachnystagmus" (Holtmann u. Reimann 1989), der „nur wenige Sekunden anhält". Unter diesen Kriterien konnte bei Gesunden und auch bei schwindelfreien Patienten ohne HWS-Befund ein „Zervikalnystagmus" nicht registriert werden. Ein CN, wie er von uns beschrieben wird, erhält einen pathognomonischen Wert.

Eine weitere Zuordnung eines pathologischen CN ist dadurch möglich, daß häufig ein Zusammenhang zwischen Richtung des CN und Manualbefund beobachtet werden kann: Meist schlägt ein einseitiger oder einseitig betonter CN zu der Seite, auf der sich das funktionelle Defizit der Kopfgelenke am stärksten zeigt. (So ist z. B. bei einer Kopfgelenkstörung links ein propriozeptiver CN nach links zu erwarten.) Ein CN ist in ca. 85 % nach rechts *und* nach links nachweisbar. Aufgrund der neueren Beobachtungen kann aber nicht mehr gefordert werden, daß ein propriozeptiver CN nach beiden Seiten nachweisbar sein muß, um als CN identifiziert werden zu können; bei einem nur in eine Richtung schlagenden propriozeptivem CN muß aber ein korrelierender Manualbefund vorliegen.

Die reine „Körperrotation bei fixiertem Kopf" führt v. a. zu einer Bewegung im Gelenk C 1/2 und C 2/3. Um auch die anderen Kopfgelenke erfassen zu können, muß diese Untersuchung auf einen CN auch bei Kopfanteflexion und -retroflexion sowie bei Kopfseitneigung durchgeführt werden (Abb. 3 und 4).

Wir sind uns durchaus bewußt, daß diese Untersuchung auf einen CN bei weitem nicht den labormäßigen Kriterien von Holtmann oder Thoden genügt. Grundlage ist jedoch die pragmatische Vorstellung, daß ein Patient unter den Bedingungen untersucht werden muß, unter denen er einen Schwindel provozieren kann. Mit dieser groben Untersuchungsmethode und den genannten Kriterien aber läuft man kaum Gefahr, einen physiologischen Nystagmus zu registrieren.

Daß der von uns beschriebene und registrierte CN tatsächlich von pathognomonischer Bedeutung für den „vertebragenen Schwindel" ist, erkennt man daran, daß, wenn die subjektive Schwindelsymptomatik nach erfolgreicher Manualtherapie abgeklungen ist, eine ENG-Kontrolle eine halbe Stunde nach der Manipulation einen CN nicht mehr nachweisen kann (Abb. 5).

Klinik der Funktionsstörungen des Kopfgelenkbereiches

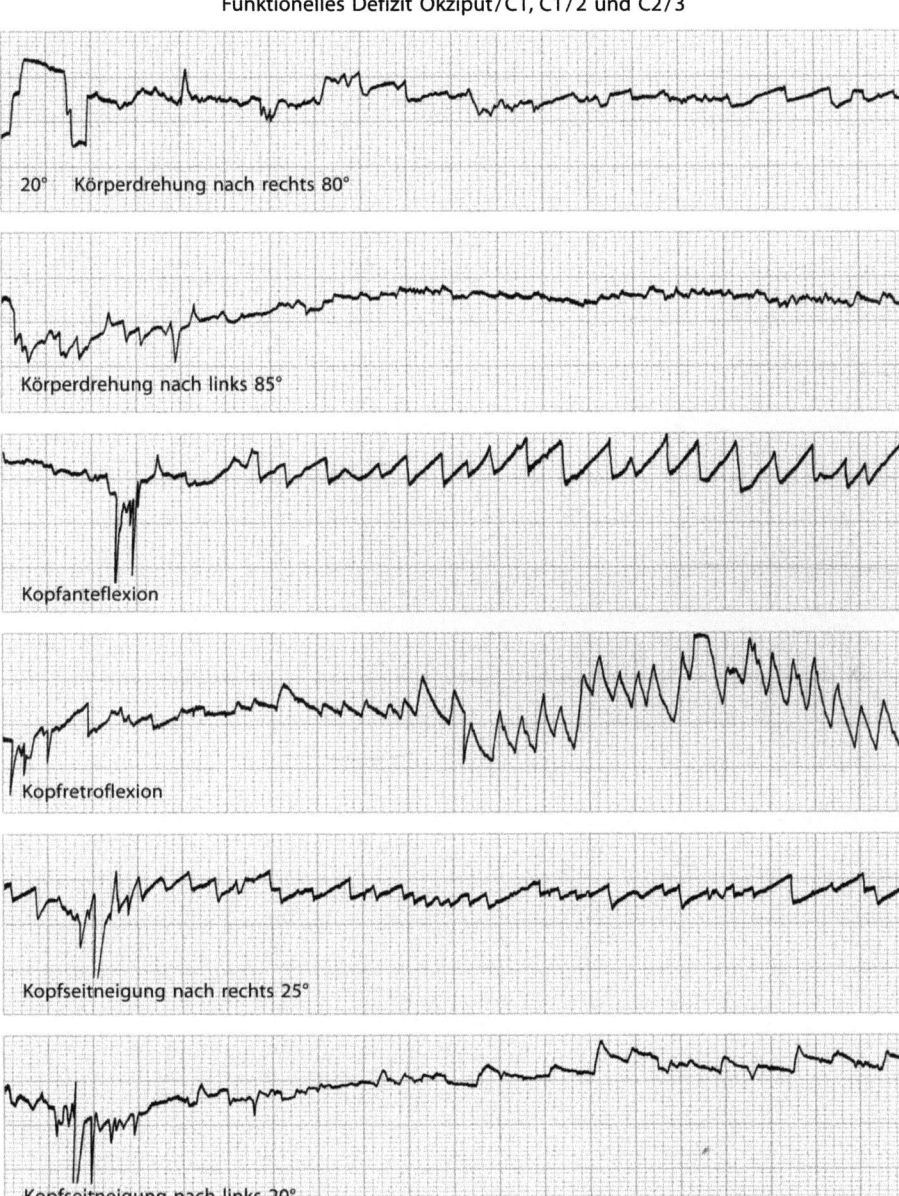

Abb. 3. Propriozeptiver CN nach rechts und nach links, ausgelöst durch Körperdrehung nach rechts und nach links, durch Kopfante- und -retroflexion sowie durch Kopfseitneigung nach rechts und nach links

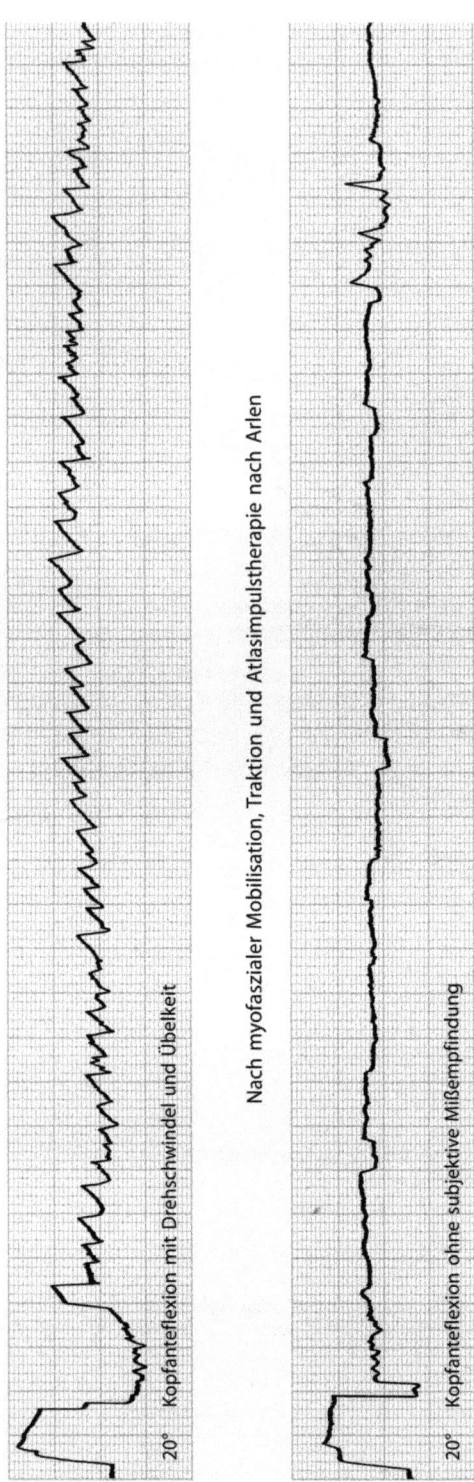

Abb. 4. Der gleiche Patient wie in Abb. 4. CN vor und 30 min nach Manualtherapie

Klinik der Funktionsstörungen des Kopfgelenkbereiches

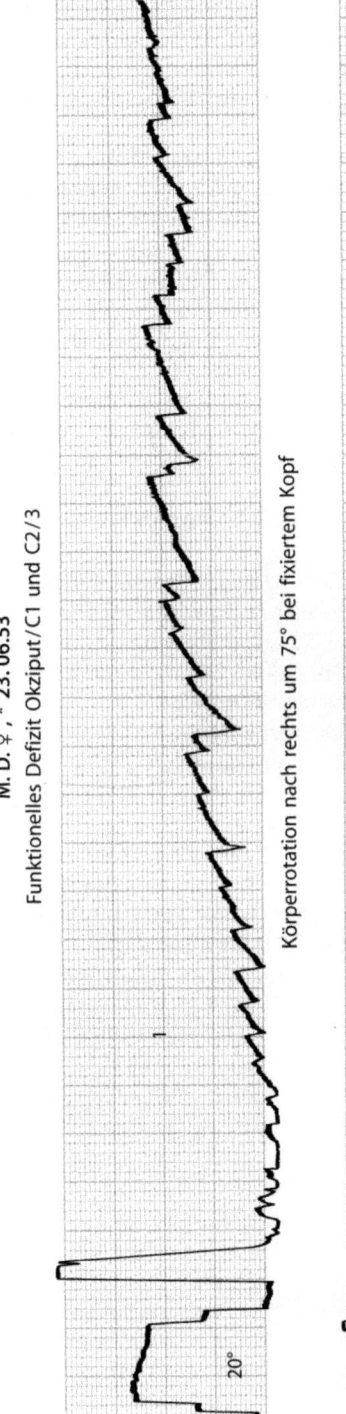

Abb. 5. CN vor und 30 min nach Manualtherapie. Der CN war bei einer Körperrotation um 75° auslösbar. Nach der Manualtherapie konnte bei freier Kopfbeweglichkeit selbst eine Körperrotation um 90° einen CN nicht mehr auslösen

Eine Normalisierung des Kopfgelenkbefundes, die mit einem Abklingen der subjektiven Schwindelbeschwerden einhergeht, dürfte kaum zum Verschwinden eines „physiologischen" Phänomens führen. Unterstrichen wird dies nicht nur durch eigene Befunde, sondern auch durch die von Moser (1985) und Scholtz et al. (1988) publizierten Erfahrungen.

Bei deutlichem propriozeptivem CN, entsprechendem HWS-Befund und erfolgreicher Manualtherapie darf jedoch nie auf die komplette neurootologische Durchuntersuchung verzichtet werden. Eine eigene Beobachtung (Hülse 1988) bestätigte eine Mitteilung von Dix (1983), daß bei einem Patienten mit einem Akustikusneurinom ein „propriozeptiver Zervikalnystagmus" nachgewiesen werden konnte. Auch Lewit (1977 b) beschrieb, daß er „eine relativ lang anhaltende Besserung der Beschwerden" (Schwindel und Kopfschmerzen) bei einem Akustikusneurinom manualtherapeutisch erzielen konnte. Die Beobachtungen eines CN bei einem Akustikusneurinom lassen hypothetische Überlegungen zu, nach denen auch eine Irritation der Dura zu einem mit Schwindel verbundenen CN führen kann.

4.4 Periphere und zervikogene Gleichgewichtsstörung

Die kalorische Vestibularisuntersuchung läßt eine periphere Gleichgewichtsstörung ausschließen oder erkennen. Gleichzeitig erhält man auch eine Aussage über einen latenten Spontannystagmus und ein pathologisches Richtungsüberwiegen der Nystagmusrichtung. Eine einseitige Unter- oder Unerregbarkeit gehört nicht zum Bild einer vertebragenen Gleichgewichtsstörung.

Der gesamte experimentelle Nystagmus war in ca. 25 % der Fälle, v. a. nach der Amplitude ausgewertet, sehr ausgeprägt, so daß von einer Hyperexzitabilität gesprochen werden muß (Albertus 1984). Eine solche Hyperexzitabilität wurde angenommen, wenn die Gesamtamplitude des kalorischen Nystagmus bei *jeder* der 4 Spülungen innerhalb der ersten 60 s 800° überstieg (nach Vergleichsuntersuchungen an einem gesunden Kollektiv erreichen nur 10 % der Probanden mehr als 700° pro Spülung). Eine solche Hyperexzitabilität ist bei einer Häufigkeit von 25 % nur von statistischer Bedeutung. Sie kann aber dennoch als Hinweis auf eine vertebragene Gleichgewichtsstörung gewertet werden, v. a. in der differentialdiagnostischen Abgrenzung zur vertebrobasilären Insuffizienz, bei der sich regelmäßig eine „kleine Nystagmusschrift" (hohe Nystagmusfrequenz und kleine Nystagmusamplitude) zeigt.

Eine vertebragene Gleichgewichtsstörung kann aber neben einer peripheren Gleichgewichtsstörung bestehen. Bei gleichzeitiger vertebragener und peripher-vestibulärer Gleichgewichtsstörung kommt es nicht nur zu einer Addition der Beschwerden, vielmehr scheinen sich beide Störungen eher zu verstärken. Vergleichende Untersuchungen über die „zervikovestibuläre Interaktion" bei gesunden Personen und bei Patienten mit einer einseitigen Labyrinthstörung lassen erkennen, daß der Einfluß der zervikalen Afferenzen bei den Patienten wesentlich größer ist als bei Ohrgesunden (Kobayashi et al. 1986).

An eine vertebragene Komponente muß immer gedacht werden, wenn sich bei einem Jugendlichen nach einem Vestibularisausfall die zentrale Kompensation der Gleichgewichtsstörung verzögert oder erneut Dekompensationserscheinungen auftreten. (Bei männlichen Patienten bis zum 45. und bei weiblichen Patienten bis zum

50. Lebensjahr wird ein peripherer Gleichgewichtsausfall mit großer Sicherheit innerhalb von Wochen bis Monaten zentral voll kompensiert, so daß Beschwerdefreiheit eintritt.) Die manuelle Untersuchung der HWS und die Untersuchung auf einen CN sollte v. a. dann nicht unterbleiben, wenn ein Patient mit einem peripheren Gleichgewichtsausfall bei der rotatorischen Prüfung eine weitgehende Kompensation erkennen läßt, aber weiter über deutlichen Belastungsschwindel geklagt wird.

Zwanzigmal fand sich bei unseren Patienten eine einseitige, seit längerer Zeit bestehende, periphere Untererregbarkeit. Auffälligerweise konnte nicht nur ein CN in beide Richtungen nachgewiesen werden, der CN war dem zu erwartenden „latenten Spontannystagmus" entgegengesetzt ausgeprägter als in die Richtung des Spontannystagmus. In 16 Fällen konnte durch eine Manualtherapie eine subjektive Schwindelsymptomatik zum Verschwinden gebracht werden, der kalorische Funktionszustand der Labyrinthe blieb erwartungsgemäß unverändert.

4.5 Zusammenfassung

Nach dem großen Patientengut mit einem „vertebragenen Schwindel" kann an der Existenz eines „Morbus sui generis" unserer Meinung nach nicht mehr gezweifelt werden. Die Diagnose ergibt sich aus dem neurootologischen, neurologischen und medizinischen Ausschluß anderer Ursachen für die geklagte Schwindelsymptomatik einerseits und zum anderen aus dem hier geschilderten Untersuchungsbefund, dem Nachweis eines propriozeptiven CN und dem typischen Manualbefund der oberen HWS mit dem Nachweis eines funktionellen Defizits der Kopfgelenke. Die Therapie der Wahl ist die gezielte Manualtherapie der Dysfunktion der Kopfgelenke. Die differenzierte Diagnostik und die gezielte Therapie kann einem erheblichen Teil unserer „Schwindelpatienten" effektiv helfen.

5 Die vertebragene Hörstörung

Hörstörungen bei Vorliegen einer vertebrobasilären Insuffizienz sind vielfach beschrieben worden, unter anderem von Benedetti-Valentini et al. (1985), Decher (1975), George u. Laurian (1981), Herrschaft (1971), Jung et al. (1966), Walker (1965). Bei diesen kochleären Symptomen, deren Existenz bei der VBI nicht in Frage gestellt wird, ist die rheologische Therapie indiziert. Das Ausmaß dieser Hörstörung kann von einer Geringgradigkeit bis zur Taubheit reichen.

Als Sonderform einer Hörstörung bei Einengung der A. vertebralis muß der „akustische Unfall" (Boenninghaus 1959) aufgeführt werden. Es handelt sich hierbei um einen akuten, pantonalen Hörverlust auf einem Ohr, der unter Lärmeinwirkung mittlerer Intensität (90–120 dB [A]) auftritt. Die Lärmexposition allein kann diese akute, einseitige, irreversible Hörschädigung nicht erklären, vielmehr führt neben der Lärmexposition erst eine längere Zwangshaltung mit rotiertem Kopf zu diesem hörsturzähnlichen Bild. Boenninghaus (1959), Brusis (1978) u. a. erklären das Auftreten des Hörsturzes damit, daß die Fehlhaltung der HWS zu einer akuten Minderdurchblutung des Innenohres führt, so daß eine besondere Lärmempfindlichkeit hervorgerufen wird. Die Hörstörung kann eine mittel- bis hochgradige Ausprägung erreichen, auch komplette Ertaubungen sind beschrieben worden (Feldmann 1994).

Von diesen durchblutungsbedingten Hörstörungen muß die vertebragene Hörstörung scharf abgegrenzt werden.

Definiert würde eine „vertebragene Hörstörung" als eine Hörstörung, die durch eine fKGS hervorgerufen wird.

Die Frage, ob es eine „vertebragene Hörstörung" gibt, wird nicht nur zwischen Manualtherapeuten (meist Orthopäden) und HNO-Ärzten kontrovers diskutiert, auch in der HNO-Heilkunde gehen hierüber die Meinungen weit auseinander. Auf der einen Seite führt Feldmann (1994) in seiner Monographie „Das Gutachten des HNO-Arztes" eine einseitige Taubheit, die 7 Wochen nach einem HWS-Schleudertrauma auftrat, auf den angeschuldigten Unfall zurück und schreibt, daß diese Hörstörung in die „öfter zu beobachtenden cochleovestibulären Schädigungen nach HWS-Schleudertrauma einzuordnen sei". In gleichem Sinne sind auch die Ausführungen von Friedrich u. Wolf (1984), Hörmann et al. (1989), Wissen-Siegert u. Welkoborsky (1990) und Lenarz (1992) zu interpretieren, wenn diese Autoren den pathogenetischen Faktor der HWS bei der Entstehung des Hörsturzes hervorheben. Demgegenüber schrieb Hülse in seiner Monographie 1983, daß in seinem Patientengut von 120 Patienten mit fKGS eine Hörstörung nicht festgestellt werden konnte und „es schwer vorstellbar sei, daß allein eine Störung des Rezeptorensystems im Kopfgelenkbereich eine Schwerhörigkeit hervorrufen könne." Diese Aussage schien sich in den tierexperimentellen Arbeiten mit einer chronischen Irritation der Kopfgelenke (Hülse et al. 1988) und über Langzeitbeobachtungen nach Ligatur der A. vertebralis (Hülse u. Keilmann 1991) zu bestätigen.

Hülse (1983) berichtete aber auch über einen eigenen Patienten, der vor und mehrmals nach einer operativen Durchtrennung der dorsalen Wurzeln von C2 und C3 (wegen eines Neurinoms bei Morbus Recklinghausen) audiologisch untersucht wurde. Vor der Operation bestand eine „annähernd geringgradige" Lärmschwerhörigkeit. Sofort nach der Operation klagte der Patient über ein „Druckgefühl" in beiden Ohren, das durch Kopfante- und Retroflexion verstärkt wurde. Ohrmikroskopisch und tympanometrisch wurden ein Mittelohrprozeß und eine Tubenbelüftungsstörung ausgeschlossen. Nach der Operation konnte eine beidseitige Hörschwellenabwanderung im *gesamten* Frequenzbereich zwischen 10 und 20 dB festgestellt werden, die sich ohne spezifische Therapie spontan innerhalb von 4 Wochen vollständig zurückbildete.

Ähnliche Hörbefunde, aber manualtherapeutisch gut beeinflußbar, wurden von Domnick (1956, 1965), Gutmann (1968 b), Krausová et al. (1968), Brügel u. Schorn (1991) beschrieben. Bei den in diesen Arbeiten aufgeführten Audiogrammen betrug der Hörverlust ca. 20 dB.

Derartige Hörschwellenabwanderungen können auch mit „unkonzentrierter Mitarbeit", bei reiner Tieftonschwerhörigkeit mit Umgebungsgeräuschen, z. B. Klimaanlage, erklärt werden. Daß zur Erklärung dieser Hörminderung nicht immer eine Fehlmessung angenommen werden darf, war zunächst daran zu erkennen, daß eine Tieftonschwerhörigkeit nur einseitig war, weshalb Störgeräusche als Ursache unwahrscheinlich wurden, oder daß die Hörschwellenabwanderung nur auf der linken Seite bestand, während derselbe Patient auf dem zuerst geprüften rechten Ohr eine regelrechte Hörschwelle um 5–10 dB angegeben hat. Die Geringfügigkeit der berichteten, audiometrisch erkennbaren Hörminderung erklärt, warum bei kritischer Beurteilung derartige Schwerhörigkeiten, wenn sie von den Betroffenen geklagt wurden, übergangen und bagatellisierend abgetan wurden.

Ein diagnostischer Durchbruch bei derartigen „vertebragenen Hörstörungen" scheint in jüngster Zeit mit den otoakustischen Emissionen (OAE) gelungen zu sein. Die äußeren Haarzellen haben ein Zytoskelett aus Aktin und aktinassoziierten Molekülen, ähnlich den Muskelzellen, das ihnen die Fähigkeit zu aktiven Bewegungen verleiht (Zenner 1986). Durch aktive Kontraktionen steuern die äußeren Haarzellen die mechanischen Abläufe der Basilarmembran und modifizieren so die Form der Wanderwelle, sie wirken als mechanische Verstärker in der Kochlea. Die Aktionen der äußeren Haarzellen werden durch efferente kochleäre Impulse modifiziert. Die aktiven periodischen Kontraktionen der äußeren Haarzellen sind die Quelle der otoakustischen Emissionen (OAE), die durch ein hochempfindliches Meßmikrofon im Gehörgang registriert werden können. Die OAE werden im Zeitverlauf sowie nach der Fourier-Transformation im Frequenzspektrum dargestellt. Berechnet werden zusätzlich die Gesamtamplitude sowie der Korrelationskoeffizient. Liegt dieser Koeffizient (auf den Abbildungen ist diese Zahl unter „Repro" eingetragen) über 50 %, so sind die OAE vorhanden. Bei einer Normalhörigkeit können die OAE mit einem heute serienmäßig hergestellten Apparat abgeleitet werden. Sobald eine Schallempfindungsschwerhörigkeit mehr als 30 dB Hörverlust aufweist, sind die OAE nicht mehr nachweisbar. Die transitorisch evozierten otoakustischen Emissionen (TEOAE) stellen eine einfache, objektive Hörprüfmethode dar (Bray 1989; Probst 1990; Kemp et al. 1990; Lenarz 1994). Die gute Reproduzierbarkeit der TEOAE erlaubt die Objektivierung der Verlaufskontrolle einer Hörstörung (Hoth u. Bönnhoff 1993).

Es wurde nun beobachtet, daß bei der neurootologischen Untersuchung von Patienten mit einer fKGS und einer subjektiven Hörminderung auf der gleichen Seite die TEOAE negativ ausfielen, obwohl nach der diskreten Audiogrammveränderung ein positives Ergebnis erwartet werden mußte.

Eine weitere Form der OAE, die Distorsionsprodukte otoakustischer Emissionen (DPOAE), wurden ebenfalls untersucht. Die DPOAE haben den großen Vorteil, daß sie eine frequenzspezifische Aussage von 700 bis 6000 Hz erlauben. Bei der vertebragenen Hörstörung versagen aber leider häufig diese OAE, da der für diese Hörstörung kritische Frequenzbereich zwischen 700 und 1000 Hz häufig durch ein Grundrauschen überlagert wird.

5.1 Eigene Untersuchungen

Untersucht wurden 62 Patienten mit einer „vertebragenen Hörstörung". Bei diesen Patienten bestand ein deutlich palpables funktionelles Defizit im Bereich der Kopfgelenke und eine kochleäre Symptomatik mit subjektivem Ohrdruckgefühl, Otalgien und/oder Hörminderung. Nach der manuellen Befunderhebung der Kopfgelenke, einer ohrmikroskopischen Untersuchung, Erstellung eines Hörschwellenaudiogrammes, eines Tympanogrammes und Ableitung der Stapediusreflexe und der hirnstammaudiometrischen Potentiale erfolgte die Messung der TEOAE. Nach anschließender Röntgendiagnostik der HWS (Funktionsaufnahmen nach Arlen und Dens a.-p.) wurde die Manualtherapie der Kopfgelenke durchgeführt. Anschließend wurden Audiogramm und Messung der TEOAE wiederholt.

5.1.1 Ergebnisse

Von den 62 Patienten wiesen im Hörschwellenaudiogramm 24 Patienten (38%) eine Tieftonschwerhörigkeit im Frequenzbereich bis zu 1 000 Hz von 15-20 dB auf. Bei weiteren 33 Patienten (53%) lag der Hörverlust im Tieftonbereich bei 5-10 dB. Von 5 Patienten wurden ein Ohrdruckgefühl und eine subjektive Hörstörung geklagt, ohne daß audiometrisch die Schwerhörigkeit verifiziert werden konnte. Nach dem Manualbefund und dem negativen Ergebnis der TEOAE vor der Therapie wurden diese 5 Patienten mit in das Kollektiv der vertebragenen Hörstörungen aufgenommen.

Die vertebragenen Hörstörungen finden sich, wie auch die subjektiven Beschwerden, auf der Seite des funktionellen Defizits der Kopfgelenke. Daß die diskreten Hörschwellenabwanderungen Symptom einer fKGS sind, wird dadurch belegt, daß nach einer erfolgreichen Manualtherapie nicht nur die subjektiven kochleären Beschwerden verschwinden, sondern sich v. a. bei allen 57 Patienten auch die audiometrisch nachgewiesenen Tieftonschwerhörigkeiten zurückgebildet hatten. Daß die TEOAE eine Hörstörung objektivieren lassen und gut reproduzierbar sind, ist bei einseitigen Hörstörungen besonders gut erkennbar:

In Abb. 6 hat ein 27jähriger Patient eine einseitige Tieftonschwerhörigkeit (links) von 30 dB. Rechts bestand weder subjektiv noch objektiv eine kochleäre Symptomatik. Die TEOAE wurden beiderseits vor und nach der Manualtherapie abgeleitet. Auf der rechten (gesunden) Seite fallen die OAE vor der Therapie mit 61% und nach der Therapie mit 60% regelrecht positiv aus. Auf der linken Seite sind die OAE vor der Therapie mit 32% negativ und nach der Therapie mit 54% positiv.

Eine 35jährige Patientin (Abb. 7) wurde mit der Diagnose eines Hörsturzes in die HNO-Klinik eingewiesen. Subjektiv wurde über ein Ohrdruckgefühl rechts geklagt, im Audiogramm fand sich eine akut aufgetretene Tieftonschwerhörigkeit bei 125-750 von 25 dB. Vor der Manualtherapie war bereits über 4 Tage eine stationäre Infusionsbehandlung durchgeführt worden, ohne daß eine Beschwerdelinderung oder Hörverbesserung erreicht werden konnte. Nach der Manualtherapie gab die Patientin eine spontane Beschwerdefreiheit an, das Kontrolldiagramm war seitengleich unauffällig.

Als weiteres Beispiel (Abb. 8) sei eine 43-jährige Patientin vorgestellt, die sich 13 Wochen zuvor bei einem Autounfall ein HWS-Schleudertrauma und eine Schädelprellung ohne Zeichen einer Commotio cerebri zugezogen hatte. In einem auswärtigen Krankenhaus wurde eine „Contusio labyrinthi" mit kochleovestibulärer Symptomatik diagnostiziert. Die mitgegebenen Audiogramme zeigten eine im Vergleich zu der jetzigen Untersuchung unveränderte Tieftonschwerhörigkeit links von 30 dB; elektronystagmographisch konnte ein ausgeprägter propriozeptiver CN nach links diagnostiziert werden. Infusionsbehandlungen über 20 Tage am Heimatort hatten keine Besserungen erbringen können. Nach erfolgreicher Manualtherapie war nicht nur die vestibuläre Symptomatik einschließlich elektronystagmographisch gesichertem CN, sondern auch die gesamtkochleäre Symptomatik verschwunden. Vor der Manualtherapie fielen die OAE mit 23% deutlich negativ aus und waren nach der Therapie mit 84% positiv.

Klinik der Funktionsstörungen des Kopfgelenkbereiches

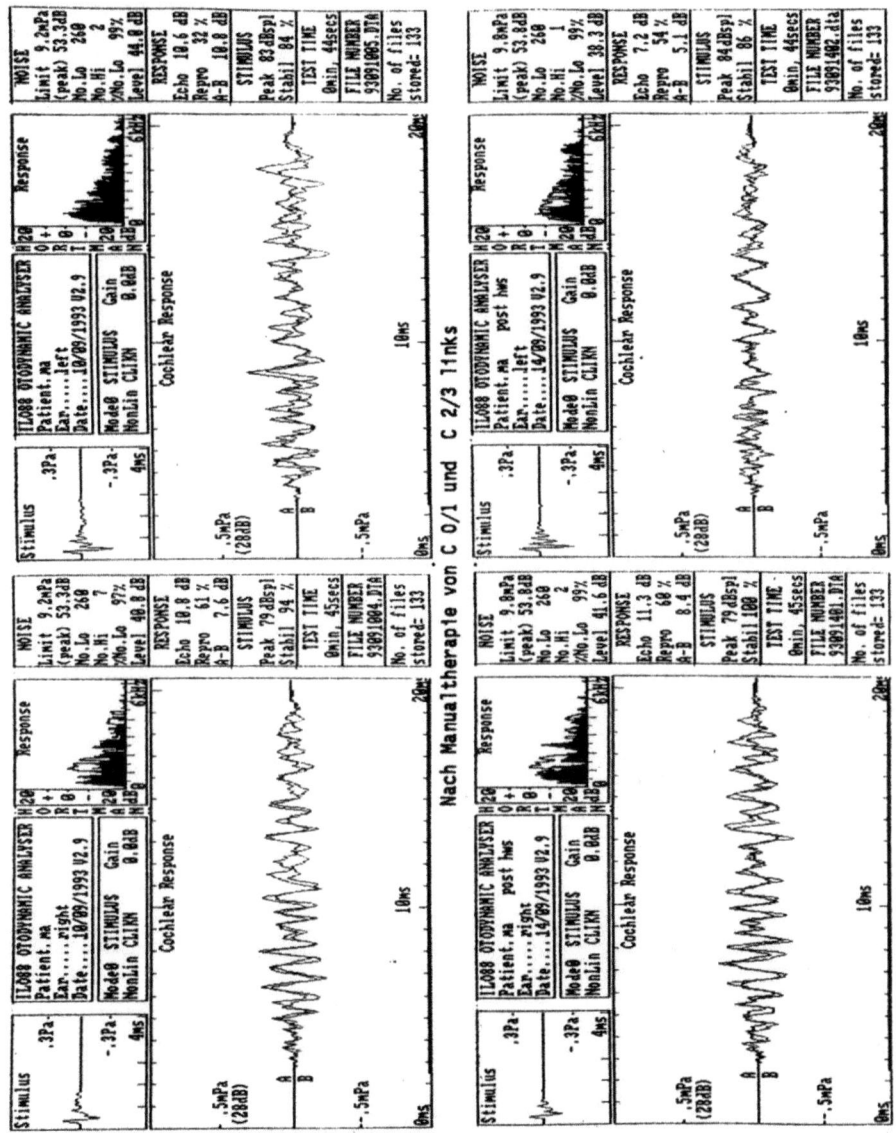

Abb. 6. TEOAE beidseits abgeleitet vor und nach Manualtherapie (im Audiogramm Normalhörigkeit rechts und Tieftonschwerhörigkeit links)

In Abb. 9 wird eine 50jährige Patientin vorgestellt, die unter dem Verdacht eines Hörsturzes bei vertebrobasilärer Insuffizienz eingewiesen wurde. Hörschwellenaudiometrisch zeigte sich rechts eine Tieftonschwerhörigkeit um 40 dB und links um 20 dB. Nachdem dopplersonographisch und neurologisch eine VBI nicht verifiziert werden konnte, wurde ein funktionelles Defizit bei O/C 1 und C 2/3, rechts größer als links,

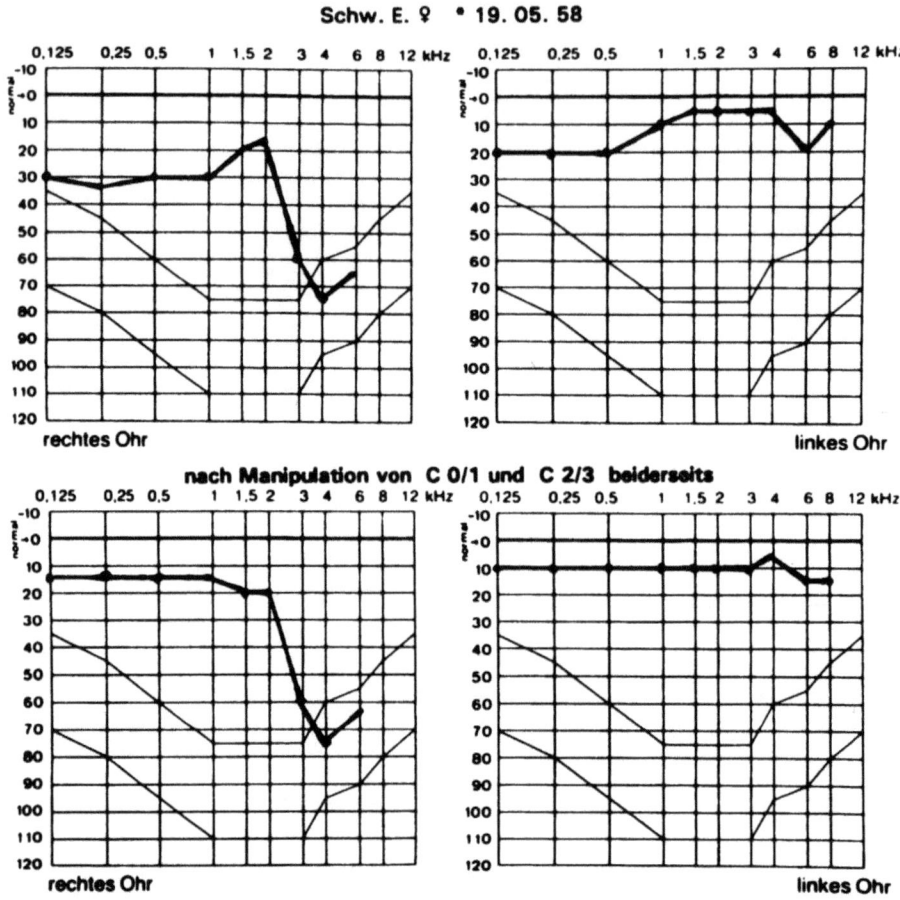

Abb. 7. Tieftonschwerhörigkeit, rechts ausgeprägter als links, vor und nach Manualtherapie. Zwischen beiden Audiogrammen liegt nur ein Zeitraum von 1 h. Die Hochtonschwerhörigkeit oberhalb von 2000 Hz konnte nicht beeinflußt werden

manualtherapeutisch gelöst. Die Kontrolluntersuchung ergab eine Normalisierung der Hörschwellenaudiogramme und der TEOAE.

Bei 45 Patienten (72,6 %) fielen die TEOAE mit unter 45 % Reproduzierbarkeit negativ aus, obwohl nach der ermittelten audiometrischen Hörschwelle die OAE hätten deutlich erkennbar sein müssen (Tabelle 1). Die Werte lagen zwischen 0 und 45 %, im Mittel bei 25,8 %. Nach der Manualtherapie wurden die TEOAE dann als positiv bezeichnet, wenn ihre Reproduzierbarkeit 50 % und mehr betrug und wenn eine Steigerung der Reproduzierbarkeit um mindestens 20 % erreicht wurde. Nach erfolgreicher Manualtherapie betrug der Mittelwert 72,5 mit den Grenzwerten 50 und 91 %. Bei weiteren 11 Patienten fielen die TEOAE schwach positiv aus (50–60 %) und konnten durch die Manualtherapie um mindestens 20 % verbessert werden. Dies bedeutet, daß in ca. 72 % der Fälle die negativ ausfallenden TEOAE bei „annähernder" Normalhörigkeit einen deutlichen Hinweis auf einer vertebragene Hörstörung darstellen, aber auch die

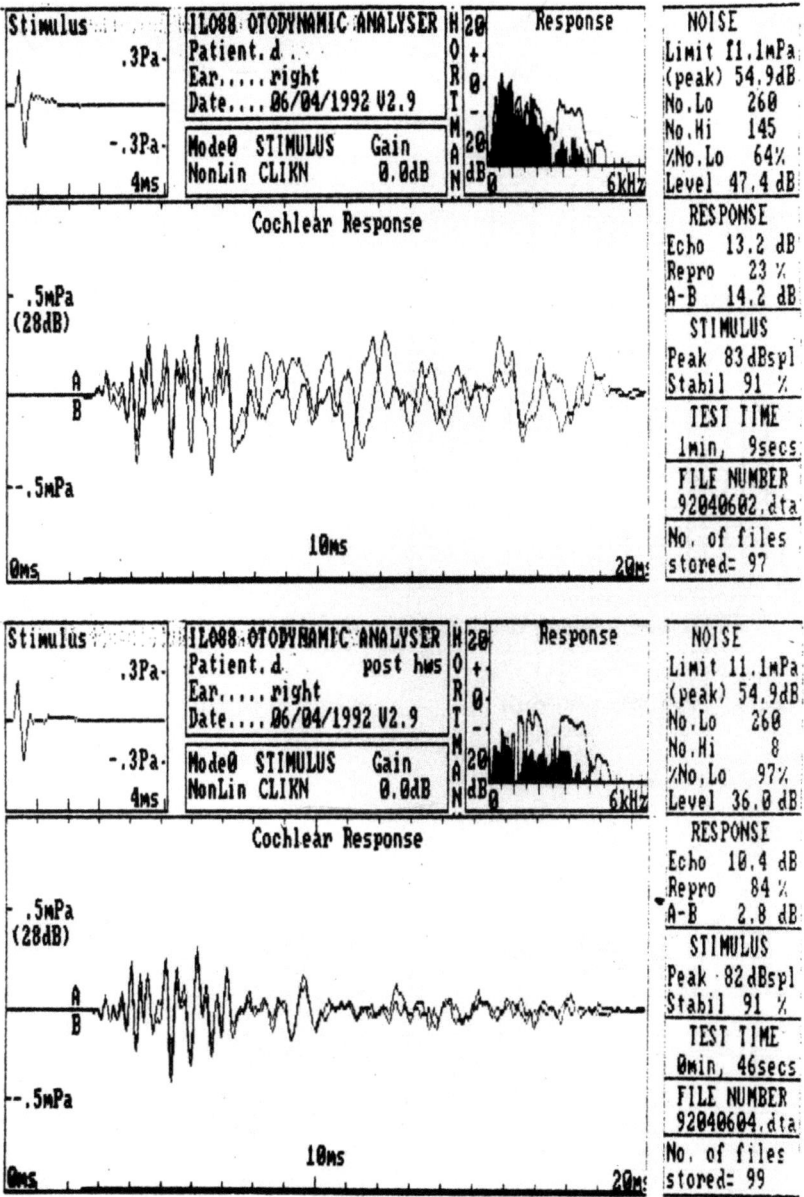

Abb. 8. TEOAE direkt vor der Manualtherapie (C 0/C 1 und C 2/3 rechts) mit 23 % negativ und direkt nach der Manualtherapie mit 84 % positiv

„schwach positiv" ausfallenden OAE an eine vertebragene Schwerhörigkeitskomponente denken lassen. *Insgesamt konnten Hörstörungen bei einer fKGS durch die TEOAE in 90 % der Fälle objektiviert und der manualtherapeutische Erfolg dokumentiert werden.*

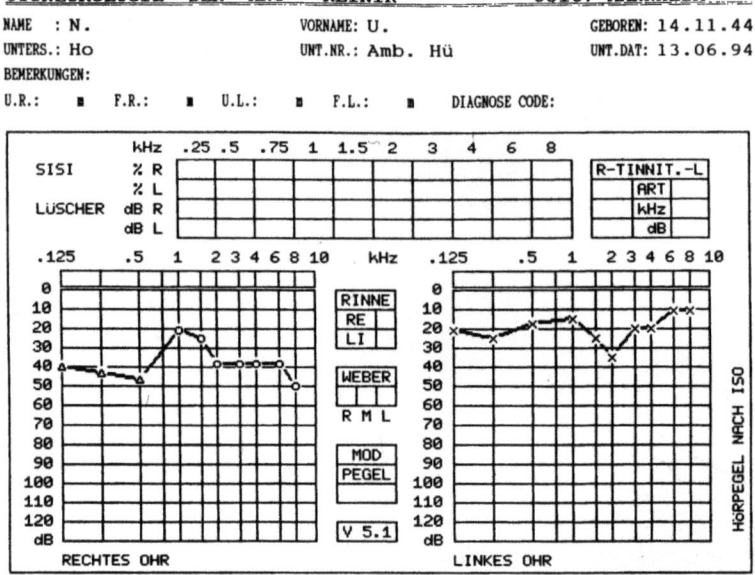

Nach Manual-Therapie 0/1, 2/3 rechts und 2/3 links

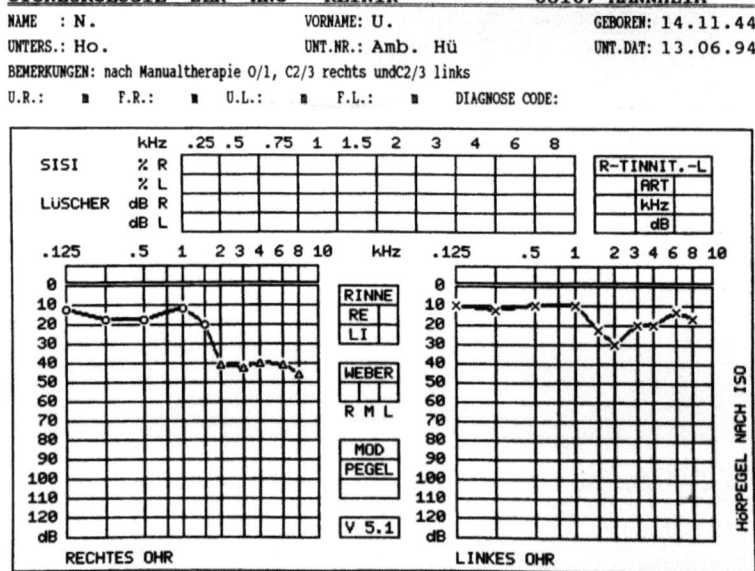

Abb. 9. Deutliche Tieftonschwerhörigkeit rechts mit ca. 40 dB und links diskret mit ca. 20 dB; nach der Manualtherapie annähernde Normalisierung des Befundes. Unverändert bleibt wieder die Hochtonschwerhörigkeit

Tabelle 1. TEOAE vor und nach Manualtherapie (62 Patienten mit vertebragener Hörstörung)

Vor Therapie TEOAE 0–45 %, nach Therapie > 55 %	45 (72,6 %)
Vor Therapie TEOAE 50–59 %, nach Therapie um mehr als 20 % verbessert	11 (17,7 %)
Vor Therapie TEOAE > 75 %, nach Therapie unverändert	4 (6,4 %)
Vor Therapie 72 bzw. 68 %, nach Therapie TEOAE < 50 %	2 (3,3 %)

Es wurde versucht, die Ausprägung der TEOAE mit dem Ausmaß der audiometrischen Hörschwellenabwanderung zu vergleichen. Die Geringfügigkeit der Hörstörung ließ aber eine eindeutige Korrelation nicht zu.

In 2 Fällen war nach der Manualtherapie zunächst eine deutliche Verschlechterung der TEOAE zu beobachten. Der subjektive Befund mit Ohrdruckgefühl und Spannungsschmerz im Nacken bestand unverändert. Durch anschließende Traktionsmassage und Mobilisation ohne Impuls konnte eine subjektive Beschwerdefreiheit erzielt werden.

Besonders interessant sind 4 Patienten (6,4 %), die über vertebragene Schwindelbeschwerden, Verschwommensehen, Ohrdruckgefühl und Otalgien klagten und bei denen manualtherapeutisch eine Beschwerdefreiheit erzielt werden konnte. Als Ausgangsbefund konnten bereits die TEOAE mit über 75 % regelrecht registriert werden. Die TEOAE wurden auch nicht durch die Therapie beeinflußt. Wenn es auch zu den Ausnahmen zu gehören scheint, kann eine vertebragene Hörstörung durch die positiv ausfallenden OAE nicht ausgeschlossen werden. Unter welchen Bedingungen die TEOAE bei vertebragenen Hörstörungen unauffällig ausfallen, bleibt noch zu untersuchen.

Bei Patienten mit einem deutlich palpablen funktionellen Defizit im Bereich der Kopfgelenke *ohne* eine kochleäre Symptomatik können die TEOAE ebenfalls positiv unauffällig ausfallen.

Bei allen hier vorgestellten Patienten konnte die Manualtherapie erfolgreich durchgeführt werden. Dies bedeutet aber nicht, daß jede vertebragene Hörstörung kurzfristig und sicher manualtherapeutisch behandelt werden kann. Jedem Manualtherapeuten sind die chronifizierten fKGS bekannt, bei denen auch nach monatelanger Therapie eine Befundnormalisierung nicht gelingt. Um die vertebragene Hörstörung besser herausarbeiten zu können, wurden daher zunächst Patienten herangezogen, bei denen nach Anamnese und Lokalbefund eine erfolgreiche Lösung der Blockierung der Kopfgelenke zu erwarten war.

5.1.2 Retrospektive Untersuchung

Die Untersuchungsergebnisse veranlaßten uns, die kochleären Symptome auch an einem Patientengut mit einer fKGS *ohne primäre Hörsymptomatik* weiter zu analysieren. Es wurden die Krankenakten von 259 Patienten ausgewertet, die in den letzten 5 Jahren wegen vertebragener Schwindelbeschwerden oder nur wegen einer vermuteten Kopfgelenkstörung unserer neurootologischen Ambulanz zugewiesen wurden und die komplett neurootologisch untersucht waren. Neben der manuellen etagenweisen Untersuchung der oberen HWS wurden immer durchgeführt: Ohrmikroskopie, Hörschwellenaudiogramm, überschwellige Tests (wenn möglich), Sprachaudiogramm, Tympanogramm und Stapediusreflex, Hirnstammaudiometrie, evtl. visuell evozierte Potentiale, Untersuchung mit der Frenzel-Brille, vestibulospinale Reaktionen und elektronystagmographische Untersuchung mit kalorischer und rotatorischer Prüfung und Untersuchung auf CN. (Bei diesem Patientenkollektiv kann nur auf die Symptomatik eingegangen werden, da die Manualtherapie früher in aller Regel außerhalb der Klinik von niedergelassenen Manualtherapeuten durchgeführt wurde, so daß nur sporadisch Kontrolluntersuchungen vorliegen.)

Dieses Patientenkollektiv mit einer gesicherten fKGS, bei dem durch eine aufwendige Diagnostik andere Ursachen wie z. B. vertebrobasiläre Insuffizienz oder zentrale Störungen (nach Commotio oder Contusio cerebri) ausgeschlossen wurden, läßt eine Aussage über eine kochleäre Symptomatik bei einem funktionellen Defizit im Bereich der Kopfgelenke zu (Tabelle 2).

Eine kochleäre Symptomatik wurde in 31,6 % der Fälle angegeben, bei jedem 4. Patienten mit einer fKGS findet sich in der Anamnese die Angabe über ein subjektives Ohrgeräusch. Trotz des häufigen Auftretens eines **Tinnitus** bei der fKGS darf dieses Symptom nicht als typisch für die HWS bezeichnet werden. Es muß berücksichtigt werden, daß ein länger anhaltendes funktionelles Ohrgeräusch in unserer Industriegesellschaft bei Erwachsenen (über 17 Jahren) in 15 % auftritt (Lenarz 1992 b).

Beobachtet werden kann jedoch, daß bei den Patienten mit einer fKGS in 73 % ein Rauschen und nur in 27 % ein hochfrequenter Ton oder ein Zischen oder Klingeln geklagt wird. (Bei den übrigen Tinnituspatienten steht meist ein hochfrequentes Pfeifen im Vordergrund.) Das Ohrgeräusch ist regelmäßig mit einem Schmalbandrauschen von ca. 10 dB verdeckbar. Auffällig ist, daß das Ohrgeräusch bei 69 % (46mal) einseitig geklagt wurde. Ein pathologischer Palpationsbefund der Kopfgelenke findet sich immer auf der Seite des geklagten Ohrgeräusches. Besonders bei einem geklagten niederfrequenten Rauschen sollte bei entsprechendem Palpationsbefund eine probatorische Manualtherapie versucht werden.

Das zweithäufigste subjektive Syndrom (14,7 %) ist die Angabe über ein **Ohrdruckgefühl** oder die Empfindung des „zugefallenen Ohres". Ein Mittelohrgeschehen läßt sich leicht tympanometrisch ausschließen. Die Häufigkeit dieses Symptoms unterstreicht, daß bei unauffälligem Trommelfellbefund, nichterkennbarem Hörsturz und regelrechtem Tympanogramm immer an die obere HWS gedacht werden muß. Die Mißempfindung des Ohrdruckgefühles kann so ausgeprägt sein, daß bei einem Patienten der behandelnde HNO-Arzt eine Paukendrainage durchführte – ohne daß das Ohrdruckgefühl verschwand. Das Ohrdruckgefühl ist regelmäßig auf der Seite der fKGS zu finden und durch eine erfolgreiche Manualtherapie der HWS gut beeinflußbar.

Tabelle 2. Kochleäre Symptomatik (bei 259 Patienten mit funktioneller Kopfgelenkstörung)

Tinnitus (davon Rauschen 73 %, Pfeifen 27 %)	66 (25,5 %)
Ohrdruck	38 (14,7 %)
Otalgie	15 (5,8 %)
Subjektive Hörminderung	39 (15 %)

Tabelle 3. Hörschwellenbefunde bei 259 Patienten mit funktioneller Kopfgelenkstörung

Tieftonschwerhörigkeit 125–1 000/1 500 Hz	83 (32 %)
Pantonaler Hörverlust	15 (5,8 %)
Hochtonabfall	7 (2,7 %)
	105 (40,5 %)
Einseitigkeit der Hörstörung	71 (67,6 %)

Eine Otalgie wurde von 15 Patienten (5,8 %) angegeben. Typischerweise wird die Otalgie bei genauem Nachfragen nicht im Gehörgang oder im Tragusbereich (wie häufig bei akuten Mittelohrentzündungen) geklagt. Der Schmerzpunkt wird vielmehr meist in die Retroaurikularfalte oder zur Mastoidspitze hin verlagert. Dem HNO-Arzt ist es geläufig, bei Otalgien mit reizlosem und unauffälligem Mittelohrbefund die Ursache im Nasen-Rachen- und Rachenbereich zu suchen. Nicht vergessen werden darf in diesen Fällen die manuelle Untersuchung der oberen HWS. Bei einer vertebragenen Otalgie findet sich das funktionelle Defizit immer ipsilateral.

Von 259 Patienten mit einer fKGS wurden 39mal (15 %) eine meist einseitige Hörminderung geklagt. Die Hörminderung ist also kein außergewöhnlich seltenes Symptom der fKGS und ist dennoch bisher häufig wegdiskutiert worden. Retrospektiv muß angenommen werden, daß bei dem von Hülse 1983 beschriebenen Patientengut mindestens 18 Patienten eine Hörstörung gehabt haben mußten, ohne daß diese als solche erkannt wurde.

Werden die Audiogramme der 259 Patienten mit einer fKGS ausgewertet, so fallen 105 Patienten mit einer audiometrisch erkennbaren Hörschwellenabwanderung auf. In 67,6 % (n=71) ist diese Hörstörung einseitig (Tabelle 3).

Vergleicht man die Audiogrammbefunde untereinander, so fällt besonders die Tieftonschwerhörigkeit auf, die mit 79 % das Bild der „vertebragenen Hörstörung" geradezu prägt. Eine pankochleäre Schwerhörigkeit war mit 14,3 % deutlich seltener anzutreffen. Eine Hochtonschwerhörigkeit ab 2 000 Hz ist mit 6,4 % relativ selten. Bei der Hochtonschwerhörigkeit erhebt sich die Frage, ob dieses Schwerhörigkeitsbild zu den „vertebragenen" Hörstörungen eingeordnet werden darf. Dies gilt um so mehr, als auch die Hochtonschwerhörigkeit manualtherapeutisch nur selten beeinflußt werden kann. Die vertebragenen Hörstörungen finden sich, wie die subjektiven Beschwerden, auf der Seite der stärkeren Ausprägung des funktionellen Defizits der Kopfgelenke.

Während die vertebragene Hörstörung reversibel ist und durch die Manualtherapie der Kopfgelenke sehr gut beeinflußt werden kann, ist der Einfluß der Chirotherapie auf den Tinnitus weniger überzeugend. In Tabelle 2 wurde aufgeführt, daß ca. 25 % der Patienten mit einer fKGS unter einem subjektiven Ohrgeräusch, einem funktionellen Tinnitus leiden. Am ehesten ist sicherlich das niederfrequente Ohrrauschen manualtherapeutisch beeinflußbar. Nach eigenen Erfahrungen, die auch von Seifert (1994) bestätigt werden, sind die hochfrequenten Ohrgeräusche, das „Pfeifen" und das „Klingeln" weniger gut beeinflußbar. Biesinger (1992) jedoch berichtet über manualtherapeutische Erfolge auch bei hochfrequentem Tinnitus.

Es ist nicht zu leugnen, daß der Tinnitus Symptom einer fKGS sein kann. Der Tinnitus ist aber bisher nicht weiter diagnostisch eingrenzbar, so daß eine ungezielte Chiropraxis der Kopfgelenke im Rahmen der oft eingesetzten polypragmatischen Therapie des Tinnitus zu enttäuschenden Mißerfolgen führen muß. Bestätigt wird dies auch in den Ausführungen von Feldmann in seiner Monographie über den Tinnitus (1992), der schreibt: „Ein Zusammenhang von funktionellen Störungen der HWS mit sensorineuralen Hörstörungen ist wahrscheinlich. Für den begleitenden oder eigenständigen Tinnitus kann dies nicht angenommen werden."

5.2 Diskussion

Nach HWS-Traumen wurden einerseits von Rubin (1973) in 10–15 % und andererseits von Pang (1971) in 80 % Hörstörungen berichtet. Diese Zahlen differieren so weit, daß der Eindruck entsteht, als würde von zwei verschiedenen Krankheitsbildern berichtet. Eine Diskussionsbemerkung von Kornhuber (1976), daß eine Hörstörung beim Zervikalsyndrom „unmöglich" sei, läßt erkennen, daß eine kochleäre Symptomatik von Nichtotologen nur schwer zu beurteilen ist.

Andererseits wird von Otologen nicht selten eine unpräzise Definition des „Zervikalsyndroms" eingesetzt, so daß Patienten mit einem vaskulären Zervikalsyndrom (vertebrobasiläre Insuffizienz) und Patienten mit einer fKGS in einem Kollektiv zusammengefaßt werden. In diesen Fällen ist eine korrekte Aussage über ein Symptom oder einen Therapieerfolg naturgemäß nicht möglich, da zwei vollkommen verschiedene Krankheitsbilder zusammengefaßt sind. Decher publizierte 1976 auf der Grundlage seiner umfangreichen Literaturübersicht und seines eigenen Patientengutes einen Überblick über 626 Patienten mit Hörstörungen mit „Zervikalsyndrom". Verschiedene Autoren (Friedrich u. Wolf 1984; Hörmann et al. 1989; Wissen-Siegert u. Welkoborsky 1990) haben in letzter Zeit einen pathogenetischen Faktor der HWS bei der Entstehung des Hörsturzes hervorgehoben. Kritisch betrachtet erscheint es aber wegen der Häufigkeit der fKGS kaum möglich, eine „zervikale Genese" nur an Hand eines Kollektivs von Hörsturzpatienten nachzuweisen.

Klinik der Funktionsstörungen des Kopfgelenkbereiches

Bereits die wenigen publizierten Hörschwellenaudiogramme von Patienten mit einer fKGS (Domnick 1956; Gutmann 1968 b; Krausová et al. 1968) lassen erkennen, daß die Hörstörungen im Audiogramm recht diskret ausgebildet sind.

Bevor die Diagnose einer vertebragenen Hörstörung gestellt werden kann, müssen folgende Punkte erfüllt sein:
1) eine exakte neurootologische Untersuchungen darf keine weiteren ätiologischen Faktoren einer kochleären Symptomatik aufdecken, *und*
2) eine eindeutige fKGS muß manualtherapeutisch nachgewiesen sein, *und*
3) es müssen weitere Symptome einer fKGS nachgewiesen werden.

Eine kochleäre Symptomatik kann bei 40 % eines Kollektivs mit einer fKGS (n = 259) beobachtet werden. In 67,5 % dieser Fälle besteht eine Einseitigkeit; ein Phänomen, das als typisch für das funktionelle Defizit der Kopfgelenke gilt.

Eine subjektive Hörminderung wird in 15 % geklagt. Demgegenüber finden sich in 40 % teils sehr diskrete Veränderungen im Hörschwellenaudiogramm. Daß eine audiometrische Veränderung häufiger als eine subjektive Hörstörung gefunden wird, darf nicht verwundern, da die subjektiven Schwindelbeschwerden oder die subjektive kochleäre Symptomatik, v. a. ein Ohrdruckgefühl, im Vordergrund stehen.

Audiometrisch findet sich bei 3 von 4 Patienten (79 %) eine Tieftonschwerhörigkeit; eine Hörschwellenabwanderung im gesamten Frequenzbereich wurde in 14 % gefunden. Die Hörschwellenabwanderung überschreitet selten 30 dB. Die kochleäre Symptomatik ist voll reversibel und verschwindet, wenn die fKGS manualtherapeutisch erfolgreich angegangen worden ist. Eine Schalleitungskomponente kann aufgrund des Hörschwellenaudiogrammes, des positiven Rinne-Stimmgabelversuches, des unauffälligen Tympanogrammes und der regelrecht ausfallenden Stapediusreflexaudiometrie ausgeschlossen werden. Eine Präzisierung der Perzeptionsstörung mit überschwelligen Hörtests oder mit den evozierten Potentialen (v. a. mit der BERA) ist bei einer Hörschwellenabwanderung von unter 30 dB nicht möglich. Ein Durchbruch scheint nun mit der Ableitung der OAE gelungen. Der negative Ausfall der TEOAE weist darauf hin, daß die vertebragene Hörstörung als Störung im Bereich der äußeren Haarzellen einzuordnen ist. Anhand der prospektiven Studie über 62 Patienten mit einer vertebragenen Hörstörung, die vor und nach Manualtherapie untersucht wurden, konnten wesentliche Charakteristika der vertebragenen Hörstörung herausgearbeitet werden:
- Im Audiogramm zeigt sich die Hörschwelle v. a. im Tieftonbereich um bis zu 25–30 dB abgesunken.
- Häufig (ca. 67 %) findet sich die kochleäre Symptomatik einseitig, öfters rezidivierend.
- In 90 % sind die TEOAE deutlich vermindert, meist unter 50 %.
- Der Manualbefund läßt ein funktionelles Defizit bei O/C1 und/oder C2/3 *auf der gleichen Seite* erkennen.
- Eine solche vertebragene Hörstörung ist reversibel. Die Manualtherapie der Kopfgelenke stellt die Therapie der Wahl dar.

Es ist davon auszugehen, daß die vertebragene Hörstörung auf eine fKGS zurückgeführt werden muß. Gegen einen „vaskulären" Faktor bei der Entstehung dieser Hörstörung spricht, daß ein einfacher manualtherapeutischer Eingriff eine seit mehreren

Wochen bestehende Durchblutungsstörung nicht innerhalb von Minuten bis Stunden beheben kann.

Auf den ersten Blick ist es schwierig, eine Verbindung zwischen Kopfgelenken und Hörorgan herzustellen. Die Verminderung der TEOAE deutet auf einen möglichen Weg über das olivokochleäre System (efferente Beeinflussung der äußeren Haarzellen) hin. Allerdings gibt es keine auffälligen direkten Bahnen von zervikalen Primärafferenzen zum efferenten kochleären System. Indirekte Verbindungen vom Rückenmark zum Bereich der oberen Olive (dem Ursprungsort der olivokochleären Bahn) existieren wohl, ihre Bedeutung in diesem Zusammenhang ist jedoch unklar. Es sind auch direkte Projektionen zervikaler Primärafferenzen zum ventralen Kochleakern beschrieben (Pfaller u. Arvidsson 1988). Bei der Katze wurden von Ito et al. (1987) Projektionen der Hinterstrangkerne zu den Kochleakernen nachgewiesen. Bei der vertebragenen Hörstörung ist aber auch an die Bedeutung der wechselseitigen kuneokochlearen Verbindung (Weinberg u. Rustioni 1987) zu denken, nachdem Pfaller u. Arvidsson (1988) eine deutliche Projektion zervikaler Afferenzen zum Nucleus cuneatus neuroanatomisch beschrieben haben.

Der niedergelassene HNO-Arzt wird mit den vertebragenen Hörstörungen sicher häufiger konfrontiert als der Klinikarzt. Besonders bei den immer rezidivierenden, diskreten „Hörstürzen", die auch die Ohrseite wechseln können, muß an eine vertebragene Genese gedacht werden.

Innenohrschwerhörigkeiten, die 35 dB überschreiten, können nach den bisherigen Erfahrungen nicht auf eine fKGS zurückgeführt werden. Durch die anfänglichen manualtherapeutischen Erfolge bei den geringgradigen Schwerhörigkeiten ermutigt, führten wir auch bei den ausgeprägteren Hörstörungen eine Manualtherapie durch, konnten aber auch bei einem deutlichen funktionellen Defizit der Kopfgelenke maximal eine Schwellenanhebung um nur 20 dB erzielen. Nach diesen Erfahrungen dürfen mittelgradige Schwerhörigkeiten (über 35 dB Hörverlust) nicht mehr als reine vertebragene Hörstörungen bezeichnet werden. (Eine Besserung einer hochgradigen Schwerhörigkeit um ca. 20 dB wird aber auch schon als sehr positiv empfunden.) An diesen mittel- bis hochgradigen Schwerhörigkeiten mit einer nachweisbaren fKGS kann belegt werden, daß die nicht seltenen fKGS nur einen „Nebenbefund" bei einer Schwerhörigkeit vollkommen anderer Genese darstellen können.

Die Kenntnis der vertebragenen Hörstörung ist nicht nur von großer klinischer Bedeutung, sondern muß auch bei den zahlreichen Begutachtungen von HWS- und Schädel-Hirn-Traumen berücksichtigt werden. Dies steht nicht im Widerspruch zu der Angabe, daß vertebragene Hörstörungen manualtherapeutisch gut angehbar sind. Besonders nach Traumen ist eine „Chronifizierung" der fKGS möglich (Lindner 1986), so daß dann auch die vertebragene Hörstörung kaum beeinflußbar ist. Bei einer kritischen Würdigung der kochleären Symptomatik bei einer posttraumatischen fKGS können eine deutliche Hörstörung, ein subjektives Ohrgeräusch und ein Ohrdruckgefühl bei der Einschätzung der MdE mit 10 % bis 15 % berücksichtigt werden. Höhere MdE-Sätze erscheinen nach dem derzeitigen Kenntnisstand nicht gerechtfertigt, da davon ausgegangen werden muß, daß Schwerhörigkeiten von über 30–35 dB nicht mehr als rein vertebragen bezeichnet werden dürfen.

Wenn bei dem bereits oben zitierten Casus von Feldmann (1994) oder beim akustischen Unfall eine zervikale Genese diskutiert wird, kann dies aufgrund der beschriebenen Taubheit oder mittel- bis hochgradigen Schwerhörigkeit nach den bisherigen Erfahrungen nicht als Folge einer fKGS gesehen werden, sondern muß als Folge einer Durchströmungsbehinderung der A. vertebralis gewertet werden.

6 Vertebragene Dysphonie

Dysphonie (griech: δυσφωνη) bezeichnet jegliche Stimmstörung, wobei die Stimme heiser, rauh, unrein, belegt klingt. Funktionelle Dysphonien, denen auch die vertebragenen Dysphonien zuzuordnen sind, sind Stimmerkrankungen mit Veränderungen des Stimmklanges und mit Leistungsminderung der Stimme ohne primär organische Veränderungen der Stimmlippen. Dyskoordinierte Bewegungsabläufe der Bänder und Muskeln des gesamten Phonationsapparates führen zu solchen funktionellen Dysphonien. Funktionelle Abweichungen können im Sinne einer zu hohen (hyperfunktionelle oder hyperkinetische Dysphonie) oder einer zu geringen (hypofunktionelle oder hypokinetische Dysphonie) Muskelspannung in einem oder mehreren Bereichen des Phonationsapparates auftreten.

Im früheren Schrifttum existieren nur vereinzelte Erwähnungen zervikal bedingter Störungen des Kehlkopfes. Hédon rief 1896 durch Reizung des N. laryngeus superior eine Vasodilatation der gleichen Kehlkopfseite hervor und interpretierte dies als Reaktion des Halssympathikus. Thost (1925) wies 29 Jahre später auf Auswirkungen von HWS-Erkrankungen auf den Kehlkopf hin. Euzière (1952) beschrieb Larynxparästhesien bei Patienten mit einem „syndrome sympathique cervical postérieur". Landeau machte 1954 auf wechselnde Stimmstörungen beim Zervikalsyndrom aufmerksam. Die vorherrschenden Vorstellungen faßten Luchsinger u. Arnold 1970 zusammen: „Aus den anatomischen und experimentellen Untersuchungen geht hervor, daß Läsionen des zervikalen Sympathicus und der Rami communicantes (z. B. bei Osteophyten der HWS) auch vasomotorische Veränderungen verursachen können." Luchsinger u. Arnold hielten also das Auftreten einer funktionellen Dysphonie im Rahmen des „neuralen" Zervikalsyndromes für möglich. Decher (1969) vertrat demgegenüber die Meinung, daß eine Dysphonie als psychogene Dysphonie im Rahmen der öfters beschriebenen psychischen Störungen bei Zervikalsyndromen denkbar sei. Untersuchungen in den letzten Jahren lassen jedoch erkennen, daß eine funktionelle HWS-Störung auch zu einer „vertebragenen Dysphonie" führen kann. Hierbei ist ein pathomechanischer Einfluß der HWS auf allen Ebenen der Phonation zu erkennen:
- auf die Atmung (Anblasedruck),
- auf die prälaryngeale Muskulatur:
  a) Stimmbandspannung,
  b) Resonanzraum,
- auf die neurale Steuerung der Stimmbänder.

6.1 Atmung

Eine gute Atemtechnik ist nicht nur Voraussetzung einer ruhigen, gleichmäßigen Phonation, jede Atemstörung schlägt sich in einer Störung der Phonation nieder. Ein Eckpfeiler jeder Stimmtherapie ist daher das Ziel einer Normalisierung der Atemtechnik. Hierdurch werden die Kraft (der subglottische Druck) und die Kontinuität des Anblasens und somit die Lautstärke und die schwankungsfreie Intonation eines Tones beeinflußt.

Bei der Einatmung tritt das Zwerchfell tiefer, und die Rippen werden gehoben. Die Brustmuskeln und v. a. die Bauchmuskeln bewirken die Ausatmung, soweit diese nicht schon passiv durch Erschlaffung der Heber und insbesondere des Zwerchfelles erfolgt. Bei ruhiger Einatmung ist nur die äußere Gruppe der Interkostalmuskeln (Zwischenrippenmuskeln) beteiligt; bei verstärkter Einatmung werden auch die an der I. und II. Rippe ansetzenden kräftigen Muskelstränge (Skalenusmuskulatur), die an den Querfortsätzen des 3.-6. Halswirbels entspringen, aktiviert. Beim Sprechen und Singen ist am Anfang der Phonation eine Abschwächung und Verlangsamung der Ausatmungsbewegung (d. h. der elastischen Kräfte) durch aktive inspiratorische Gegenaktivität erforderlich, um den subglottischen Druck auf das erforderliche Maß zu reduzieren. Der Einsatz initialer inspiratorischer Gegenkräfte bei der Ausatmung und der gleitende Wechsel zwischen inspiratorischer und expiratorischer Aktivität wird als Atemstütze bezeichnet.

Die Bedeutung der Bauchatmung und der Bauch-Zwerchfell-Flankenatmung lernt jeder Sänger. Die reine Brust- oder Rippenatmung ist unphysiologisch und häufig mit einem hörbaren Inspirium verbunden. (Normalerweise wird nur 1/3 des Atemvolumens durch die Brustatmung ventiliert.) Eine extreme kostale Atmung setzt bei der Einatmung den gesamten Schultergürtel ein. Die Kombination von Brust- und Klavikularatmung wird als *Hochatmung* bezeichnet, die für sich allein schon eine Stimmstörung verursachen kann.

Funktionelle Kopfgelenkstörungen sind häufig mit einer funktionellen Störung in Höhe von D 3 und im Bereich der 2.-4. Rippe gekoppelt. Oft ist bei zervikalen Störungen eine thorakale „Hochatmung" zu finden (Lewit 1992). Eine Fehlatmung kann aber auch bei einer Tonussteigerung der Mm. scaleni, die ab C 3 innerviert werden, beobachtet werden.

Bei einem deutlichen funktionellen Defizit im Bereich der Kopfgelenke und in Höhe des zervikothorakalen Übergangs kann im Extremfall eine eindrucksvolle *Sprech-Atem-Dyskoordination* entstehen, so daß nach dem ersten Eindruck der Stimme und Sprache an eine „spastische Dysphonie" gedacht werden kann. Ein derartiges Ausmaß der funktionellen Stimmstörung findet sich relativ selten, meist zeigt sich bei diesen Patienten lediglich eine verspannte Atmung, die bei der Phonation nicht ökonomisch eingesetzt wird. Dadurch verliert die Stimme einen Teil ihrer Steigerungsfähigkeit, der Lautstärkenstimmumfang (laut-leise) wird verringert, die Stimme ermüdet schnell.

6.2 Prälaryngeale Muskulatur

Ein funktionelles Defizit im Bereich der Kopfgelenke stellt keine isolierte Funktionsstörung der Gelenke dar, vielmehr liegt pathophysiologisch eine Funktionsstörung in dem den einzelnen Wirbelgelenken zugeordneten arthroneuromuskulären Regelkreis, dem „Arthron", vor. Neben den Gelenken weisen auch die übrigen Teile des Arthrons - neurale Afferenzen und Efferenzen sowie Muskeln - eine funktionelle Störung auf. Eine solche Störung der Muskeln äußert sich zunächst in einem Hypertonus. Diese druckdolente Verspannung betrifft nicht nur die vertebrale und paravertebrale Muskulatur, sondern auch die zu dem Segment gehörenden ventralen Muskelgruppen.

Von der oberen Zungenbeinmuskulatur wird der M. geniohyoideus aus einer Motoneuronengruppe am Übergang vom Hirnstamm zu C1 über den N. hypoglossus innerviert. Die unteren Zungenbeinmuskeln (Mm. sternohyoideus, omohyoideus und thyreohyoideus) wie auch der M. sternothyreoideus werden aus den Zervikalsegmenten C2 und C3 über die Ansa cervicalis profunda motorisch versorgt.

Die prälyngeale Muskulatur beeinflußt über 2 verschiedene Mechanismen die Stimmgebung:
a) passive Stimmbandspannung
b) Formung des supraglottischen Raumes (Resonanzraum)

6.2.1 Passive Stimmbandspannung

Von der Spannung und wesentlich von der Länge und Dicke der Stimmlippen wird die Tonhöhe bestimmt. Hierbei ist zu berücksichtigen, daß bei einer „passiven" Spannung der Stimmbänder diese etwas länger werden und daß der M. vocalis bei gleichzeitiger Kontraktion einer solchen Verlängerung entgegenwirkt. Bei gleicher Spannung erzeugen längere Saiten einen tieferen und kürzere Saiten einen höheren Ton. Die Formveränderungen der Stimmbänder bei der Phonation selbst sind bei der indirekten Laryngoskopie, viel besser aber noch bei der Lupenlaryngskopie zu erkennen: Bei der Frauenstimme ist das Stimmband bei 175 Hz durchschnittlich 8 mm lang, bei 400 Hz 12 mm; dies entspricht einer Längenzunahme um 50 %. Umgekehrt verhält es sich bei der Stimmbanddicke: Bei 175 Hz wird eine durchschnittliche Dicke von 5,8 mm gemessen, bei 400 Hz eine von 4,5 mm, das entspricht einer Verjüngung um nahezu 25 %. An diesen Zahlen ist bereits zu erkennen, daß der Stimmbandmuskel, der M. vocalis, allein diese morphologischen Veränderungen der Stimmbänder nicht bewirken kann. Die entscheidende Dehnung der Stimmbänder erfolgt passiv durch eine Kippbewegung des Schildknorpels gegenüber dem Ringknorpel. Die Drehung erfolgt in dem exzentrisch liegenden Gelenk zwischen beiden Knorpeln, der Articulatio cricothyreoidea. Es handelt sich hierbei um ein Dreh-Gleit-Gelenk, so daß durch einen Zug vorn unten am Thyreoid nicht nur der Schildknorpel nach vorne kippt, sondern auch nach ventral gleitet (Abb. 10).

Dieser Mechanismus der passiven Stimmbanddehnung läßt erkennen, daß nicht nur der M. cricothyreoideus mit seiner Pars recta (reine Kippbewegung) und seiner Pars obliqua (Zug nach vorn) die Stimmbandlänge und -spannung beeinflußt, sondern daß jeder Zug am Schild- oder Ringknorpel, der die Stellung dieser beiden Knorpel zueinander verändert, zu einer Änderung der Stimmbandspannung führt. Unter diesem Gesichtspunkt muß der gesamten Muskulatur zwischen Mandibula und oberer Thoraxapertur (supra- und infrahyale Muskulatur) bei der Phonation Beachtung geschenkt werden (Sonninen 1956; Zenker 1958). Eine Abhängigkeit von der Höherverlagerung des Zungenbeines konnte von Vilkmann u. Karma (1989) für die Grundfrequenz und den subglottischen Druck experimentell nachgewiesen werden.

Die schmerzhafte Verspannung der prälaryngealen Muskulatur ist bei der fKGS ebenso palpabel wie bei der hyperfunktionellen Dysphonie (Luchsinger u. Arnold 1970). Die Erklärung für diese Verspannungen der extralaryngealen Muskulatur

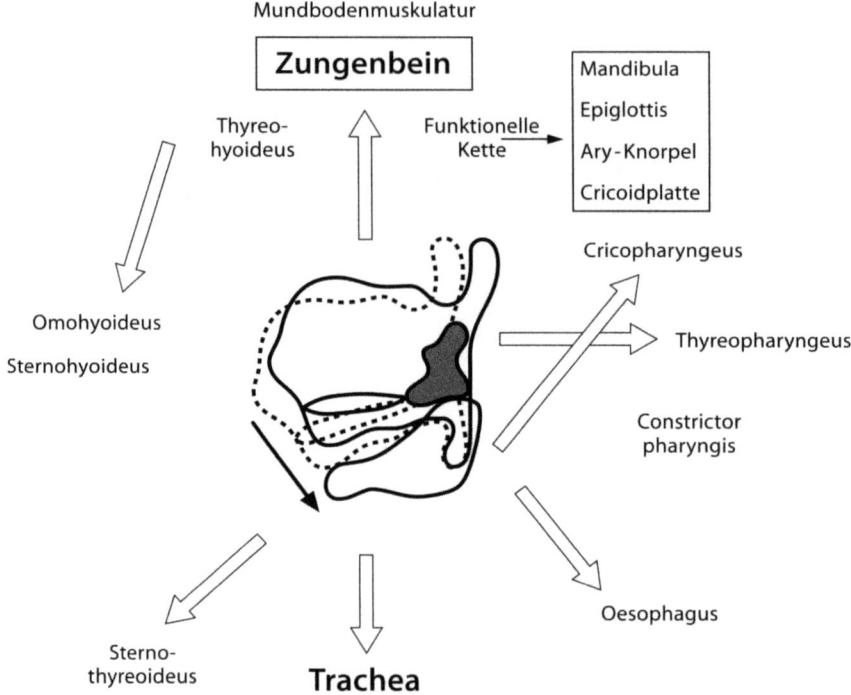

Abb. 10. Dehnung des Stimmbandes durch Kippung des Schildknorpels gegenüber dem Ringknorpel und der Einfluß der extralaryngealen Muskulatur auf die Stimmbandspannung

wurde meist in der psychischen Grundkonstellation des Dysphonikers (Gundermann 1981; Pahn u. Friemert 1988) oder aber sekundär in einer falschen Phonationstechnik gesucht (Kittel 1969, 1986). Während bei der hyperfunktionellen Dysphonie früher diese Muskelverspannung nur als „Begleitsymptom" gewertet wurde, kann bei der vertebragenen Dysphonie der Hypertonus als Auslöser der Dysphonie angesehen werden. Die Frage des „praeter hoc sive propter hoc" läßt sich bei der vertebragenen Dysphonie durch die erfolgreiche Manualtherapie der fKGS beantworten.

Welche Bedeutung die Phoniatrie dem Hypertonus der extralaryngealen Muskulatur bei der funktionellen Dysphonie beimißt, ist daran zu erkennen, daß diese Muskelhypertonie bei der symptomatischen Klassifizierung der hyperfunktionellen Dysphonie von Kiml (1965) berücksichtigt wurde:

Typ 1: Hyperfunktion der Stimmlippen.
Typ 2a: Hyperfunktion der Stimmlippen und der *supra*hyalen Muskulatur: Kehlkopf wird nach oben verlagert.
Typ 2b: Hyperfunktion der Stimmlippen und der *infra*hyalen Muskulatur: Kehlkopf wird nach unten verlagert.
Typ 3: Hyperfunktion der Stimmlippen und der *supra*- und *infra*hyalen Muskulatur: Kehlkopf nach vorn und leicht unten verlagert.

Klinik der Funktionsstörungen des Kopfgelenkbereiches

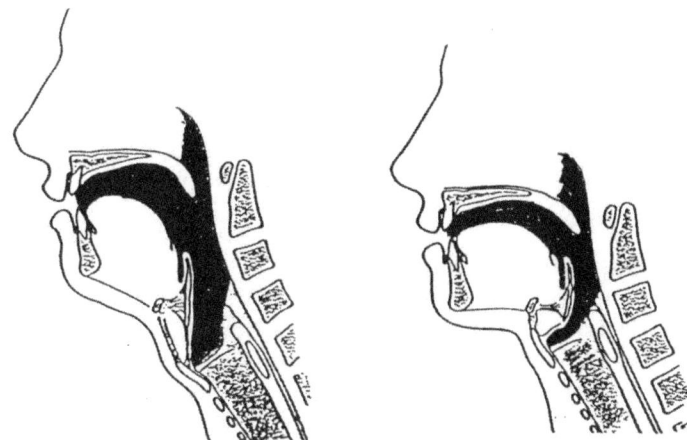

Abb. 11. Resonanzraum des Kehlkopfes in Normalstellung und bei Kehlkopfhochstand („Kiml Typ 2a"). (Nach Habermann 1986)

Diese Einteilung der hyperfunktionellen Dysphonie nach der Kehlkopfstellung drückt auch unterschiedliche Veränderungen der Stimme aus, die durch den Hypertonus verschiedener Gruppen der extralaryngealen Muskulatur hervorgerufen werden.

Wird die von den Zervikalnerven versorgte prälaryngeale Muskulatur betrachtet, wird es verständlich, daß in den meisten Fällen der Schildknorpel nach unten gezogen wird und die Stimmbandspannung zunimmt. Mit einer Zunahme der Stimmbandspannung steigt die Grundfrequenz einer Stimme an, die Stimme wird lauter, und leise Phonation wird erschwert.

Die bisher aufgezeigten Zusammenhänge zwischen HWS und Kehlkopf lassen erkennen, daß eine fKGS häufig das Bild einer hyperfunktionellen Dysphonie aufweist. Stroboskopisch zeigt sich bei diesen vertebragenen Dysphonien wie auch bei den nichtvertebragenen hyperfunktionellen Dysphonien eine Verkürzung der Schwingungsamplitude und eine Verminderung der Randkantenverschiebung. Diese stroboskopischen Veränderungen sind im Bereich *beider* Stimmbänder zu beobachten. So sind die bisher aufgeführten vertebragenen Stimmstörungen nur durch den manuellen Untersuchungsbefund der oberen HWS von den übrigen hyperfunktionellen Dysphonien abzugrenzen.

6.2.2 Beeinflussung des Resonanzraumes

Primäre Kehlkopftöne zeigen ein relativ schmales, undifferenziertes Frequenzband (50–1500 Hz) (Öhen, zit. bei Luchsinger u. Arnold 1970). Sundberg (1994) vergleicht diese primären Kehlkopftöne mit dem Klang einer Entenpfeife. Die Formung der spezifischen Frequenzspektren der einzelnen Vokale wie auch die Bildung der Konsonanten erfolgt erst im Ansatzrohr, im supraglottischen Bereich. Durch Verspannung der Muskulatur im supraglottischen Bereich, z. B. im Hypopharynx, wird das Frequenzspektrum deutlich beeinflußt.

Für den supraglottischen Raum sei als manualtherapeutischer Ansatz beispielhaft die „Zungenbeintendopathie" von Seifert bei funktionellem Defizit von C 2/3 erwähnt. Eine Verspannung der suprahyalen Muskulatur führt zu einer „Hochverlagerung des Kehlkopfes", wodurch auch die Tonhöhe und die Resonanz beeinflußt wird (Abb. 11). Wird die Spannung des Rachenraumes erhöht, entsteht eine Rückverlagerung der Stimme und Sprache, eine Stimme klingt „eng", manchmal geknödelt.

6.3 HWS und neurale Steuerung der Stimmbänder

Nicht selten findet sich bei der vertebragenen Dysphonie die stroboskopische Veränderung der hyperfunktionellen Dysphonie nur *einseitig*. Eine solche Einseitigkeit ist, wenn nicht morphologisch begründet, nur bei der vertebragenen Dysphonie anzutreffen. Jäckel (1992) nimmt sogar nur dann eine vertebragene Komponente der Stimmstörung an, wenn eine Einseitigkeit des stroboskopischen Stimmbandbefundes vorliegt. Die bisher aufgezeigten Zusammenhänge zwischen HWS und Phonationsapparat können eine solche Einseitigkeit nicht erklären, da der Kehlkopf immer als Ganzes von außen beeinflußt wird. Diese Einseitigkeit kann nur über eine einseitige Störung der neuromuskulären Steuerung der Stimmbandschwingung entstehen.

Das Schwingungsverhalten der Stimmbänder wird neuromuskulär über die Stammganglien, die motorischen Kerne im Mittelhirn und Kleinhirn sowie über vegetative Zentren des Zwischenhirns direkt oder indirekt über primäre Zentren in der Medulla oblongata gesteuert. Diese Steuerung unterliegt verschiedenen Regelmechanismen, die von afferenten Informationen aus den Schleimhautrezeptoren des gesamten Stimmapparates, den Propriozeptoren der laryngealen Bänder, Muskeln und Gelenke, dem auditiven System, aber auch von Informationen aus der Lunge, vom Stammhirn und Hypothalamus beeinflußt werden. Die Medulla oblongata stellt hierbei ein Integrationszentrum für die verschiedenen Fremdreflexe dar.

Funktionell-neuroanatomische Anhaltspunkte für das Zustandekommen der vertebragenen Dysphonie zu fixieren, ist relativ schwierig. Es gibt wohl Verbindungen von zervikalen Afferenzen zum Solitariuskern (Pfaller u. Arvidsson 1988), der eine Schlüsselrolle bei der Koordination vagaler Motorik spielt, doch ist über die neuronale Reflexsteuerung der Larynxmotorik noch sehr wenig bekannt. Es liegen nicht genug experimentelle Daten vor, die eine Verbindung zervikaler Afferenzen mit neuronalen Elementen der Phonationssteuerung schlüssig nahelegen würden.

Zusammenfassend ist ein Einfluß der HWS auf alle Bereiche des Phonationsapparates, auf den subglottischen, den glottischen und den supraglottischen Bereich möglich. In Abhängigkeit der betroffenen Muskeln werden die *Klarheit/Reinheit* der Stimme (nur beim regelmäßigen, freien Schwingen der Stimmbänder möglich), die *Stimmhöhe* und der *Stimmklang* verändert. Vor allem aber zeigt sich eine Einschränkung der Leistungsfähigkeit der Stimme im *Tonhöhenumfang* (zwischen möglichst hohen und möglichst tiefen Tönen), in der *Stimmstärke* (möglichst laut – möglichst leise) und *nach Belastung der Stimme,* nach längerem Sprechen oder Singen.

6.4 Anamnese

Ein auslösendes Ereignis ist oft nicht erinnerlich. Anfänglich wird die Dysphonie oft nicht beachtet, und der betroffene Patient sucht erst einen Arzt auf, wenn die Stimme versagt. Ein HWS-Trauma oder ein Schädel-Hirn-Trauma kann eine vertebragene Dysphonie verursachen. Die übrige Symptomatik (Schwindelbeschwerden, Kopfschmerzen, Hörstörungen usw.) stehen hier oft im Vordergrund, so daß eine Stimmstörung dem Betroffenen erst Monate nach dem Unfall bewußt wird. Bei Begutachtungen muß der Untersucher aber auf die Stimme achten und nach subjektiven Beeinträchtigungen der Stimme fragen. Häufiger findet sich in der Anamnese die Angabe, daß eine Stimmstörung nach einer Intubationsnarkose oder nach einer Kehlkopfstützautoskopie aufgetreten ist. Anhaltende Stimmstörungen nach mikrochirurgischen Eingriffen trotz reizloser Stimmbandverhältnisse sind m. E. in vielen Fällen Ausdruck einer vertebragenen Dysphonie. Ursächlich sind 2 Faktoren anzuführen: Einerseits erfolgt bei der direkten Laryngoskopie eine maximale Überstreckung der HWS in relaxiertem Zustand, ein geradezu experimenteller Aufbau, um eine Kopfgelenkblockierung zu verursachen; zum anderen führt die operationsbedingte Irritation des Stimmbandes zu einer erhöhten Reagibilität auf neuromuskuläre Störungen.

6.4.1 Globus

Der Komplex der „Mißempfindungen im Halsgebiet" v. a. nach Stimmbelastung ist ein obligates Symptom jeder hyperfunktionellen Dysphonie (Kruse 1989). Dieses Globusgefühl ist bei der vertebragenen Dysphonie besonders ausgeprägt. Häufig ist der Globus und nicht die Stimmstörung Anlaß, den Phoniater oder HNO-Arzt aufzusuchen.

6.5 Befund

6.5.1 Manualbefund

Die vertebragene Dysphonie kann ursächlich auf eine fKGS zurückgeführt werden. Der Manualbefund der oberen HWS läßt *immer* ein funktionelles Defizit erkennen. (Es ist dies für die Diagnose der vertebragenen Dysphonie eine Conditio sine qua non.) Dieses funktionelle Defizit findet sich im Bereich der Kopfgelenke, d. h. zwischen Okziput und C 2/3. Bei einem einseitigen stroboskopischen Befund ist der Hauptbefund der HWS-Störung auf der gleichen Seite zu finden. Die häufige Kombination der Störung in den Gelenken O/C 1 und C 2/3 läßt eine Aussage nicht zu, bei welcher Störung eine vertebragene Dysphonie eher zu erwarten ist.

6.5.2 Stimmbefund

Die akustischen Symptome, die eigentliche Dysphonie, wie Heiserkeit, rauhe, unreine, belegte oder kloßige Stimme, werden anfangs oft nicht beachtet. In einem späteren

Stadium stellt sich infolge Ermüdungserscheinungen eine intensitätsschwache, belegte, dünne Stimme ein, die sich unter Belastung bis zur Aphonie verschlechtert.

Mittels der **Sonagraphie** kann eine Stimmstörung bildlich dargestellt werden. Die Sonagraphie stellt z. Z. die beste (wenn auch aufwendigste) Möglichkeit zur Analyse der Stimme dar. Im Sonagramm wird der Frequenzaufbau der Stimme und die Intensität der einzelnen Frequenzbänder aufgezeichnet. Die gesprochenen Vokale setzen sich aus der Grundfrequenz und 3 relativ konstanten Obertönen, den Formanten, zusammen. Darüber hinaus bestehen weitere Obertöne und Teiltöne, die den individuellen Stimmklang der Stimme ausmachen. Bei einer Heiserkeit sind nicht nur die einzelnen Formanten „verrauscht", es können auch „Rauschanteile" im Frequenzbereich oberhalb 6000 Hz beobachtet werden.

Wie in Abb. 12 erkennbar ist, kann durch die Sonagraphie auch der Therapieerfolg der Manualtherapie objektiviert werden. In Abb. 12 ist als Ausgangsbefund deutlich die „Verrauschung" aller Frequenzbänder und ein Rauschen bei 7000 Hz zu erkennen. Nach der Manualtherapie stellen sich die Frequenzbänder klar dar. Erkennbar ist auch, daß die für eine männliche Stimme zu hohe Grundfrequenz von 200 Hz auf 130 Hz gesenkt werden konnte (die Grundfrequenz der normalen männlichen Stimme liegt um 90–130 Hz).

Im **Phonetogramm** ist deutlich eine Einschränkung der frequenzbezogenen Dynamik der Singstimme zu erkennen. Der Singstimmumfang ist in der Tonhöhe und v. a. in der Intensitätsbreite eingeschränkt. Es fehlt das Piano, insbesondere der hohen

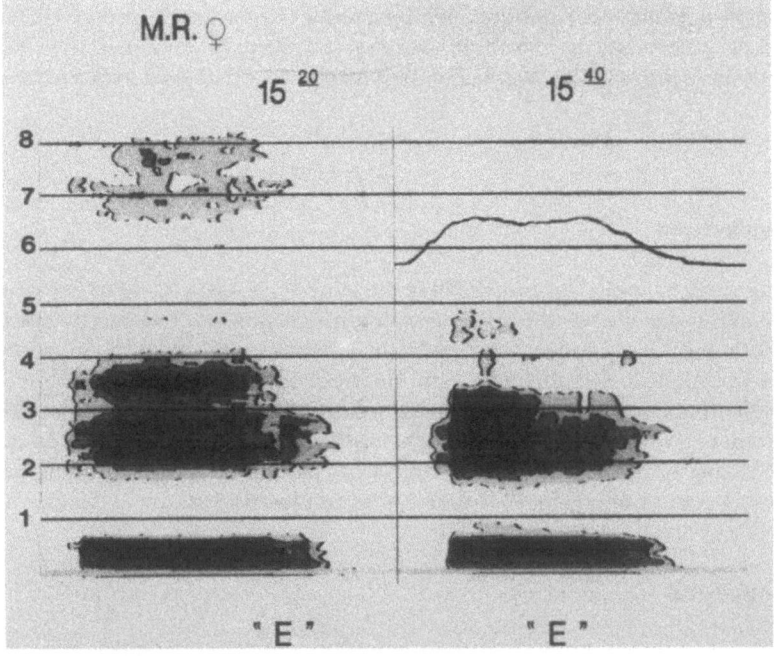

Abb. 12. Sonagramm vor und 30 min nach Manualtherapie

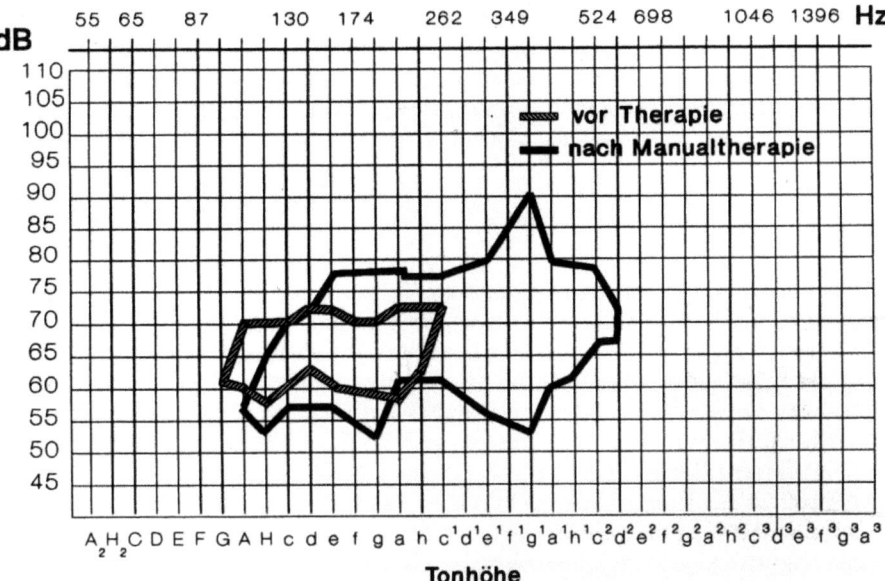

Abb. 13. Männliches Singstimmfeld vor und 30 min nach Manualtherapie

Töne. Es konnten Einschränkungen des Tonumfanges bis zu einer ganzen Oktave beobachtet werden. Vor allem von Sängern und Sängerinnen wird eine solche Einschränkung unangenehm empfunden.

In Abb. 13 ist deutlich die Einengung des Singstimmfeldes (Phonetogramm) zu erkennen. Durch die Manualtherapie konnte der Tonumfang nach unten um 1 Ganzton und nach oben um 4 ganze Töne verbessert werden. Für die Sprachmelodie ist es wichtig, daß auch die Dynamik zwischen laut und leise um 30 dB vergrößert wurde.

6.5.3 Laryngoskopie

6.5.3.1 Würgereflex

Der Würgereflex ist bei der vertebragenen Dysphonie besonders ausgeprägt und oft selbst mit einem Lokalanästhetikum kaum zu überwinden. Dies erklärt sich daraus, daß bei der vertebragenen Dysphonie der Würgereflex nicht durch eine sensible Hyperreagibilität der Schleimhäute im Zungengrundbereich bedingt wird, sondern durch eine Hyperreagibilität der Hypopharynx- und extralaryngealen Kehlkopfmuskulatur. In diesem Fall ruft bereits das weite Öffnen des Mundes und das Herausziehen der Zunge einen Würgereflex hervor. Die Manualtherapie der Kopfgelenke ist hier wirkungsvoller als eine Lokalanästhesie.

6.5.3.2 Verkippung der Epiglottis

Die Hypertonie der supra- und infrahyalen Muskulatur führt zu einer Dorsalverkippung der Epiglottis, wodurch der Kehlkopfeinblick bei der Laryngoskopie erheblich erschwert wird. Da bei der vertebragenen Dysphonie zur Phonation auch die extralaryngeale Muskulatur in besonderem Maße aktiviert wird, kann bei einigen Patienten auch eine paradoxe Verkippung der Epiglottis beobachtet werden: Bei der Phonation hoher Töne wird die Epiglottis unphysiologisch nach dorsal verkippt.

6.5.4 Stroboskopie

Mit der Stroboskopie ist man in der Lage, Schwingungsabläufe der Stimmbänder sichtbar zu machen, so daß eine Analyse der Stimmbandschwingung möglich wird. Wie bei allen hyperfunktionellen Dysphonien zeigt sich stroboskopisch eine Verkürzung der Schwingungsamplitude der Stimmbänder und eine Einschränkung bis zur Aufhebung der wellenförmig ablaufenden Schleimhautbewegung auf den Stimmbändern (Randkantenverschiebung). Dies gilt auch für die vertebragene Dysphonie, wenn der Pathomechanismus über die prälaryngeale Muskulatur erfolgt. Besonders eindrucksvoll ist das stroboskopische Bild aber, wenn die vertebragene Dysphonie Ausdruck einer Störung der neuromuskulären Steuerung der Stimmbänder ist. In diesen Fällen zeigt sich eine asynchrone Stimmbandschwingung, die bis zu einem einseitigen stroboskopischen Stimmbandstillstand (einseitige „stiffness") reichen kann. Ein solch einseitiger Befund ist für eine vertebragene Dysphonie pathognomonisch. Die Stroboskopie mit einer Videodokumentation bietet aber nicht nur in vielen Fällen ein entscheidendes Kriterium der vertebragenen Dysphonie, sie erlaubt darüber hinaus eine Dokumentation und Objektivierung des Therapieerfolges.

6.6 Therapie

Die vertebragene Dysphonie wird durch eine fKGS hervorgerufen. Dies bedeutet, daß mit der Manualtherapie eine kausale Behandlung durchgeführt werden kann. Bei akuten vertebragenen Dysphonien führt eine einmalige Manualtherapie zu einer anhaltenden Besserung oder Normalisierung des phoniatrischen Befundes. Dies kann durch die Videostroboskopie, die Sonagraphie und das Stimmfeld objektiviert werden. Leider finden Patienten mit einer vertebragenen Dysphonie oft erst nach Monaten den Weg zum Arzt, wenn die Dysphonie zu erheblichen Stimmproblemen geführt hat. Dies bedeutet, daß dann eine Kopfgelenkstörung seit vielen Monaten besteht, so daß eine längere intensive Manualtherapie erfolgen muß. In diesen Fällen muß dann die vertebragene Dysphonie einer kombinierten manualtherapeutischen *und* phoniatrischen Behandlung zugeführt werden. Wird dies beachtet, kann die Therapie der vertebragenen Dysphonie sehr erfolgreich sein.

Literatur

Albertus S (1984) Cervical vertebral problems as a cause of variations in the nystagmographic R-factor. Acta Otolaryngol (Stockh) 97: 27-32
Bankoul S, Neuhuber WL (1992) A direct projection from the medial vestibular nucleus to the cervical spinal dorsal horn of the rat as demonstrated by anterograde and retrograde tracing. Anat Embryol 185: 77-85
Barré JA, Liéou YC (1928) Le syndrome sympathique cervical postérieur. Schuler & Mink, Straßburg
Bärtschi-Rochaix W (1949) Migraine cervicale. Huber, Bern
Beck C (1983) Otalgie. HNO (Berlin) 31: 45-49
Benedetti-Valentini F, Gossetti B, Irace L (1985) Isolated symptomatic lesions of the vertebral artery: cure after surgical repair. Ital J Sci 15: 299-304
Biboulet T, Uziel A (1989) Le vertige positionel paroxytique bénigne. Les Cahiers d'ORL 24: 581-596
Biesinger E (1987) Diagnostik und Therapie des vertebragenen Schwindels. Laryngorhinootologie 66: 32-36
Biesinger E (1992) Der chronische Tinnitus im Zusammenhang mit funktionellen Störungen der Halswirbelsäule. In: Goebel G (Hrsg) Ohrgeräusche: Psychosomatische Aspekte des komplexen chronischen Tinnitus. Quintessenz, München
Biesinger E, Heiden C (1994) Ohrschmerz und Funktionsstörungen der Halswirbelsäule. HNO 42: 207-213
Bland J (1987) Disorders of the cervical spine. Saunders, Philadelphia London
Boenninghaus HG (1959) Ungewöhnliche Form der Hörstörung nach Lärmeinwirkung und Fehlbelastung der Halswirbelsäule. Z Laryngol Rhinol 38: 585-592
Boenninghaus HG, Mayer B (1959) Zervikalnystagmus nach Kopfgelenksverletzung. Laryngorhinootologie 64: 446-447
Boyle R, Pompeiano O (1980) Response characteristics of cerebellar interpositus and intermediate cortex neurons to sinusoidal stimulation of neck and labyrinth receptors. Neuroscience 5: 357-368
Brandt T, Büchele W (1983) Augenbewegungsstörungen. G. Fischer, Stuttgart
Bray PJ (1989) Click evoked otoacoustic emissions and the development of a clinical otoacoustic hearing test instrument. Inauguraldissertation, University College and Middlesex School of Medicine, London
Brodal A (1967) Anatomical organisation of cerebello-vestibulo-spinal pathways. Ciba Foundation, London
Brügel FJ, Schorn K (1991) Zervikaler Tinnitus nach HWS-Behandlung. Laryngorhinootologie 70: 321-325
Bruggencate ten GT (1984) Medizinische Neurophysiologie. Thieme, Stuttgart
Bruggencate ten GT, Taichmann R, Weller E (1975) Neuronal activity in the lateral vestibular nucleus of the cat. Pflügers Arch 360: 302-305
Brusis T (1978) Die Lärmschwerhörigkeit und ihre Begutachtung. Demeter, Gräfeling
Buchmann J (1980) Motorische Entwicklung und Wirbelsäulenfunktionsstörung. Manuelle Med 18: 37-39
Buchmann J, Bülow B (1983) Funktionelle Kopfgelenkstörungen bei Neugeborenen im Zusammenhang mit Lagereaktionsverhalten und Tonusasymmetrie. Manuelle Med 21: 59-62
Büttner U, Büttner JA, Henn V (1978) The vestibular thalamus; neurophysiological and anatomical studies in the monkey. In: Hood JD (ed) Vestibular mechanisms in health and disease. Academic Press, London, p 80-113
Decher H (1969) Die zervikalen Syndrome in der Hals-Nasen-Ohren-Heilkunde. Thieme, Stuttgart
Decher H (1975) Hörstörungen bei vertebro-basilärer Insuffizienz. Laryngorhinootologie 54: 728-734
Decher H (1976) M. Menière und zervikale Syndrome. Arch Otorhinolaryngol 212: 369-375
Dix MR (1983) Positional nystagmus of central type and its neural mechanism. Acta Otolaryng 95: 585-589
Doerr M, Thoden U (1988) Zervikal ausgelöste Augenbewegungen. In: Wolff H-D (Hrsg) Die Sonderstellung des Kopfgelenkes. Springer, Berlin Heidelberg New York Tokio, S 83
Doerr M, Thoden U (1994) Gibt es einen zervikogenen Schwindel. In: Kügelgen B (Hrsg) Neuroorthopädie 5. Springer, Berlin Heidelberg New York Tokio, S 227-234
Doerr M, Leopold HC, Thoden U (1981) Vestibulo-ocular-reflex, cervico-ocular-reflex and its interaction in active head movements. Arch Psychiatr Nervenkrankh 230: 117-127
Doerr M, Schmitt HJ, Thoden U, Köster W (1991) Tonic cervical stimulation: Does it influence eye position and eye movements in man? Acta Otolaryngol (Stockh) 111: 2-9
Domnick L (1956) Die zervikale Extensionsmassage. Neuralmedizin 1: 14-21
Domnick L (1965) Über die Beziehung der Halswirbelsäule zu Hals-Nasen-Ohren-Erkrankungen. Erfahrungsheilkunde 14: 585-592

Donevan AH, Neuber-Hess M, Rose PK (1990) Multiplicity of vestibulospinal projections to the upper cervical spine cord of the cat. J Comp Neurol 302: 1–14

Dutia MB (1991) The muscles and joints of the neck: their specialisation and role in head movement. Progr Neurobiol 37: 165–178

Dvorák J, Orelli F von (1982) Das Verhältnis der Komplikationen zu durchgeführten Manipulationen in der Schweiz. Schweiz Rdsch Med Prax 71: 64–69

Euzière J (1952) Le syndrome sympathique cervical postérieur, syndrome de Barré-Liéou. Rev Oto-Neuro-Ophthal 24: 22–27

Falkenau H (1977) Pathogenese und Chirotherapie des pharyngo-ösophagealen zervikalen Syndromes. Laryngorhinootologie 56: 466–471

Feldmann H (1992) Tinnitus. Thieme, Stuttgart

Feldmann H (1994) Das Gutachten des HNO-Arztes, 3. Aufl. Thieme, Stuttgart

Fitz-Ritson D (1985) The direct connection of the C 2 dorsal root ganglia in the macaca irus monkey. J Manipulative Physiol Ther 8: 147–156

Fredrickson JM, Schwarz D, Kornhuber HH (1965) Convergence and interaction of vestibular and deep somatic afferents upon neurons in the vestibular nuclei of cat. Acta Otolaryngol (Stockh) 61: 168–188

Friedrich G, Wolf G (1984) Prognostisch relevante Faktoren beim Hörsturz. HNO 32: 74–80

George G, Laurian C (1981) Occlusion de l'artère vertébrale. Neurochirurgie (Paris) 27: 167–175

Grüsser O, Gulding W, Lefèbre C (1989) Cortical representation of head in space movement and some psychophysical considerations. 2nd Symposium on Head Movement Control. 17.–20. Juli, Fontainebleau/France

Gundermann H (1981) Einführung in die Praxis der Logopädie. Springer, Berlin Heidelberg New York

Gutmann G (1968 a) Schulkopfschmerz und Kopfhaltung. Z Orthop 105: 497–502

Gutmann G (1968 b) Halswirbelsäule und HNO-Krankheiten. HNO 16: 289–293

Gutmann G (1982) Die funktionelle Pathologie und Klinik der Wirbelsäule. Bd 1/2: Die Halswirbelsäule. G. Fischer, Stuttgart

Gutmann G, Biedermann H (1984) Die Halswirbelsäule. In: Gutmann G (Hrsg) Funktionelle Pathologie und Klinik der HWS. Bd 1/2. G. Fischer, Stuttgart

Habermann G (1986) Stimme und Sprache, 2. Aufl. Thieme, Stuttgart,

Hamann KF (1985) Kritische Anmerkungen zum sog. zervikogenen Schwindel. Laryngorhinootologie 64: 156–157

Hamann KF (1994) Diskussionsbeitrag. Eur Arch Otorhinolaryngol (Suppl) II: 220

Häusler R, Pampurik J (1989) Die chirurgische und die physiotherapeutische Behandlung des benignen paroxysmalen Lagerungsschwindels. Laryngorhinootologie 68: 342–346

Hédon E (1896) – zit. bei Luchsinger u. Arnold 1970, S 429

Herrschaft H (1970) Die Zirkulationsstörung der Arteria vertebralis. Arch Psychiatr Nervenkrankh 213: 22–28

Herrschaft H (1971) Die Beteiligung der A. vertebralis bei Schleuderverletzung der HWS. Arch Orthop Unfall-Chirurg 71: 248–252

Hikosaka O, Maeda M (1973) Cervical effects on abducens motoneurons and their interaction with vestibulo-ocular reflex. Exp Brain Res 18: 512–530

Hofferberth B (1984) Otoneurologische Befunde bei vertebro-basilärer Insuffizienz. Thieme, Stuttgart

Holtmann S, Reimann V (1989) Zervikale Afferenzen und ihre Einbindung in die Gleichgewichtsregulation. Laryngorhinootologie 68: 72–77

Holtmann S, Reimann V, Beinert U (1988) Quantifizierung der Reizparameter beim Halsdrehtest. Laryngorhinootologie 68: 460–464

Hörmann K, Weh L, Fritz W, Borner U (1989) Hörsturz und kraniozervikaler Übergang. Laryngorhinootologie 68: 456–461

Hoth S, Bönnhoff S (1993) Klinische Anwendung der transitorisch evozierten otoakustischen Emissionen zur therapiebegleitenden Verlaufskontrolle. HNO 41: 135–145

Hülse M (1983) Die zervikalen Gleichgewichtsstörungen. Springer, Berlin Heidelberg New York

Hülse M (1988) Zervikale Gleichgewichtsstörungen. In: Wolff H-D (Hrsg) Die Sonderstellung des Kopfgelenkbereiches. Springer, Berlin Heidelberg New York Tokio

Hülse M (1990 a) Nicht gleich auf „Zervikalsyndrom" tippen. Therapiewoche 40: 1924–1929

Hülse M (1990 b) Objektivierung einer durch Halstorsion provozierten Sehstörung. Manuelle Med 28: 23–17

Hülse M (1991 a) The cervical Dysequilibrium. In: Haid CT (ed) Vestibular diagnosis and neuro-otosurgical management of the skull base. Demeter, Gräfeling

Hülse M (1991 b) Zervikale Dysphonie. Folia Phoniatrica 43: 181–196

Hülse M (1991 c) Die funktionelle Dysphonie nach Halswirbelsäulentrauma. Laryngorhinootologie 70: 599–603

Hülse M (1992) Die zervikale Dysphonie. Manuelle Med 30: 66-73
Hülse M (1993) Die zervikale Hörstörung. Eur Arch Otorhinolaryngol (Suppl II): 143-144
Hülse M (1994 a) Die zervikogene Hörstörung. HNO 42: 604-613
Hülse M (1994 b) Der zervikogene Schwindel. In: Stoll W (Hrsg) Schwindel und schwindelbegleitende Symptome. Springer, Wien New York, S 55-68
Hülse M, Keilmann A (1991) Das Hörvermögen nach Ausschaltung des N. vertebralis. Eine Langzeituntersuchung. Laryngorhinootologie 70: 316-320
Hülse M, Kollar A, Ganzer U (1988) Zum Einfluß der oberen Halswirbelsäule auf das Hörvermögen. Laryngorhinootologie 67: 501-505
Ito K, Kamiya H, Mitani A, Yasui A, Takada M, Mizuno N (1987) Direct projections from the dorsal column nuclei and the spinal trigeminal nuclei to the cochlear nuclei in the cat. Brain Res 400: 145-150
Jäckel M (1992) Funktionelle cervikogene Dysphonien. Folia Phoniatrica 44: 33
Jansen J (1993) Symptomatik nach Verletzungen der oberen HWS. Nervenheilkunde 12: 230-232
Jongkees LBW (1969) Cervical vertigo. Laryngoscope 79: 1473-1479
Jung A, Vierling JP, Lohr AH (1966) Les troubles auriculaires. Arch Otorhinolaryngol 212: 374-380
Kehr P (1985) Die Chirurgie der A. vertebralis bei unkarthrotischen und posttraumatischen Cervicalsyndromen. In: Gutmann G (Hrsg) Arteria vertebralis. Springer, Berlin Heidelberg New York, S 257-271
Kemp DT, Ryan S, Bray P (1990) A guide to the effective use of otoacoustic emissions. Ear Hearing 11: 93-105
Kiml J (1965) Recherches experimentales de la dysphonie spastique. Folia Phoniatrica 17: 241-301
Kittel G (1969) Die Kehlkopfdystonie bei verstärkter Schilddrüsenaktivität. Folia Phoniatrica 21: 39-45
Kittel G (1986) Vegetative Kehlkopfdystonie. Sprache Stimme Gehör 14: 1-3
Kobayashi Y, Yagi T, Kamio T (1986) Cervico-vestibular interaction in eye movements. Auris Nasus Larynx 13 (Suppl 2): 87-95
Kondziella W (1983) Zervikales Globusgefühl. Manuelle Med 21: 51-57
Kopp S, Plato G (1995) Pilotstudie zur Beeinflussung der Unterkieferlage durch den funktionellen Zustand der HWS. Manuelle Med 33: 38
Kornhuber HH (1976) Diskussionsbemerkung. Arch Otorhinolaryngol 212: 374
Krausová L, Krejcová H, Novotny J (1968) Otoneurologische Symptomatologie bei dem Cervicocranialsyndrom vor und nach Manipulationstherapie. Manuelle Med 6: 25-31
Krogdahl T, Torgersen O (1940) Uncovertebralgelenke und die Arthrosis uncovertebralis. Acta Radiol (Stockh) 21: 231-239
Kruse E (1989) Differentialdiagnostik funktioneller Stimmstörungen. Folia Phoniatrica 41: 1-9
Kunert W (1975) Wirbelsäule und Innere Medizin, 2. Aufl. Enke, Stuttgart
Landeau (1954) - zit. bei Luchsinger u. Arnold 1970, S 429
Lenarz T (1992 a) HWS-Syndrom - Kann das zu einem Hörsturz führen? Medical Tribune 18 (30.04.92), p 14
Lenarz T (1992 b) Epidemiologie des Tinnitus. In: Feldmann H (Hrsg) Tinnitus. Thieme, Stuttgart, S 71-75
Lenarz T (1994) Otoakustische Emissionen. Dtsch Ärztebl 91: 1414-1419
Lewit K (1977 a) Manuelle Medizin, 2. Aufl. Urban & Schwarzenberg, München
Lewit K (1977 b) Pathomechanismen des zervikalen Kopfschmerzes. Psychiatr Neurol Med Psychiol (Leipzig) 29: 261-269
Lewit K (1992) Manuelle Medizin. Barth, Leipzig Heidelberg
Liedgren C, Ödquist L (1979) The morphological and physiological basis for vertigo of cervical origin. Proc Neuroequilibrium Soc: 567-587
Lindner H (1986) Zur Chronifizierung posttraumatischer Zustände der Halswirbelsäule und der Kopfgelenke. Manuelle Med 24: 77-80
Luchsinger R, Arnold G (1970) Handbuch der Stimm- und Sprach-Heilkunde, 3. Aufl. Bd 1. Springer, Wien New York
Minor RH, Kearns TP, Millikan CH, Siekert RG, Sayre GP (1989) Ocular manifestations of occlusive disease of the basilar arterial system. Arch Ophtalmol 62: 112-119
Mohr U, Schimek JJ (1984) Fusionsstörungen des Auges als Folge vertebragener Funktionsstörungen. Manuelle Med 22: 2-4
Moser M (1985) Objektivierung von HWS-Schwindel durch Zervikalnystagmus. Arch Ohr Nase Kehlkopf Heilkd (Suppl II): 124-125
Neuhuber WL, Bankoul S (1992) Der „Halsteil" des Gleichgewichtsapparats - Verbindung zervikaler Rezeptoren zu Vestibulariskernen. Manuelle Med 30: 35-39
Neuhuber WL, Zenker W (1989) The central distribution of cervical primary afferents in the rat, with emphasis on proprioceptive projections to vestibular, perihypoglossal and upper thoracic spinal nuclei. J Comp Neurol 280: 231-253
Neuhuber WL, Zenker W, Bankoul S (1990) Central projections of cervical primary afferents in the rat.

In: Zenker W, Neuhuber WL (eds) The primary afferent neuron. Plenum Press, New York, pp 173–188

Neundörfer B (1988) Vertebrobasiläre Insuffizienz versus Syndrom der Kopfgelenke. In: Hohmann D, Kügelgen B, Liebig K (Hrsg) Neuroorthopädie 4. Springer, Berlin Heidelberg New York Tokio, S 118–125

Ödkvist LM, Liedgren SRC, Larsby B, Jerlvall L (1975) Vestibular and somatosensory inflow to the vestibular projection area in the postcruciate dimple region of the cat cerebral cortex. Exp Brain Res 22: 185–191

Oosterveld WJ (1991) Electronystagmografic findings following cervical whiplash injuries. Acta Otolaryngol (Stockh) 111: 201–205

Oosterveld WJ, Kortschot HW, Kingma GG, de Jong HAA, Saatci MR (1991) Electronystagmographic findings following cervical whiplash injuries. In: Haid CT (ed) Vestibular diagnosis and neurootosurgical management of the skull base. Demeter, Gräfeling, pp 131–134

Paal G (1981) Therapie der Hirndurchblutungsstörungen. edition medizin, Weinheim

Pahn J, Friemert K (1988) Differentialdiagnostische und terminologische Erwägungen bei sog. funktionellen Störungen im neuropsychiatrischen und phoniatrischen Fachgebiet. Folia Phoniatrica 40: 162–167

Pang LQ (1971) Peitschenschnurschädigungen aus otologischer Sicht. Laryngoscope 81: 1381–1386

Patijn J, Kingma H, Pijnenberg H, Paquay Y, Dolmans M (1994) Der Zervikalnystagmus und die manuelle Medizin. Manuelle Med 32: 81–90

Pfaller K, Arvidsson J (1988) Central distribution of trigeminal and upper cervical primary afferents in the rat. J Comparative Neurology 268: 91–108

Plato G (1989) Treatment of herpes zoster with atlas impulse therapy according to Arlen. J Man Med 4: 111

Probst R (1990) Otoacoustic emissions: an overview. Adv Otorhinolaryngol 44: 1–91

Rosselet E (1973) Troubles circulatoires vertébro-basilaires. Ophthalmologica 167: 288–298

Rubin W (1973) Peitschenhiebverletzungen mit vestibulärer Beteiligung. Arch Otolaryngol 97: 85–89

Sauer H (1988) Halsbedingte myoneuralgische Irritationsbeschwerden, ein Vorschlag zur Therapie durch den HNO-Arzt. Laryngorhinootologie 67: 96–101

Sauer H (1994) Das Postmassagesyndrom. Eur Otorhinolaryngol (Suppl II): 221–222

Scherer H (1985) Halsbedingter Schwindel. Arch Otorhinolaryngol (Suppl II): 107–123

Scherer H (1990) Differentialdiagnose der Gleichgewichtserkrankungen. In: Naumann HH (Hrsg) Differentialdiagnostik in der HNO-Heilkunde. Thieme, Stuttgart

Schimek JJ (1988) Obere Halswirbelsäule und Ophthalmologie. In: Wolff H-D (Hrsg) Die Sonderstellung des Kopfgelenkbereiches. Springer, Berlin Heidelberg New York Tokio, S 111–116

Scholtz JH, Buchmann J, Sievert U (1988) Erweiterte Fahndung nach Zervikalnystagmus. HNO Prax 13: 3–8

Segschneider (1994) Diskussionsbemerkung Eur Arch Otorhinolaryngol (Suppl II): 222

Seifert K (1982) Zur Bedeutung der manuellen Medizin für Hals-, Nasen-, Ohrenheilkunde. HNO 30: 431–436

Seifert K (1987) Peripher-vestibulärer Schwindel und funktionelle Kopfgelenkstörung. HNO 35: 363–371

Seifert K (1988) Obere HWS und Globusgefühl. In: H-D Wolff (Hrsg) Die Sonderstellung des Kopfgelenkbereiches. Springer, Berlin Heidelberg New York Tokio, S 103–110

Seifert K (1989) Das sogenannte Globussyndrom. Therapiewoche 39: 3123–3129

Seifert K (1990) Zur Differentialdiagnose und Therapie des vertebragenen Schwindels. Laryngorhinootologie 69: 394–397

Seifert K (1994) Funktionelle Störungen der Halswirbelsäule. In: Naumann HH, Helms J, Herberhold C, Kastenbauer E (Hrsg) Otorhinolaryngologie in Klinik und Praxis. Thieme, Stuttgart, S 256–270

Sonninen AA (1956) The role of the external laryngeal muscles in length-adjustment of the vocal cords in singing. Acta Otolaryngol (Stockh) Suppl 130

Spoendlin H (1988) Neural anatomy of the inner ear. In: Jahn AF, Santos-Sacchi J (eds) Physiology of the ear. Raven Press, New York, pp 201–219

Sundberg J (1994) Die Akustik der Singstimme. Symposium des Nordkollegs Rendsburg: „Stimme. Ein Phänomen und seine Facetten". Rendsburg, 30.09.–02.10.94

Svatko LG, Ivanichev GA, Sobol I (1987) Manual therapy of impaired hearing associated with cervical spine pathology. Vestnik Otoringolaringol (Moskau) 2: 28–31

Terrahe K (1985) Das zervikokraniale Syndrom in der Praxis des HNO-Arztes. Laryngorhinootologie 64: 292–299

Thoden U, Doerr M, Leopold HC (1983) Motion perception of head or trunk modulates cervico-ocular reflex. Acta Otolaryngol (Stockh) 96: 9–14

Thost A (1925) Die Erkrankungen der Halswirbelsäule. Z Hals Nasen Ohrenheilkde 12: 293–298

Tilscher H (1978) Gesichtsschmerz und Halswirbelsäule. MMW 120: 661–663
Ungerecht K (1978) Oesophagus. In: Berendes J, Link R, Zöllner F (Hrsg) HNO in Praxis und Klinik, Bd 3, Kap 15. Thieme, Stuttgart
Vilkman E, Karma P (1989) Vertical hyoid bone displacement and fundamental frequency of phonation. Acta Otolaryngol (Stockh) 108: 142–151
Walker EA (1965) The vertebro-basilar arterial system and internal auditory arteriography. Laryngoscope 75: 369–374
Weinberg RJ, Rustioni A (1987) A cuneocochlear pathway in the rat. Neuroscience 20: 209–219
Weingart J, Bischoff HP (1995) Farbduplexsonographie-Untersuchung der Arteria vertebralis unter Berücksichtigung von chirotherapeutisch relevanten Positionen des Kopfes. Manuelle Med 33: 40
Wissen-Siegert I, Welkoborsky HJ (1990) Aussagekraft und Stellenwert neurologischer, serologischer, internistischer und orthopädischer Untersuchungen in der Routinediagnostik des Hörsturzes. Laryngorhinootologie 69: 140–144
Wolff H-D (1983) Neurophysiologische Aspekte der manuellen Medizin. Springer, Berlin Heidelberg New York
Wolff H-D (1988) Die Sonderstellung des Kopfgelenkbereiches. Springer, Berlin Heidelberg New York Tokio
Wolff H-D (1995) Auch das Bewegungssegment C 2/3 ist eine Übergangsregion. Manuelle Med 33: 39
Zenker W (1958) Anatomische Probleme zum Spannmechanismus der Stimmlippen. Monatsschr Ohrenheilkde: 801–807
Zenker W (1988) Anatomische Überlegungen zum Thema Nackenschmerz. Schweiz Rundschau Med (Praxis) 77: 333–339
Zenner HP (1986) Motile response in outer hair cells. Hearing Res 22: 833–90
Zenner P (1987) Die Schleuderverletzung der Halswirbelsäule und ihre Begutachtung. Springer, Berlin Heidelberg New York Tokio

KAPITEL V

Neuropsychologische Aspekte der Beschleunigungsverletzung der HWS

M. Keidel, G. Di Stefano, U. Kischka, B.P. Radanov, C. Schäfer-Krajewski

Es ist ein allgemeiner Erfahrungswert, daß Patienten mit einem posttraumatischen Syndrom nach Schädel-Hirn-Trauma (SHT) oder „einfacher" Beschleunigungsverletzung der HWS (HWS-BV) ohne direkte Kontaktverletzung des Schädels neben Kopfschmerz, Nackenschmerz und initialen vegetativen Störungen wie Übelkeit, Brechreiz und Schwindel häufig auch über begleitende neurasthenische Beschwerden klagen [9, 10, 18, 19, 26, 27, 28, 29, 35, 39, 43, 62]. Dies sind vorwiegend Störungen des Leistungsbereichs, der Stimmung, der Affektivität, des Antriebs und der Befindlichkeit, die die berufliche Leistungsfähigkeit und die psychosoziale Anpassung wesentlich beeinträchtigen können und deswegen aus medizinischer und versicherungstechnischer Sicht wesentliche Aspekte einer HWS-Distorsion darstellen [3, 59, 84]. Im einzelnen werden u. a. angegeben: Beeinträchtigung von Konzentration, Aufmerksamkeit, Auffassung, Gedächtnis, Merkfähigkeit und Arbeitstempo, zudem rasche Erschöpf- und Ermüdbarkeit bei subjektiv beeinträchtigten kognitiven und intellektuellen Fähigkeiten, verminderter Spannkraft und Initiative, außerdem mitunter depressive Verstimmung, Affektlabilität, Dysphorie und Störungen des Allgemeinbefindens mit orthostatischer und/oder hormoneller Dysregulation oder Ein- bzw. Durchschlafstörungen. Nach Untersuchungen der Essener Arbeitsgruppe geben nahezu zwei Drittel (60 %) der Patienten in der Akutphase nach einer leichtgradigen HWS-BV (n= 80) neurasthenische Beschwerden an (Abb. 1) [29, 30, 25, 36]. Defizite im Leistungsbereich werden von 56 %, vegetative Störungen von 75 % und depressive Verstimmung von 62 % der Patienten angegeben [25, 29]. Die prozentualen Häufigkeiten neurasthenischer Beschwerden mit neuropsychologischen, depressiven oder vegetativen Auffäl-

---

Herrn Kollegen Dr. Wolff gebührt ganz besonderer Dank und Anerkennung, daß er es ermöglicht hat, daß sich die Kollegen im deutschsprachigen Raum, die sich mit dem Gebiet der neuropsychologischen Folgen nach einer HWS-BV wissenschaftlich beschäftigen, zu einem so überaus fruchtbaren und anregenden Gedankenaustauch zusammenfinden konnten. Der hierbei reflektierte gegenwärtige Erkenntnisstand wurde in der vorliegenden Übersichtsarbeit zusammengefaßt. Die Koautoren sind in alphabetischer Reihung aufgeführt. Frau Schäfer-Krajewski hat das gedankliche Schwergewicht auf den Bereich „Aufmerksamkeits- und Konzentrationsstörungen", Herr Di Stefano auf den Abschnitt „Gedächtnis" und Herr Radanov auf die „Psychosozialen Faktoren" der HWS-BV gelegt. Herr Kischka hat sich in der Diskussion mit der Pathogenese der traumabedingten neuropsychologischen Defizite besonders bezüglich der zerebralen Organisation auseinandergesetzt.

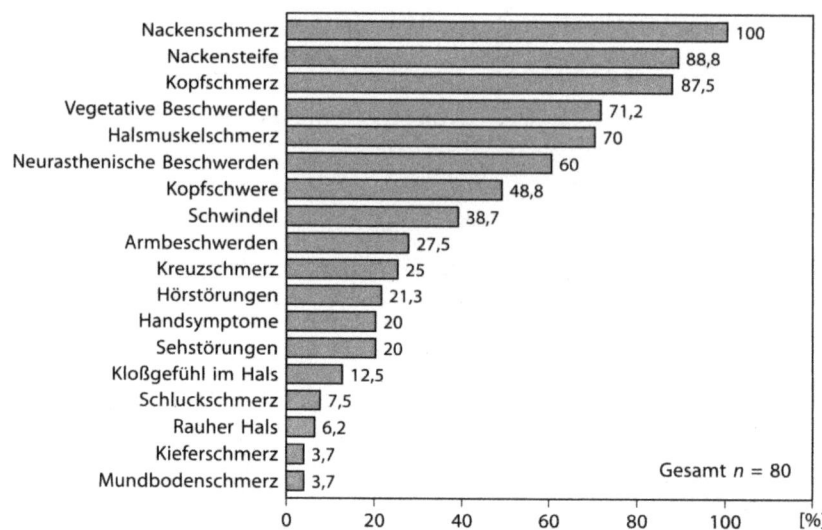

Abb. 1. Barographische Darstellung der prozentualen Häufigkeit der posttraumatischen Beschwerden in der Akutphase nach einer Beschleunigungsverletzung der HWS (in absteigender Häufigkeit von oben nach unten). (Aus Keidel 1995 [25])

ligkeiten schwanken in Abhängigkeit von den Selektionskriterien der Stichprobe und dem posttraumatischen Untersuchungszeitpunkt zwischen 3 und 68 % [12, 39, 43, 52, 56, 78].

Da sich die neuropsychologischen Störungen bei HWS-BV und Commotio cerebri (SHT I) meist nicht mit bildmorphologisch objektivierbaren Substanzdefekten im kranialen CCT oder NMR in Beziehung setzen lassen und korrespondierende Auffälligkeiten in der funktionellen Bildgebung (PET, SPECT) noch nicht allgemein bestätigt sind [40] wird nicht selten von einem pseudoneurasthenischen Syndrom ausgegangen, das bei zu Grunde liegender Unfallneurose funktionell („psychogen") bedingt ist, einer aggravatorischen Begehrenshaltung zur Durchsetzung von Entschädigungsansprüchen entspringt oder durch Rechtsberatung als Simulationshaltung induziert wurde [14, 21, 53]. In diesem Kontext sind neuropsychologische Untersuchungen, die die geklagten Störungen im Leistungsbereich (test-)apparativ überprüfbar objektivieren, zur Beurteilung und Diskussion des neurasthenischen Symptomkomplexes von essentieller Bedeutung.

Der vorliegende Beitrag soll deshalb an Hand jüngerer Literaturberichte einen Überblick über den derzeitigen Kenntnisstand bezüglich neuropsychologischer Auffälligkeiten nach einer HWS-BV geben. Die Ausführungen sind entsprechend den folgenden Teilbereichen gegliedert: Konzentration und Aufmerksamkeit; Gedächtnis; Kognition; psychosoziale Faktoren. Hierbei werden eigene Untersuchungsergebnisse der Autoren eingebunden. Erklärungsansätze bzw. Denkmodelle der Pathogenese neuropsychologischer Defizite nach HWS-BV werden diskutiert und abschließend klinisch und forensisch relevante Schlußfolgerungen gezogen.

1 Konzentrations- und Aufmerksamkeitsstörungen

Die Begriffe Konzentration und Aufmerksamkeit werden im deutschen Sprachraum sowohl im allgemeinen Sprachgebrauch als auch in der wissenschaftlichen Terminologie häufig synonym verwendet. Wenn Unterscheidungen vorgenommen werden, wird eher hinsichtlich des Intensitätsgrades als hinsichtlich eines grundlegenden Qualitätsunterschieds differenziert. So wird Konzentration oft als eine spezifische Form der Aufmerksamkeit, als eine Gipfel- oder Steigerungsform betrachtet, die sich im wesentlichen durch Willkürlichkeit und stärkere Fokussierung auszeichnet.

Bei der testpsychologischen Erfassung der Konzentration können je nach Aufgabenstellung und Reaktionsweise 3 Arten von Konzentrationstests unterschieden werden [67, 77]. Die 1. Gruppe nutzt eine hochautomatisierte geistige Tätigkeit, um die Konzentrationsfähigkeit zu erfassen (z. B. Revisionstest, Konzentrationsleistungstest). Die 2. Gruppe erfaßt die Konzentrationsfähigkeit bei leichten Routineaufgaben. Diese sog. „Durchstreichtests" enthalten Reihen von Zeichen (Buchstaben, Zahlen, Figuren) in verschiedenen Variationen. Die Aufgabe des Probanden besteht darin, unter Zeitdruck möglichst viele Figuren aufzufinden und durchzustreichen (z. B. d2-Test, Bourdon-Test). Die 3. Gruppe enthält Selektions- und Sortieraufgaben, die eine kategoriale Zuordnung der Vorlagen verlangen (z. B. Konzentrationsverlaufstest). Neben diesen „reinen" Konzentrationstests gibt es schließlich noch Verfahren, die eher komplexe Aufmerksamkeits- und Konzentrationsleistungen erfordern. Zu dieser Gruppe gehören z. B. der Trail-making-Test (Teil B), der die kognitive Informationsverarbeitungsgeschwindigkeit für visuell dargebotene Informationen erfaßt, der PASAT, der die geteilte Aufmerksamkeit für auditiv dargebotene Informationen beansprucht, und der FWIT, der Nomination, das allgemeine Aktionstempo sowie Selektivität bzw. Interferenzneigung erfaßt.

Konzentrationsstörungen nach einem Schleudertraumen der HWS nehmen eine wichtige Stellung in dem breitgefächerten posttraumatischen Symptomkomplex ein. Viele Patienten klagen noch Monate oder Jahre nach einem Schleudertrauma über eine rasche Ermüdbarkeit und konzentrative Einbußen in Form eines rapiden Absinkens der Konzentrationsfähigkeit, insbesondere bei längerdauernder kognitiver Beanspruchung, aber auch bei alltäglichen Routinetätigkeiten.

Eine Reihe publizierter Studien hat sich mit der psychodiagnostischen Objektivierung und Bewertung dieser posttraumatischen Aufmerksamkeits- und Konzentrationsstörungen auseinandergesetzt. Berstad et al. [2] berichteten schon 1975 von Leistungseinbußen im Trail-making-Test sowie in der Psychomotorik (Schnelligkeit und Genauigkeit). Caprez [6] fand 1986 bei „Schleudertraumapatienten" Defizite im konzentrativen Bereich bei völlig intakten kortikalen, höheren Denkfunktionen. Perret [54] beschrieb 1987 auffällige Aufmerksamkeitslücken. Tabelle 1 bietet einen Überblick über die neueren relevanten neuropsychologischen Untersuchungen.

Insgesamt scheinen direkt nach dem Unfall v. a. die einfachen Reaktionsleistungen und die Konzentrationsleistungen bei leichten Routineaufgaben beeinträchtigt zu sein [12, 24, 82]. Keidel et al. [31] konnten 1992 bei Patienten mit leichtgradiger HWS-BV ohne neurologische Defizite und knöcherne Verletzung der HWS direkt nach dem Unfall keine interindividuell reduzierten Leistungen im konzentrativen Bereich finden. In der Längsschnittbeobachtung zeigte sich jedoch, daß die kurz nach dem Unfall im interindividuellen Vergleich gefundenen normentsprechenden Konzentrations- und Aufmerksamkeitsleistungen durchaus eine signifikante Besserung im Verlauf von

Tabelle 1. Vergleichende Darstellung der Ergebnisse relevanter Untersuchungen über neuropsychologische Defizite nach HWS-BV. (Nach Krajewski; mod. und erweitert nach Freihoff, in Vorbereitung [15])

Autoren, Jahr, Fallzahl	Alter und Geschlecht	Gruppenmerkmale/ Auswahlkriterien	Untersuchungszeitpunkte	Kontrollgruppe
B. P. Radanov, G. Di Stefano, A. Schnidrig, P. Ballinari, 1993, n = 92, prospektiv	Alter: 30,9 Jahre 55 Frauen 37 Männer	randomisierte Patientengruppe (Rundbriefe an Praktiker der Region), Aufnahmekriterien: Schleudertraume ohne Schädelverletzung oder Veränderung des Bewußtseins, deutsche Muttersprache, Alter bis 55 Jahre	T1: im Schnitt 7,2 Tage T2: 6 Monate	nach 6 Monaten Aufteilung der Patienten in symptomatische (n = 28, Alter: 35,3 Jahre, m.: 9, w: 19) und asymptomatische Gruppe (n = 64, Alter: 28,9 Jahre, m: 28, w: 36)
B.P. Radanov, M. Sturzenegger, G. Di Stefano, A. Schnidrig, M. Mumenthaler, 1993, n = 117, prospektiv	keine Angaben	Schleudertrauma der HWS nach Hirsch et al., keine Wirbeldislokation oder Frakturen, keine unfallbedingten Bewußtseinsveränderungen, deutsche Muttersprache, Alter bis 55 Jahre	T1: im Mittel 7,2 Tage nach dem Trauma (+/- 4,2) T2: nach 3 Monaten T3: nach 6 Monaten T4: nach 12 Monaten	Einteilung der Patienten über die Folgeuntersuchungen in symptomatische und asymptomatische Gruppe und Vergleich untereinander
A. Huber, H. Beran, J. Trenkler, A. Haager, A. Witzmann, J. Fischer, 1993, n = 62, prospektiv	Alter: m: 33,0 Jahre +/- 11,7 w: 30,9 Jahre +/- 11,5 31 Frauen 31 Männer	ausschließlich Auffahrunfälle, ausschließlich Patienten aus dem vorderen Kfz, Nackenstützen und Sicherheitsgurte stets vorhanden bzw. angelegt, stets Heckkollisionen mit 30 km/h	T1: „wenige Tage" nach dem Unfall T2: 6 Monate später	nein
T.M. Ettlin, U. Kischka, S. Reichmann, E. W. Radii, et al., 1992, n = 21, prospektiv	Alter: m: 28,4 Jahre w: 29,3 Jahre 18 Frauen 3 Männer	ausschließlich Kfz-unfälle, kein direktes Schädeltrauma 14 Patienten nahmen zu Untersuchungszeitpunkten keine Medikamente ein; 7 Patienten nahmen Muskelrelaxanzien, Schmerzmittel oder antiinflammatorische Substanzen ein	Erstuntersuchung: zwischen 3 und 7 Tagen nach Unfall T2: nach 3 Monaten (n = 15 Patienten) T3: nach 24 Monaten (n = 4 Patienten)	Kontrollgruppe aus Normalpersonen (anamnestisch ohne Schleudertrauma oder andere neurologische Dysfuktion); alters-, geschlechts-, bildungs- und berufsstandsgematched

Formale Testverfahren	neuropsychologische Parameter	Ergebnisse
Persönlichkeitsprofil (FPI), BfS, Aufmerksamkeitsspannen (Zahlennachsprechen und Corsi-Block-tapping, ZVT, Trail making test (Teil A+B), PASAT (Paced auditory serial addition task), California verbal learning test (Münchener Version), selbstgeschätzte kognitive Beeinträchtigung (CFQ)	einfache und komplexe Aufmerksamkeit, Lern- und Gedächtnisleistung, selbstgeschätzte kognitive Beeinträchtigung, Persönlichkeitsprofil	T1: qualitative Lern- und Gedächtnisleistung wie auch komplexe Aufmerksamkeitsleistung ist bei beiden Gruppen im Normbereich ohne signifikanten Unterschied zwischen den Gruppen; bei komplexeren Aufmerksamkeitsleistungen „beinahe" pathologische Werte beider Gruppen, wobei die symptomat. Gruppe nicht signifikant schlechter ist. CFQ: symptomat. Gruppe signifikant schlechter zur asymptomat. Gruppe, beide jedoch im Normbereich. T2: Ergebnisse aller Tests bei beiden Gruppen im Normbereich, symptomatische Gruppe besonders bei Tests der komplexeren Aufmerksamkeit schlechter (signifikant schlechter beim PASAT), Erholung beim BfS und CFQ, doch symptomatische Gruppe weiterhin schlechter (nicht signifikant). Schlechtere Ergebnisse der symptomatischen Gruppe teilweise durch Medikation.
Freiburger Persönlichkeitsinventar (FPI), Befindlichkeitsskala (BfS), Selbsterfassungsbogen kognitive Leistungsfähigkeit (CFQ)	Persönlichkeitsdimensionen, allgemeine Befindlichkeit, kognitive Leistungen	76% der Patienten hatten sich bei den Nachfolgeuntersuchungen voll erholt; Beeinträchtigung der allgemeinen Befindlichkeit und der selbstgeschätzten kognitiven Leistungsfähigkeit steht in engen Zusammenhang mit den somatischen Beschwerden; initiale Beeinträchtigung der Aufmerksamkeit mit guter Erholung teilweise durch eingenommene Medikation erklärbar; signifikant verzögerte Erholung nach 12 Monaten bei einer Kombination folgender initial erhobener Variablen: höheres Alter, höhere Intensität der Nacken- u. Kopfschmerzen, Zeichen radikulärer Reizung, Schlafstörungen, prätraumatische Kopfschmerzen, früheres SHT, höherer Wert der Skala „Nervosität" und tieferer Wert der Skala „Neurotizismus" des FPI
revidierte Form des FPI	Skalen des FPI: Lebenszufriedenheit, körperliche Beschwerden, Gesundheitssorgen, Offenheit, Emotionalität	kein signifikanter Unterschied zwischen T1 und T2; es wurden nur die Ergebnisse aus T2 zur statistischen Auswertung herangezogen: die errechneten Durchschnittswerte der Stanine lagen im Bereich der statistischen Mittelwerte ohne signifikante geschlechtsspezifische Unterschiede
simple motor reaction time, Wechsler's mental control and digits foreward, Corsi's block trapping foreward, Stroop Test II, Brickenkamp's "d2", Wechsler's digits backward, associate learning and recall of a story, Corsi's block trapping backward, Benton's labyrinth, recall of the Rey-Osterreith complex figure, mental arithmetic, Wechsler's picture arrangement and picture completion, Stroop Test III, LPS 9+10	Aufmerksamkeit, Konzentration, verbales und visuelles Gedächtnis, höhere kognitive Funktionen	T1: signifikante Unterschiede zwischen Patienten- und Kontrollgruppe vorwiegend in den Tests bezüglich Aufmerksamkeit und Konzentration: 20 von 21 Patienten zeigten eine höhere „simple motor reaction time" (p = 0,01), 15 erzielten schlechtere Ergebnisse in Wechler's mental control subtest „ABC" (p = 0,05), digit span (p = 0,05), Stroop II (p = 0,05),„d2" (p = 0,05); keine signifikanten Unterschiede zwischen beiden Gruppen beim visuellen oder verbalen Gedächtnis (Ausnahme: recall of a story (p = 0,05 zuungunsten der Patienten); keine Unterschiede bezüglich höherer kognitiver Funktionen, T2: von 14 Patienten mit initialer Aufmerksamkeitsstörung verbesserten sich 10; 2 erreichten Kontrollgruppenniveau und 2 verschlechterten sich; von 13 Patienten mit initialem Konzentrationsdefizit verbesserten sich 8; 4 blieben unverändert und 1 verschlechterte sich

Tabelle 1. Fortsetzung

Autoren, Jahr, Fallzahl	Alter und Geschlecht	Gruppenmerkmale/ Auswahlkriterien	Untersuchungs- zeitpunkte	Kontrollgruppe
M. Keidel, L. Yágüez, H. Wilhelm, H.-Ch. Diener 1992, n = 30 prospektiv	Alter: 28 Jahre (+/- 9,3 SD) m: 27 Jahre (SD = 4,1) w: 29 Jahre (SD = 12,2) 16 Frauen 14 Männer	Schleudertrauma der HWS mit zervikozephalem Syndrom ohne neurologische Ausfallerscheinungen, akutes Trauma (nicht älter als 14 Tage), kein direktes Nackentrauma, kein begleitendes Schädel-Hirn-Trauma, kein klinisch faßbares neurologisches Defizit, keine zerebralen Vorerkrankungen, keine Kopfschmerzanamnese, keine psychiatrische Vorerkrankung	T1: innerhalb von 14 Tagen nach dem Unfall (im Mittel 5,7 Tage) T2: 6 Wochen nach dem Unfall T3: 12 Wochen nach dem Unfall	nein
U. Kischka, T. Ettlin, S. Heim, G. Schmid, 1991, n = 18, retrospektiv	Alter: 47,7 Jahre (SD 13,6) 4 Männer 14 Frauen	z. T. Gutachtenpatienten; nur „reines" Schleudertrauma; kein SHT oder zervikaler Diskusprolaps	T: im Durchschnitt 7,9 Jahre nach Unfall einmalige Testung	18 gesunde Probanden, anamnestisch ohne Schleudertrauma, alters-, geschlechts- und ausbildungs-gematched
B.P. Radanov, L. Valach, E. Wittlieb-Verpoort, J. Dvorak, 1990, n = 58, retrospektiv	Alter: 37,0 Jahre (SD 10,0) 18 Männer 40 Frauen	ausschließlich Deutschschweizer und Deutsche, nur Schleuderverletzte mit vergleichbarem Unfallmechanismus (akzidentelle Hyperextension der HWS hauptsächlich bei Auffahrunfällen), PTA kürzer 3 Min., kein Einschluß bei anamnestisch vorbestehenden neurologischen Affektionen bzw. SHT	T: durchschnittlich 23,7 Monate (SD: 20,3) nach Unfall einmalige Testung	2 Kontrollgruppen nur für Subtest PASAT: 1. Normalprobanden (n = 102, Alter: 28,8 Jahre) 2. Normalprobanden (n = 52, Alter: 34,1 Jahre, SD: 6,6) Aufteilung der Patientengruppe in Patienten mit zervikoenzephalem Syndrom (55,2 %) und Patienten mit zervikobrachialem Syndrom (34,5 %)
C. Krajewski; H.-D. Wolff, 1990, n = 20, retrospektiv	Alter: 22–63 Jahre 9 Frauen 11 Männer	alle Patienten mit „reinem" HWS-Schleudertrauma ohne knöcherne somatische Unfallfolgen. SHT war Ausschlußkriterium	Unfall lag 4 Monate bis 13 Jahre zurück (Mittel: 6 Jahre), einmalige Testung	keine Orientierung an Testnormen

Formale Testverfahren	neuropsychologische Parameter	Ergebnisse
Revisionstest (RevT.), Zahlenverbindungstest (ZVT), Farbe-Wort-Interferenztest, Leistungsprüfsystem (LPS), Münchener verbaler Gedächtnistest (MVGT), Recurring figures test	Konzentration, Ausdauer, gerichtete Aufmerksamkeit, Wahrnehmungstempo, kognitive Verarbeitungsgeschwindigkeit, höhere kognitive Funktionen, verbales Gedächtnis, visuelles Gedächtnis	T1 (Querschnitt): Testergebnisse für den konzentrativen, mnestischen und kognitiven Bereich im interindividuellen Vergleich normwertig, T2-3 (Längsschnitt): Im intraindividuellen Vergleich zeigten sich deutliche Leistungseinbußen mit folgendem Erholungsdesign: verbale Gedächtnis- und Abstraktionsleistungen, kognitive Selektivität und interferenzbedingte mnestische und kognitive Defizite verbessert sich nach 12 Wochen signifikant; Konzentration, anhaltende Aufmerksamkeit, visuelles Vorstellungs- und Analysevermögen und visuell-figurales Gedächtnis zeigten signifikante Verbesserung in den ersten 6 Wochen wie auch in den nachfolgenden 6 Wochen
mental control and digits forward, digits backward, associate learning, story (from Wechsler memory scale), Corsi's block tapping forward and backward, Stroop test, deux barrages (by Zazzo), letter test, Perret's geometric figures, Benton's maze learning, Rey-Osterreith complex figure similarities, block design, picture completion and picture arrangement (from the WAIS), spatial (PMA), left-right (CTMM-SF), word production, arithmetic	Aufmerksamkeit, Konzentration, Gedächtnis, höhere kognitive Funktionen	Die Schleudertraumapatienten erzielten signifikant schlechtere Ergebnisse in folgenden Subtests: sequences, Corsi's block tapping forward, deux barrages, story, immediate recall; hauptsächlich signifikante Minderleistungen im Bereich Aufmerksamkeit/Konzentraion, weniger ausgeprägt im Bereich Gedächtnis und kaum nachweisbar im Bereich höhere kognitive Funktionen
PASAT ZVT FPI CFQ	geteilte Aufmerksamkeit bei auditiv dargebotener Information, Verarbeitungsgeschwindigkeit visuell dargebotener Information, Persönlichkeitsprofil, selbstgeschätzte kognitive Beeinträchtigung	im Durchschnitt deutliche Leistungseinbußen im PASAT bei großer Variabilität (auch im Vergleich mit altersentsprechender Kontrollgruppe); im Vergleich mit der Norm relativ geringe Leistungseinbußen im ZVT; im Durchschnitt erhöhter Score im CFQ; im PASAT zeigten die Patienten mit zervikoenzephalem Syndrom wesentlich schlechtere Leistungen als die Patienten mit Zervikobrachialgie; keine Unterschiede im ZVT innerhalb der Syndromgruppen; die Resultate der genannten kognitiven Funktionen zeigten innerhalb der beiden Syndrome keine Abhängigkeit vom posttraumatischen Intervall
d2 FWIT (Stroop) KLT KVT PASAT LGT3 FVF	Konzentration, Belastbarkeit, Ausdauer, visuelle Aufmerksamkeit, geteilte Aufmerksamkeit, Ermüdungsresistenz, Geschwindigkeits- und Sorgfaltsleistungen; mittelfristiges Gedächtnis	geringfügige Minderleistungen bei der geteilten Aufmerksamkeit (PASAT); leicht unterdurchschnittliche Werte bei der FVF-Analyse; die Ergebnisse aller anderen Konzentrationstests lagen im Durchschnittsbereich; signifikant überdurchschnittliche Resultate im FWI und d2-Test, hochsignifikante Störung des verbalen und figuralen mittelfristigen Gedächtnisses, wobei das verbale Gedächtnis tendenziell (aber nicht signifikant) stärker beeinträchtigt war

Tabelle 1. Fortsetzung

Autoren, Jahr, Fallzahl	Alter und Geschlecht	Gruppenmerkmale/ Auswahlkriterien	Untersuchungs- zeitpunkte	Kontrollgruppe
B.P. Radanov, J. Dvorak, L. Valach, 1990, n = 73, retrospektiv	Alter: 39,8 Jahre (SD = 11,2) 47 Frauen 26 Männer	keine Patienten mit längerem Bewußtseins- verlust (inkl. PTA länger als 15 min.); anamnestisch keine manifesten zentral- nervösen Affektionen	T: im Mittel 26,9 Monate nach Unfall (SD: 22,8; Median: 20,0)	keine; Orientierung an Testnormen
H. Zaiser- Kaschel, R. Kaschel et al., 1990, n = 14, prospektiv	Alter: 35 Jahre: (SD = 16) 10 Frauen 4 Männer	keine Angaben	einmalige Unter- suchung im Mittel 2,3 Tage nach dem Unfall (SD = 1,7)	nein
B.R. Olsnes, 1989, n = 34, retrospektiv	Alter: 19–60 Jahre (37,3 +/- 11,22) 16 Männer 18 Frauen	ausschließlich Pkw- unfälle, keine anterograde oder retrograde Amnesie; alle Patienten erstreben finanzielle Entschädigung	T: zwischen 6 Monaten und 18 Monaten nach dem Unfall einmalige Testung	21 Personen: 8 Männer und 13 Frauen (Alter: 41,0 Jahre +/- 13,35); alle mit ver- gleichbaren Nacken- und/oder Arm- schmerzen wie die Patientengruppe, jedoch ohne Schleudertrauma (z. B. Osteochondrose)
R. Kaschel, K. Mayer, H. Zaiser- Kaschel, 1989, n = 19, retrospektiv	keine Angaben	Die 4 Gruppen (s. „Kon- trollgruppe") unter- schieden sich nicht bedeutsam bezüglich Geschlecht, Alter, Erkrankungsdauer und intellektuellem Niveau	ein Meßzeitpunkt	Vergleich von 4 Gruppen: 1.: 19 Patienten nach HWS-Distorsion 2.: 11 Patienten nach Commotio cerebri 3.: 19 Patienten nach Contusio cerebri 4.: 9 Patienten nach Commotio cerebri mit HWS-Distorsion
B.P. Radanov, J. Dvorak, L. Valach, 1989, n = 66, retrospektiv	Alter: 39,0 Jahre (SD: 11,0) m: 43,0 Jahre (SD: 11,5) w: 36,9 Jahre (SD: 10,1) 24 Männer 42 Frauen	Hyperextensionstrauma der HWS, kein SHT, PTA kürzer als 180 min.; 9 Gutachtenpatienten; die restlichen 57 wurden zur Prüfung therapeutischer Maßnahmen überwiesen	T: zwischen 3 Wochen und 10 Jahren nach dem Unfall (im Mittel: 27,0 Monate SD: 23,8; Median: 19,0), einmalige Testung	keine; Orientierung an Testnormen; z. T. Einteilung in Untergruppen nach posttraumatischem Intervall
P.R. Yarnell, G.V. Rossie, 1988, n = 27 (16), retrospektiv	Alter: 34,8 Jahre m: 17–47 Jahre w: 14–56 Jahre 12 Männer 15 Frauen	ausschließlich Autounfälle, keine prolongierte post- traumatische Amnesie, kein Alkoholeinfluß beim Unfallgeschehen, alle Patienten wurden vor- stellig wegen ungewöhnlich schwerem und prolon- giertem Krankheitsverlauf	ein Testzeitpunkt bis 12 Monate nach dem Unfall (Mittel: 8,75 Monate)	nein

Formale Testverfahren	neuropsychologische Parameter	Ergebnisse
Paced auditory serial addition task (PASSAT); Zahlenverbindungstest (ZVT); Freiburger Persönlichkeits-inventar (FPI) (Kurzform: FPI-A1); Befindlichkeitsskala (BfS); Cognitive failures questionnaire (CFQ); DSM-III	Konzentration, Arbeitsgedächtnis, selbstgeschätzte kognitive Beeinträchtigung, selbstgeschätzte Befindlichkeit, Persönlichkeitsprofil, klinisch-psychiatrische Beurteilung	FPI lag bis auf FP1 („Nervosität") im Normbereich; BfS im Mittel: 23,6 (SD: 10,7), meist ohne Hinweise auf Depressivität; CFQ deutlich erhöht (Mittel: 45,1, SD: 18,9); Korrelation BfS mit CFQ, bzw. BfS und CFQ mit der Skala „Nervosität" des FPI; neuropsychologische Störungen v. a. bei der geteilten Aufmerksamkeit für auditiv dargebotene Reize (PASAT), reduzierte Kontrollfunktion des Arbeitsgedächtnisses; weniger ausgeprägt zeigte sich die Verlangsamung in der Verarbeitung visuell dargebotener Informationen (ZVT)
MWT-B, ZS-HAWIE, MT-HAWIE, TERMINE, TAGESPLAN, RFT, FWIT, ZVT, d2, BL, DS, STAI, FPI-A1	fluider/kristalliner Intellekt, Konzentration, Psychomotorik, Persönlichkeit, Befindlichkeit	Lediglich eine klar vom übrigen unauffälligen Profil abgrenzbare psychomotorische Verlangsamung (WRG) konnte festgestellt werden, sonst keine Defizite
Halstead-Reitan neuropsychological test battery Klove-Mattews motor steadiness battery, Wechsler's adult intelligence scale, Benton's visual retention test, verbal fluency test, Luria's clinical tasks, interference task (error score)	visuelles Gedächtnis, verbales Gedächtnis, Aufmerksamkeit, höhere kognitive Funktionen	In nur 4 von 48 Testvariablen wurden signifikante Unterschiede zwischen der Patientengruppe und der Kontrollgrupp gefunden (die Patienten hatten die schlechteren Ergebnisse): in einer Variable der Reitan-Halstead's test battery (finger-tapping test, dominant hand) und in 3 Variablen des Benton visual retention test (number of correct scores, number of error scores, deviation scores for number of errors), die sich alle vom selben Test ableiten. Kopf- und Nackenschmerz stellen sich in diesem Vergleich als die wesentliche Beeinträchtigung der Verunfallten dar
WIP, CFT2, ZS-HAWIE, WMS-Wortpaare, ZN-HAWIE, d2, Wiener Reaktionsgerät (WRG)	intellektuelle, konzentrative, mnestische und psychomotorische Leistungsparameter	Im Vergleich der 4 Gruppen zeigten sich insgesamt nur in 2 Testparametern Unterschiede: 1. akustisch-psychomotorische Einfachreaktion, 2. Sorgfalt in der komplex-psychomotorischen Wahlreaktion. In beiden Fällen zeigen sich keine signifikanten Unterschiede zwischen 2 Gruppen, über alle Gruppen hinweg sind die Unterschiede jedoch signifikant. Dennoch liegen hier die Testergebnisse aller Gruppen im Normbereich.
FPI BfS CFQ	selbstgeschätzte kognitive Beeinträchtigung, selbstgeschätzte Befindlichkeit, Persönlichkeitsprofil	erhöhte Werte im BfS und CFQ, wobei Männer im Durchschnitt höhere Werte aufwiesen als Frauen; FPI bis auf Skala „Nervosität" im Normbereich; die erhöhten Werte für die Skala „Nervosität" waren ebenfalls bei den Männern deutlicher ausgeprägt; hohe Korrelation der Skala Nervosität mit BfS und CFQ; keine Abhängigkeit der Befindlichkeit oder subjektiven kognitiven Beeinträchtigung vom posttraumatischen Intervall
Halstead-Reitan battery, trail making test, Halstead-Wepman aphasia screening test Reitan-Klove sensory perceptual examination, Wechsler adult intelligence scale-revised, card sorting, Wechsler memory scale, letter vigilance screening test, kinetic melody test, motor response inhibition test, serial seven subtraction test, peabody individual achivement test, Rey's ten word learning test, Minnesota multiphasic personality inventory (MMPI), portions of the Luria-Nebraska neuropsychological examination	Aufmerksamkeit, Gedächtnis, Konzentration, Kognition, Vigilanz, Persönlichkeitsprofil	Beeinträchtigung der Vigilanz, der selektiven Aufmerksamkeit, des Gedächtnisses, der mentalen Leistungsdauer und der kognitiven Flexibilität kombiniert mit Symptomen der Depression und oft klassischen "Posttraumatic Stress Disorder"-Kriterien

6–24 Wochen erfuhren. Die initial ermittelten Testergebnisse lagen also unterhalb des intraindividuellen Leistungsnivaus, d. h. daß in der Akutphase eine Beeinträchtigung vorlag. Bei einer positiven Korrelation der Ergebnisse in den Konzentrations- und Aufmerksamkeitstests mit der subjektiv skalierten zervikozephalen Schmerzstärke ist auch eine mittelbare schmerzbedingte Verursachung der Leistungseinbußen nach einer HWS-BV zu diskutieren [31, 80]. Schwartz et al. [71] führten 1987 eine vergleichende Kontrollstudie durch. Sie verglichen eine Gruppe von HWS-Schleudertrauma-Patienten (einschließlich Patienten mit SHT) mit einer Gruppe von Patienten mit Rückenschmerzen ohne Trauma und fanden Leistungsdefizite bei allen untersuchten Patienten, jedoch keine signifikanten Gruppenunterschiede. In einer Studie von Yarnell u. Rossie [81] konnten bei ca. 85 % der untersuchten Stichprobe Beeinträchtigungen der Vigilanzleistung, der Informationsverarbeitungsgeschwindigkeit und der Konzentration gefunden werden. Eine retrospektive Untersuchung von Krajewski u. Wolff [41, 43], bei der die Konzentrationsfähigkeit mehrere Jahre nach dem Unfall untersucht wurde, erbrachte keine Defizite im Bereich der selektiven Aufmerksamkeit bzw. der Konzentrationsleistung bei einfachen Routinetätigkeiten. In einer kontrollierten Studie von Kischka et al. [39] konnten allerdings bei Patienten, bei denen das Beschleunigungstrauma im Durchschnitt 7 Jahre zurücklag, im Vergleich zu normalen Probanden reduzierte Leistungen auch bei einfachen Routineaufgaben ermittelt werden.

In Bezug auf eher komplexe Aufmerksamkeits- und Konzentrationsleistungen wurden bei einigen Querschnittuntersuchungen auch noch Jahre nach dem Unfall objektivierbare Leistungseinbußen sowie eine damit einhergehende subjektiv hohe kognitive Beeinträchtigung gefunden [44, 55]. So war bei den Patienten die kognitive Informationsverarbeitungsgeschwindigkeit verlangsamt und die geteilte Aufmerksamkeit reduziert. Auffällig war bei diesen Untersuchungen die große interindividuelle Leistungsvariabilität. Eine prospektive Studie von Radanov et al. [62, 63] konnte zeigen, daß bei komplexen Aufmerksamkeitsaufgaben v. a. diejenigen Patienten Schwierigkeiten hatten, die unter vielfältigen Beschwerden und ausgeprägten, intensiven Schmerzen litten. Diese Patientensubgruppe zeigte auch im Vergleich zu einer eher asymptomatischen Gruppe insgesamt eine verzögerte Erholung. Die schlechteren Leistungen der symptomatischen Gruppe konnten teilweise auf die Einnahme von Medikamenten zurückgeführt werden [10].

2 Lernen und Gedächtnis

Während bisherige Studien über die kognitive Leistungsfähigkeit nach HWS-Distorsionen insbesondere auf die eben dargestellte Erfassung verschiedener Aufmerksamkeitsaspekte fokussierten [49, 57, 58, 60, 61, 71], wurden die Gedächtnisleistungen zunächst weitgehend vernachlässigt bzw. methodisch wenig befriedigend untersucht [2, 39, 43, 49, 81]. In den vergangenen Jahren wurden jedoch mehrere Studien veröffentlicht, in denen Aspekte des Lernens und des Gedächtnisses vertieft geprüft und diskutiert wurden [10, 12, 31]. Insgesamt liegen 8 Untersuchungen zur Gedächtnisleistung nach HWS-Distorsionen vor (Tabelle 2) [2, 10, 12, 31, 39, 43, 49, 81].

Die Ergebnisse der Berner Studie [10] sollen im folgenden näher vorgestellt werden.

Eine konsekutive Serie von 164 Patienten, die von den Ärzten der Region Bern zugewiesen worden waren, wurden kurz nach Erleiden des Unfalls ein erstes Mal untersucht. Nachuntersuchungen erfolgten nach 6 und 24 Monaten. Es wurden nur Patienten deutscher Muttersprache unter 55 Jahren in die Studie aufgenommen, die eine HWS-Distorsion ohne Dislokationen oder Frakturen der HWS, ohne SHT und ohne Bewußtseinsstörungen (inklusive posttraumatischer Amnesie) erlitten hatten (s. Definition von Hirsch et al. [20]). Von den anfänglichen 164 Patienten erfüllten 27 diese Kriterien nicht, weitere 20 Patienten kamen nicht zu den Nachuntersuchungen (Drop-out). Alle verbliebenen 117 Patienten hatten die HWS-Distorsion bei Autounfällen erlitten und waren versichert. Der zuweisende Arzt blieb verantwortlich für die Behandlung.

Zwei Jahre nach dem Unfall berichteten 21 Patienten über persistierende subjektive Beschwerden. Diese werden in der Folge als symptomatische Gruppe bezeichnet. Jedem symptomatischen Patienten wurde aus der Gruppe der 96 subjektiv vollständig erholten Patienten ein nach Geschlecht, Alter und Ausbildung gematchter Patient zugeordnet. In beiden Gruppen waren je 13 Frauen und 8 Männer. Die symptomatische Gruppe war durchschnittlich 35,4 Jahre alt (SD= 11,0). Bei der asymptomatischen Gruppe lag das Alter durchschnittlich bei 35,5 Jahren (SD= 10,5). Beide Gruppen hatten eine durchschnittliche Schul- und Berufsbildungsdauer von 12,1 Jahren. Das Intervall zwischen Trauma und Erstuntersuchung lag bei der symptomatischen Gruppe bei 7,0 Tagen (SD= 4,5), bei der asymptomatischen bei 6,3 Tagen (SD= 3,6). 67 % aus der symptomatischen und 62 % aus der asymptomatischen Gruppe hatten die HWS-Distorsion bei Auffahrunfällen erlitten.

Neben einem Interview, welches auf die subjektiven Beschwerden und die eingenommenen Medikamente fokussierte, wurde zur Erfassung der Lern- und Gedächtnisleistung der California verbal learning test (CVLT) [8] in der Münchener Version durchgeführt. Bei diesem Test wird eine Liste von 16 Wörtern 5mal vorgelesen, und der Patient soll nach jedem einzelnen Durchgang möglichst viele Worte nennen. Nach dem Vorlesen und Abrufen einer zweiten Liste mit 16 Wörtern (Interferenzliste) wird der Patient gebeten, die ihm in Erinnerung gebliebenen Wörter der ersten Liste zu nennen („free recall"). Es folgt dann ein erneuter Abruf der ersten Liste, diesmal mit Vorgabe semantischer Kategorisierungshilfen („cued recall"). Nach einer Latenzzeit von etwa 20 min erfolgt ein zeitverzögerter freier Abruf und ein Abruf mit Vorgabe der semantischen Kategorien der ersten Wortliste. Zuletzt muß der Patient aus einer Liste von vorgelesenen Wörtern diejenigen wiedererkennen, die zur vorgelesenen ersten Liste gehörten. Dies ist in der Neuropsychologie ein allgemein akzeptierter Test zur Erfassung des verbalen Lernens und Gedächtnisses.

Die Untersuchungsergebnisse sind als Rohwerte in Tabelle 3 zusammengefaßt. Beim statistischen Vergleich der beiden Gruppen („Wilcoxon matched pairs signed-ranks test with two-tailed p") schnitt die symptomatische Gruppe bei der Erstuntersuchung im 5. Lerndurchgang sowie im unmittelbaren „free recall" und „cued recall" signifikant ($p < 0,05$) schlechter ab, ebenso im zeitverzögerten „cued recall". Nach 6 Monaten zeigten die symptomatischen Patienten im 3., 4. und 5. Lerndurchgang eine signifikant schlechtere Leistung, ebenso im unmittelbaren „free recall" und „cued recall" sowie im zeitverzögerten „cued recall". Nach 24 Monaten war die Lern- und Gedächtnisleistung der beiden Gruppen weitgehend vergleichbar, außer im 2. und 3. Lerndurchgang, wo die symptomatische Gruppe signifikant schlechter abschnitt.

Tabelle 2. Übersicht über die bisherigen Studien zum Gedächtnis nach HWS-Distorsionen (nach Di Stefano und Radanov)

Autoren	Patienten	Diagnose	Meßzeitpunkte	Gedächtnistests	Ergebnisse	Methodische Bewertung der Studie
Berstad et al., 1975 [2]	n = 9; Alter: 42,8 Jahre; 6 Frauen, 3 Männer Selektion: Zuweisung nach komplexem Krankheitsablauf	HWS-Distorsion, 3 Patienten mit zusätzlichem SHT	2,2 Jahre nach Unfall (range = 0,75–3,9 Jahre)	unklar (Benton?)	alle 9 Patienten haben Gedächtnisstörungen	+ erste neuropsychologische Studie - retrospektiv - problematische Patientenselektion - Konfundierung mit SHT - unklare Testdiagnostik - unklare Ergebnisbeschreibung - unberücksichtigte Medikation
Yarnell u. Rossie, 1988 [81]	n = 16 (von 27): Alter: 34,8 Jahre; 15 Frauen, 12 Männer Selektion: Zuweisung nach verzögertem Heilungsverlauf; keine Kontrollgruppe	HWS-Distorsion, einige Patienten mit posttraumatischer Amnesie	8,75 Monate nach Unfall	Wechsler memory scale, Rey's ten words	WMS unauffällig; RTW: 70 % der Patienten im verzögerten Abruf gestört	- retrospektive Studie - problematische Patientenselektion - Konfundierung mit SHT - unberücksichtigte Medikation
Olsnes, 1989 [49]	n = 34; Alter: 37,3 Jahre; Selektion: Zuweisung nach verzögertem Heilungsverlauf; alle Patienten in Kompensationsverfahren verwickelt	HWS-Distorsion, 1 Patient mit Bewußtlosigkeit	6–18 Monate nach Unfall	Benton, Lurjia's clinical task	Benton: schlechter als Kontrollgruppe; LCT: unauffällig	- retrospektive Studie - problematische Patientenselektion - unberücksichtigte Medikation - Benton als Gedächtnistest problematisch
Krajewski u. Wolff, 1990 [43]	n = 20; Alter: 20–63 Jahre; 9 Frauen, 11 Männer; unklare Selektion; Ausschluß bei SHT; keine Kontrollgruppe	HWS-Distorsion, keine direkten SHT	6 Jahre nach Unfall	LGT-3	unterdurchschnittliche Leistungen in allen 6 Substests, v. a. in den verbalen Subtests (PR 16–34)	+ keine SHT - retrospektive Studie - keine Kontrollgruppe - unklare Patientenselektion - unberücksichtigte Medikation

Neuropsychologische Aspekte der Beschleunigungsverletzung der HWS

Tabelle 2. Fortsetzung

Autoren	Patienten	Diagnose	Meßzeitpunkte	Gedächtnistests	Ergebnisse	Methodische Bewertung der Studie
Kischka et al. 1991 [39]	n = 18; Alter: 47,7 Jahre; 14 Frauen, 4 Männer; Selektion: Gutachten oder Untersuchung nach verzögertem Heilungsverlauf; Ausschluß bei SHT; paargematchte Kontrollgruppe	HWS-Distorsion, 1 Patient mit Bewußtlosigkeit	7 Jahre nach Unfall	Erfassungsspanne, WMS-Wortpaare und Kurzgeschichten, Labyrinth, Rey-Figur, geometrische Figuren, WAIS-Information	unmittelbare Wiedergabe der WMS-Geschichten gestört; andere Tests unauffällig	+ keine SHT + ausführliche Gedächtnistestung - retrospektive Studie - problematische Patientenselektion - unberücksichtigte Medikation
Ettlin et al. 1992 [12]	n = 21/15/4 (3 Messungen); Alter: 28,8 Jahre; 18 Frauen, 3 Männer; Selektion: konsekutive Aufnahme; gematchte Kontrollgruppe	HWS-Distorsion, keine direkten SHT	Erstuntersuchung: 3–7 Tage nach Unfall, Follow-ups nach 3 Monaten und 1–2 Jahren	Erfassungsspanne, Assoziationslernen, Labyrinth, WMS-Geschichten, Rey-Figur	Baseline: schlechtere Leistung bei verzögerter Wiedergabe der Geschichten; unklarer Medikamenteneinfluß; Follow-ups: keine Angaben zum Gedächtnis	+ prospektive Studie + unselektionierte Stichprobe + keine SHT + ausführliche Gedächtnistestung + Berücksichtigung der Medikation - viele Drop-outs bei follow-ups - unklare Ergebnisse bei follow-ups
Keidel et al. 1992 [31]	n = 30; Alter: 28 Jahre; 16 Frauen, 14 Männer; Selektion: konsekutive Aufnahmen	HWS-Distorsion, keine direkten SHT	Erstuntersuchung: 5,7 Tage nach Unfall, Follow-ups nach 6 und 12 Wochen	CVLT, Recurring figures test	CVLT: anfänglich retroaktive Interferenz, später erneute Leistungsverbesserung; RFT: rasche Verbesserung der Leistung im Verlauf; kein Einfluß der Medikation	+ prospektive Studie + keine SHT + Berücksichtigung der Medikation + unselektionierte Stichprobe - keine Kontrollgruppe - 3 Meßwiederholungen in 12 Wochen: Lerneffekte können nicht mit Sicherheit ausgeschlossen werden
Di Stefano u. Radanov 1996 [10]	n = 21; Alter: 35,4 Jahre; 13 Frauen, 8 Männer; Selektion: konsekutive Aufnahme; paargematchte Kontrollgruppe	HWS-Distorsion, keine direkten SHT	Erstuntersuchung: 7 Tage nach Unfall, Follow-ups nach 6 und 24 Monaten	CVLT	anfängliche Leistungsverminderung im CLVT, nach 2 Jahren keine Störung des Gedächtnisses nachweisbar; kein konsistenter Einfluß der Medikation nachweisbar	+ prospektive Studie + keine SHT + Berücksichtigung der Medikation + unselektionierte Stichprobe

Tabelle 3. Posttraumatische Längsschnittdarstellung der Gedächtnisleistungen im California verbal learning test (Münchener Version) im Gruppenvergleich (asymptomatisch vs symptomatisch). (Die Stefano und Radanov, 10)

Leistungsparameter	Erstuntersuchung		6-Monate-Untersuchung		24-Monate-Untersuchung	
	asymptomatische Gruppe n = 21 Mittel (SC)	symptomatische Gruppe n = 21 Mittel (SC)	asymptomatische Gruppe n = 21 Mittel (SC)	symptomatische Gruppe n = 21 Mittel (SC)	asymptomatische Gruppe n = 21 Mittel (SC)	symptomatische Gruppe n = 21 Mittel (SC)
Lerndurchgang 1, korrekte Antworten	4,6 (1,3)	4,6 (1,2)	5,8 (2,5)	5,8 (1,7)	6,1 (1,9)	5,3 (1,7)
Lerndurchgang 2, korrekte Antworten	8,1 (1,6)	7,0 (1,9)	8,6 (2,4)	7,6 (1,7)	8,2 (1,6)	7,2 (1,6)
Lerndurchgang 3, korrekte Antworten	9,0 (1,5)	8,4 (1,7)	10,0 (1,5)	8,5 (2,0)	9,9 (2,0)	8,7 (1,9)
Lerndurchgang 4, korrekte Antworten	9,5 (1,2)	8,6 (1,8)	10,6 (1,7)	9,1 (1,6)	10,2 (1,7)	9,2 (1,8)
Lerndurchgang 5, korrekte Antworten	10,3 (1,4)	9,4 (1,8)	10,9 (1,3)	9,5 (1,7)	10,4 (1,4)	9,4 (2,2)
Interferenzliste, korrekte Antworten	5,0 (2,2)	4,4 (1,8)	4,4 (2,1)	4,5 (1,9)	4,6 (2,1)	3,5 (1,6)
Unmittelbarer „free recall", korrekte Antworten	9,4 (1,9)	8,2 (2,1)	10,0 (2,1)	8,5 (2,0)	9,7 (2,1)	8,5 (2,6)
Unmittelbarer „cued recall", korrekte Antworten	13,8 (2,0)	11,4 (2,9)	14,5 (1,7)	12,5 (2,6)	13,5 (2,8)	12,0 (3,5)
Längerfristiger „free recall", korrekte Antworten	9,6 (1,8)	8,6 (2,0)	10,3 (1,7)	9,3 (2,0)	10,0 (1,9)	8,6 (2,9)
Längerfristiger „cued recall", korrekte Antworten	13,8 (2,4)	11,7 (2,9)	14,5 (1,8)	12,8 (2,9)	13,9 (2,4)	12,4 (3,5)
Wiedererkennungsdurchgang, korrekte Antworten	15,4 (0,9)	14,7 (1,4)	15,4 (1,1)	15,5 (1,0)	15,3 (0,9)	15,1 (2,0)

Es wurde zudem anhand von Kovarianzanalysen (Gruppenzugehörigkeit als Faktorvariable, Medikamente als Kovariable) geprüft, inwiefern die eingenommenen Medikamente, insbesondere diejenigen mit psychotropen Substanzen (wie z. B. zentral wirkende Muskelrelaxanzien), die Lern- und Gedächtnisleistung beeinflussen. Solche Medikamente wurden in der symptomatischen Gruppe bei der Erstuntersuchung von 17 Patienten eingenommen, nach 6 und 24 Monaten waren es noch 8 bzw. 4 Patienten. Die statistische Analyse ergab bei der 6-Monate-Untersuchung einen signifikanten Einfluß solcher Medikamente im 3. und 5. Lerndurchgang sowie beim unmittelbaren „free recall" und „cued recall" und im verzögerten „cued recall". Nach 24 Monaten zeigte sich ein signifikanter Einfluß dieser Medikamente im 1., 2. und 5. Lerndurchgang, im unmittelbaren „free recall" und „cued recall" und im Wiedererkennungsdurchgang. Bei der Erstuntersuchung zeigten sich keine medikamentenbezogenen Unterschiede zwischen den beiden Patientengruppen.

Es liegen 8 Studien vor, in denen Gedächtnisleistungen nach HWS-Beschleunigungsverletzungen untersucht wurden (Tabelle 2) [2, 10, 12, 31, 39, 43, 49, 81]. Insbesondere die älteren Studien [2, 39, 43, 49, 81] erscheinen jedoch methodisch ungenügend, so daß die Ergebnisse nur mit größter Zurückhaltung interpretiert werden sollten. Insbesondere muß an diesen Untersuchungen das retrospektive Studiendesign kritisiert werden. Auch die Tatsache, daß sich die Stichproben dieser Studien aus Patienten zusammensetzen, bei denen nicht nur ein verzögerter und komplexer Heilungsverlauf vorliegt, sondern z. T. auch noch versicherungsrechtliche Kompensationsverfahren anhängig sind, mindert die Aussagekraft dieser Studien beträchtlich. Es stellt sich hier die Frage nach der Motivation der untersuchten Patienten und nach unfallfremden Einflußfaktoren.

In der hier vorgestellten Studie [10] wurde die Lern- und Gedächtnisleistung im Rahmen einer prospektiven Untersuchung bei kürzlich erlittener HWS-Distorsion untersucht. Die Patienten wurden nach 6 und 24 Monaten nachuntersucht. Eine klare Definition der HWS-Distorsion wurde angewendet, um eine Konfundierung mit SHT zu vermeiden. Die Stichprobe setzte sich aus einer konsekutiven, nichtselektionierten Serie von Patienten zusammen. Die nach 24 Monaten unter persistierenden subjektiven Beschwerden leidenden Patienten (symptomatische Gruppe) wurde mit einer nach Alter, Geschlecht und Ausbildung gematchten asymptomatischen Gruppe verglichen. Die Ergebnisse können wie folgt zusammengefaßt werden:

1) Die symptomatischen Patienten zeigten bei der Erstuntersuchung und nach 6 Monaten größere Schwierigkeiten beim Lernen und bei der zeitverzögerten Wiedergabe einer Wortliste als die asymptomatischen Patienten. Insofern ist initial nach einer HWS-Distorsion von einer beeinträchtigten Lern- und Gedächtnisleistung auszugehen.
2) Zwei Jahre nach dem Unfall konnten keine konsistenten Unterschiede mehr zwischen den beiden Gruppen gefunden werden. Die Lern- und Gedächtnisleistung der symptomatischen Gruppe war vergleichbar zu derjenigen der asymptomatischen Gruppe.
3) Die eingenommen Medikamente, insbesondere diejenigen mit psychotropen Substanzen, zeigten nur einen geringen Einfluß auf die gemessenen Gedächtnisleistungen und können die anfänglichen Leistungsunterschiede zwischen den beiden Gruppen nicht genügend erklären.

Es liegen 2 weitere prospektive Studien vor, in denen Gedächtnisleistungen nach HWS-Distorsionen bei einer unselektionierten Stichprobe untersucht wurden [12,31]. Sowohl Ettlin et al. [12] als auch Keidel et al. [31] fanden ebenfalls eine anfänglich verminderte Gedächtnisleistung. Auch die von Keidel et al. [31] untersuchte Stichprobe verbesserte sich bei den Nachuntersuchungen, bei Ettlin et al. [12] fehlen die genauen Angaben dazu. Beide Studien konnten keinen konsistenten Einfluß der eingenommenen Medikamente auf die Gedächtnisleistung nachweisen. Insofern sind die Ergebnisse dieser 3 zuletzt genannten Studien, die aus methodischer Sicht als adäquat bezeichnet werden können, vergleichbar. Sie können dahingehend interpretiert werden, daß Gedächtnisstörungen anfänglich nach einer HWS-Distorsion durchaus auftreten können und durch neuropsychologische Verfahren quantifizierbar sind. Die Lern- und Gedächtnisfähigkeit verbessert sich jedoch im späteren Krankheitsverlauf auf ein weitgehend normales Niveau.

Die Ätiologie der anfänglichen Gedächtnisbeeinträchtigungen und der subjektiv von den Patienten erlebten Gedächtnisstörungen erscheint jedoch weiterhin unklar. Wie bereits erwähnt, kann die Medikation allein die Gedächtnisstörungen nicht erklären. Berücksichtigt man die neuesten Studienergebnisse, erscheint auch ein sekundärer Krankheitsgewinn oder eine neurotische Prädisposition als Erklärung unwahrscheinlich [56, 60]. Die wahrscheinlichste Erklärung betrifft das gleichzeitige Vorliegen von Aufmerksamkeitsstörungen [12, 61], welche im Alltag zu Ausfällen führen können und von den Patienten im Sinne von subjektiven „Konzentrationsstörungen" mit Gedächtnisstörungen konfundiert werden. Trotz der unklaren Ätiologie sollten jedoch Klagen betreffend Gedächtnisstörungen nach HWS-Distorsionen ernst genommen und bei der Behandlung sowie Begutachtung berücksichtigt werden. Die Diagnose einer neurotischen Störung ist bei diesen Patienten jedenfalls mit größter Vorsicht zu stellen. Es sollte zudem vermieden werden, daß sich ein Teufelskreis von subjektiven Gedächtnisproblemen, Anpassungsstörungen im Alltag und Beruf und chronischer Überforderung etabliert.

3 Kognitive Funktionen

Da zumindest diejenigen Testverfahren, die die eben erwähnten komplexeren Aufmerksamkeits- und Konzentrationsleistungen oder Merkfähigkeits- und Gedächtnisfunktionen überprüfen, kognitive Funktionen per se erfassen oder zumindest miterfassen, ist eine gesonderte Einzelbetrachtung kognitiver Funktionen in diesem Abschnitt theoretisch artifiziell, wenngleich aus Gesichtspunkten der Testuntersuchungspraxis sinnvoll.

Subjektiv erlebte posttraumatische Einbußen kognitiver Fähigkeiten wurden mit Selbsteinschätzungs- und -beurteilungsfragebögen untersucht [55, 62, 63, 66] oder mit vom Untersucher festgelegten Bewertungsscores erfaßt [71]. So konnten Schwartz et al. [71] (in Einzelfallanalysen) mit 68% eine erhöhte Inzidenz kognitiver Defizite bei Patienten mit HWS-BV oder SHT aufzeigen, im Vergleich zu einer Inzidenz von lediglich 26% in der Kontrollgruppe von Patienten mit einem chronischen Schmerzsyndrom bei Lumbago, wenngleich sich die Gruppenmittel der einzelnen Testverfahren nicht signifikant voneinander unterschieden. Die Autoren schlußfolgerten, daß die kognitiven Einbußen nicht allein auf eine schmerzbedingte Beeinträchtigung des Leistungsbereichs zurückgeführt werden können, und diskutierten traumaspezifische Faktoren.

Auch subjektiv wurden die eingeschränkten kognitiven Fähigkeiten von den Patienten mit HWS-BV wahrgenommen und führten zu (signifikant) erhöhten Testergebnissen in den Selbsteinschätzungsfragebögen („cognitive failures questionnaire", CFQ) [55, 60–63]. Da diese Einschätzung positiv mit einer schlechten Befindlichkeit (Befindlichkeitsskala [83]) und dem Faktor „Nervosität" korrelierte, sieht Radanov in Abweichung von Schwartz einen Zusammenhang zwischen kognitiven Einbußen und somatischer Beeinträchtigung [60–63, 66].

Objektive Daten zur psychometrischen Quantifizierung „höherer" kognitiver Defizite nach HWS-BV liegen nur in überraschend geringer Zahl vor. Berstad et al. [2] berichteten 1975 von einem erniedrigten Handlungsteil-IQ im Wechsler-Intelligenztest bei Schleudertrauma-Patienten (n= 9) mit chronischen Beschwerden, die 8–47 Monate nach dem Trauma testpsychologisch und psychiatrisch untersucht wurden und alle ein neurasthenisches Syndrom zeigten. Im Vergleich zu einer Gruppe von Patienten mit unterschiedlichen Erkrankungen ohne Evidenz für eine organische Schädigung des zentralen Nervensystems (n= 20) fand sich dementsprechend bei den Schleudertrauma-Patienten eine signifikant erhöhte Differenz zwischen Verbal- und Handlungsteil-IQ. Über zusätzliche Beeinträchtigungen intellektueller, psychomotorischer und mnestischer Funktionen wird berichtet. Angaben zur Signifikanz fehlen jedoch.

Olsnes [49] konnte 1989 in der von ihm untersuchten Stichprobe von Schleudertrauma-Patienten mit chronischen zervikozephalen Schmerzen und neurasthenisch-vegetativen Beschwerden (n= 34, 6–18 Monate nach Trauma) die Auffälligkeiten im Wechsler-Test nicht bestätigen. Als Kontrollgruppe wurden jedoch Patienten mit einem vergleichbaren, nichttraumatischen zervikalem/zervikobrachialem Schmerzsyndrom herangezogen, das meist bei Osteochondrose degenerativ bedingt war. Signifikante valide Einbußen fanden sich lediglich in dem Bereich der visuell-motorischen Koordination im Benton-Test.

Auch Ettlin et al. [12] und Kischka et al. [39] fanden bei Patienten mit HWS-BV, die über subjektive kognitive Einbußen klagten und 7–11 Jahre nach dem Trauma neuropsychologisch untersucht wurden, keine Auffälligkeiten „höherer" kognitiver Funktionen, auch nicht in den Subtests „picture arrangement" und „picture completion" des Wechsler-Intelligenztests. Visuell-räumliches Vorstellungs- und Planungsvermögen (Leistungsprüfsystem LPS, Subtest 9) und visuelle, kontextabhängige Analysefähigkeiten (LPS 10) waren ebenfalls nicht beeinträchtigt [12]. Diese Ergebnisse stehen in Einklang mit Berichten von Keidel et al. [30, 31, 32, 36], die in der Akutphase nach zervikaler Beschleunigungsverletzung ebenso keine (interindividuellen) Leistungseinbußen auf visuell-kognitivem Gebiet an Hand des LPS nach Horn und der entsprechenden Testnormen nachweisen konnten. Lediglich in der prospektiven Verlaufsanalyse über 12 Wochen mit 3 Untersuchungsterminen (6 Tage, 6 und 12 Wochen nach dem Beschleunigungstrauma) zeigte sich eine signifikante Besserung der visuell-kognitiven Leistungen, die auf eine intraindividuelle kognitive Leistungsminderung in der posttraumatischen Akutphase rückschließen läßt [25, 31, 36, 80].

Eine Übersicht über die neuropsychologischen Untersuchungsbefunde bezüglich kognitiver Leistungen bei Patienten mit HWS-BV ist in Tabelle 4 wiedergegeben.

Tabelle 4. Neuropsychologische Befunde unterschiedlicher Arbeitsgruppen bezüglich des kognitiven Leistungsbereichs bei Patienten mit HWS-BV (rechte äußere Spalte) (nach Freihoff und Keidel, 18)

Autoren	Jahr	n	Aufmerksamkeit	Konzentration	Gedächtnis (visuell)	Gedächtnis (verbal)	Kognition
Di Stefano et al.	1995	21	+			(+)	+
Radanov et al.	1993	117	(+)				+
Krajewski et al.	1993	14	(+)		(+)	(+)	(+)
Keidel et al.	1992	30	+	+	+	+	+
Ettlin et al.	1992	21	+	+	-	(+)	-
Radanov et al.	1992	92	+			-	+
Kischka et al.	1991	18	+	+	(+)	(+)	(+)
Krajewski et al.	1990	20	-		+		
Radanov et al.	1990	73	(+)	(+)			(+)
Olsnes et al.	1989	34	-		+	-	-
Yarnell et al.	1988	16	(+)			(+)	(+)

+ signifikante Beeinträchtigung; (+) nichtsignifikante Beeinträchtigung (bzw. keine Angaben über Signifikanz);
- keine Beeinträchtigung
Spalte „Kognition": teilweise CFQ (Cognitive failures questionnaire) als Grundlage

4 Bedeutung psychosozialer Faktoren

Die Beurteilung des Einflußes psychosozialer Faktoren auf den Krankheitsverlauf nach erlittener HWS-BV auch im Sinne der Chronifizierung eines depressiv-neurasthenischen Syndroms ist Gegenstand heftiger Kontroversen. Zahlreich sind die Studien, die einen solchen Einfluß erkannt zu haben glauben [1, 14, 21, 47, 48]. Es handelt sich hierbei jedoch ausschließlich um retrospektive Untersuchungen, die auf einer unklaren Definition des Syndroms beruhen und stark selektierte Patienten berücksichtigen (komplexer Krankheitsverlauf, z. T. Gutachtenfälle). In diesem Licht erscheint die Validität und Aussagekraft derartiger Studien stark eingeschränkt. In neueren Untersuchungen konnte bereits gezeigt werden, daß bei einer unselektionierten Stichprobe von Akutverletzten, ausgewählt gemäß einer klaren Definition des Syndroms, der Verlauf innerhalb der ersten 6 [56, 60, 64] oder 12 Monate [65, 66] nach dem Trauma nicht primär durch psychosoziale Faktoren bestimmt wird. Unabhängig von diesen Studien konnte eine andere Untersuchung mit vergleichbarer Stichprobe diese Schlußfolgerungen bestätigen [46]. Im Rahmen der Untersuchung der Berner Arbeitsgruppe, auf die im folgenden näher eingegangen wird, wurde der Einfluß psychosozialer Faktoren über 2 Jahre nach Erleiden des Unfalls geprüft. Dabei soll in erster Linie der prädiktive Wert der initial erhobenen psychosozialen Variablen erfaßt werden.

In Anlehnung an Hirsch et al. [20] wurde eine HWS-Distorsion als eine Hyperflexion bzw. Hyperextension der HWS definiert, welche zu Stauchungen oder Zerrungen der muskulären oder ligamentären Strukturen der HWS führt. Wirbeldislokationen oder Wirbelfrakturen gelten ebenso wie Kopfkontaktverletzungen oder unfallbedingte Bewußtseinsveränderungen (inklusive posttraumatischer Amnesie) als Ausschlußkriterien.

Die untersuchte Patientengruppe (n= 117) ist in Abschnitt 2 (Lernen und Gedächtnis) beschrieben worden. Die Erstuntersuchung erfolgte anläßlich der Zuweisung, im Durchschnitt 7,2 Tage (SD= 4,2) nach dem Unfall. Die Nachuntersuchungen fanden nach 6, 12 und 24 Monaten statt. Patienten, die nach 6 Monaten subjektiv vollständig erholt waren, wurden aus der Studie entlassen. Alle in der Studie verbliebenen 117 Patienten hatten die HWS-Distorsion bei Autounfällen erlitten, waren versichert und wurden durch den zuweisenden Arzt weiterbehandelt. In der Untersuchung wurden insbesondere diejenigen psychosozialen Aspekte erfaßt, die gemäß der früheren Literatur einen Einfluß auf den Krankheitsverlauf haben können [68, 69]. Das Interview fokussierte auf die Erfassung der in Tabelle 5 genannten psychosozialen Belastungen und der subjektiven Beschwerden. Mittels standardisierter Fragebögen wurden zudem für die Krankheitsverarbeitung wichtige Persönlichkeitsdimensionen wie Depressivität oder Neurotizismus erfaßt (Tabelle 6) [13]. Durch die Befindlichkeitsskala [83] wurde das Ausmaß allfälliger dysphorischer Verstimmtheit erfaßt, und mit dem "Cognitive failures questionnaire" [5] wurde geprüft, inwiefern sich die Patienten als kognitiv beeinträchtigt erleben (Tabelle 7).

Bei der 24-Monate-Untersuchung berichteten 21 Patienten über persistierende subjektive Beschwerden (symptomatische Gruppe), 96 waren subjektiv vollständig erholt (asymptomatische Gruppe). Diese beiden Gruppen wurden bezüglich der initial erhobenen psychosozialen Variablen verglichen. Die symptomatischen Patienten waren im Durchschnitt signifikant ($p < 0,05$) älter als die asymptomatischen [35,4 Jahre (SD= 11,0) vs. 29,7 Jahre (SD= 8,9)], unterschieden sich jedoch nicht bezüglich der Geschlechterverteilung (13 Frauen und 8 Männer vs. 55 Frauen und 41 Männer) und der Schul- und Berufsbildungsdauer [12,1 Jahre (SD= 2,6) vs. 12,9 Jahre (SD= 2,7)].

Die Ergebnisse des Interviews sind in Tabelle 5 zusammengefaßt. Vergleicht man die initial erhobenen psychosozialen Belastungsfaktoren, konnte keine signifikanten Unterschiede zwischen den beiden Gruppen gefunden werden.

Die Resultate der Fragebögen sind aus Tabelle 6 ersichtlich. Auch hier konnten im Freiburger Persönlichkeitsinventar keine signifikanten Unterschiede zwischen der symptomatischen und der asymptomatischen Gruppe gefunden werden. Zudem lagen alle Gruppenwerte in diesem Test im Normalbereich. Allerdings schätzten sich die symptomatischen Patienten in der Befindlichkeitsskala initial signifikant dysphorischer ein als die asymptomatischen Patienten, nicht jedoch als kognitiv beeinträchtigter im "Cognitive failures questionnaire".

Tabelle 7 zeigt die initialen Beschwerden der bei der 2-Jahres-Untersuchung asymptomatischen und symptomatischen Gruppe. Die nach 2 Jahren unter persistierenden Beschwerden leidende Gruppe gab bereits initial signifikant mehr Sehstörungen, Müdigkeit, Ängstlichkeit im Straßenverkehr, Schlafstörungen und Vergeßlichkeit an als die asymptomatische Gruppe.

Bisherige Studien zur Bedeutsamkeit psychosozialer Belastungsfaktoren für den Krankheitsverlauf nach HWS-Distorsionen basierten ausschließlich auf retrospektiven Untersuchungen mit hochgradig selektionierten Patienten (z. T. Gutachtenpatienten) und unklarer Definition des Traumas [1, 14, 21, 47, 48]. Deren Ergebnisse sind deswegen von beschränkter Aussagekraft.

In der vorliegenden prospektiven Studie wurden Patienten aus der Praxis gemäß einer klaren Definition des Traumas rekrutiert und früh nach dem Trauma unter-

Tabelle 5. Bei den initial erhobenen psychosozialen Belastungsfaktoren besteht 2 Jahre nach stattgehabter HWS-Distorsion kein signifikanter Unterschied zwischen der symptomatischen und der asymptomatischen Patientengruppe (Radanov et al. 1994, 66)

Erfaßte Kategorie*	asymptomatisch bei zwei-Jahres Untersuchung (n = 96)	symptomatisch bei zwei-Jahres Untersuchung (n = 21)	Chi-Quadrat-Test
	n (%)	n (%)	p
1. Neurotische Symptome in der Kindheit (z. B. Bettnässen, Eßstörungen, Kontakt- oder Autoritätsprobleme, Aggressivität, sozialer Rückzug, Ängste, Sprachstörungen (z. B. Stottern), Onychophagie)	39 (41)	7 (33)	n.s.
2. Leistungsprobleme in der Schule (Störungen, die vermutlich nicht mit den intellektuellen Fähigkeiten zusammenhängen, z. B. entwicklungsbedingte Rechen-, Schreib- oder Lesestörungen)	19 (29)	4 (19)	n.s.
3. Familiäre Störungen (z. B. Alkohol- oder Medikamentenabusus der Eltern, physische oder psychische Mißhandlung des Kindes, Gewalt in der Familie, Tod eines Elternteils, inzestuöse Beziehungen)	19 (20)	5 (24)	n.s.
4. Bedeutsame Erkrankungen in der Familie (Erkrankungen in der Familie, die ein Modell für das Krankheitsverhalten des Patienten darstellen könnten, z. B. neurologische Erkrankungen, Unfälle, Kopf- oder Rückenschmerzen	37 (38)	11 (52)	n.s.
5. Psychologische oder Verhaltensprobleme im Jugend- und Erwachsenenalter (psychologische Probleme während der Pupertät und im Jugendalter (z. B. Anorexie), Drogenmißbrauch, psychische Störungen wie Depression, Nervenzusammenbrüche, Suizidversuche, frühere psychiatrische oder psychologische Behandlungen)	24 (25)	7 (33)	n.s.
6. Aktuelle Belastungen (Belastungen in der Partnerschaft, Beziehungsprobleme, Probleme in der Familie und Beruf, finanzielle Probleme, aktuelle psychische Probleme)	29 (30)	11 (52)	n.s.

* Mehrfachnennungen sind möglich.

sucht. Im 2-Jahres-Verlauf zeigte sich eine verhältnismäßig hohe Erholungsrate von 76 %. Der Einfluß der anfänglich erhobenen psychosozialen Belastungsfaktoren muß im Lichte dieser Ergebnisse als nicht wesentlich beurteilt werden. Alle erfaßten Persönlichkeitsdimensionen lagen im Durchschnitt sowohl bei den symptomatischen als auch bei den asymptomatischen Patienten im Normalbereich und unterschieden sich nicht signifikant voneinander. Auch bezüglich anamnestischer psychosozialer Belastungsfaktoren konnten keine signifikanten Gruppenunterschiede gefunden werden. Der in der symptomatischen Gruppe anfänglich erhöhte Wert in der Befindlichkeits-

Tabelle 6. Ergebnisse der Selbsteinschätzungsfragebögen bei der Erstuntersuchung in der Akutphase nach dem Trauma. Die Ergebnisse der Patienten, die nach 2 Jahren noch symptomatisch waren, wurden mit der asymptomatischen Gruppe verglichen. Die symptomatische Gruppe war initial in der Befindlichkeit signifikant beeinträchtigter (Radanov et al., 66)

Testvariable	asymptomatisch bei zwei-Jahres Untersuchung (n = 96)	symptomatisch bei zwei-Jahres Untersuchung (n = 21)	Man-Whitney-U-Test
	Mittel (SD)	Mittel (SD)	p
Freiburger Persönlichkeitsinventar (Normalbereich 4-6 Stanine-Punkte)			
FPI-1 Nervosität	4,6 (1,7)	5,4 (1,7)	n.s.
FPI-3 Depression	3,9 (2,0)	4,5 (1,7)	n.s.
FPI-9 Offenheit	5,6 (1,9)	6,4 (1,8)	n.s.
FPI-N Neurotizismus	3,9 (2,0)	4,1 (1,7)	n.s.
FPI-M Maskulinität	4,7 (1,7)	5,0 (1,6)	n.s.
Befindlichkeitsskala (Normalbereich 4-17)	15,6 (12,0)	21,8 (12,3)	0,03
Cognitive failures questionnaire (Normalbereich 17-30)	17,3 (14,4)	23,1 (20,3)	n.s.

Tabelle 7. Vergleichende Darstellung der Akutsymptomatik anläßlich der Erstuntersuchung zwischen symptomatischer und asymptomatischer Patientengruppe. Signifikante Unterschiede sind angegeben (Radanov et al., 66)

Beschwerden	asymptomatisch bei Zwei-Jahres Untersuchung (n = 96)	symptomatisch bei Zwei-Jahres Untersuchung (n = 21)	Chi-Quadrat-Test
	n (%)	n (%)	p
Nackenschmerzen	88 (92)	20 (96)	n.s.
Kopfschmerzen	51 (53)	16 (76)	n.s.
Schulterschmerzen	44 (46)	13 (62)	n.s.
Rückenschmerzen	36 (37)	9 (43)	n.s.
Sehstörungen	16 (17)	9 (43)	0,008
Schwindel	12 (12)	6 (29)	n.s.
Schluckstörungen	8 (8)	2 (29)	n.s.
Müdigkeit *	50 (52)	16 (76)	0,04
Ängstlichkeit **	38 (40)	14 (76)	0,02
Schlafstörungen ***	30 (31)	16 (76)	0,0001
Lärmempfindlichkeit	26 (27)	8 (38)	n.s.
Reizbarkeit	18 (19)	7 (33)	n.s.
Konzentrationsprobleme	23 (24)	8 (38)	n.s.
Vergesslichkeit	10 (10)	7 (33)	0,006

* Patienten klagten über Zunahme der Müdigkeit im Laufe des Tages, ausgelöst durch geistige oder körperliche Tätigkeiten/Beanspruchungen.

** Klagen über Verängstigung/Verunsicherung als Verkehrsteilnehmer (Beifahrer oder Fußgänger). Es konnten keine typischen Symptome für das posttraumatische Streßsyndrom erhoben werden.

*** Einschlafprobleme (Nichtfinden einer schmerzfreien Position) oder schmerzbedingte Schlafunterbrechung skala reflektiert die vielfältigeren somatischen Beeinträchtigungen, welche die symptomatischen Patienten initial aufweisen. Es muß davon ausgegangen werden, daß die Patienten, die sich innerhalb der ersten 2 Jahre nach dem Unfall nicht erholen, ein schwereres Trauma beziehungsweise eine schwerere Verletzung erlitten haben. So können z. B. die ausschließlich als schmerzbedingt angegebenen Schlafstörungen kaum anders als vor dem Hintergrund einer schmerzhaften HWS-Weichteilläsion verstanden werden. Daß die initiale Schwere des Traumas als für den Verlauf entscheidender Faktor durchaus quantifiziert werden kann, wurde bereits in kürzlich veröffentlichten Studien gezeigt [73, 74].

Die psychosoziale Disposition und Situation des Patienten zum Zeitpunkt des Traumas kann also nicht als primäre Ursache eines ungünstigen Krankheitsverlauf angesehen werden. Die Ergebnisse früherer Studien, die eine solche Relation hervorgehoben haben [1, 14, 21, 47, 48], dürften am ehesten auf deren unangemessene Untersuchungsmethodik zurückzuführen sein. Psychosoziale Auffälligkeiten nach HWS-Distorsionen dürften eher eine Folge und nicht eine Ursache des Krankheitsverlauf darstellen, wie dies bei Schmerzsyndromen bereits nachgewiesen wurde [16].

5 Mögliche Ursachen der neuropsychologischen Defizite

Folgende unterschiedliche Hypothesen zur Erklärung der aufgezeigten zahlreichen neuropsychologischen Defizite nach einer HWS-BV werden teilweise kontrovers diskutiert:

5.1 Psychogenie

In manchen Studien, aber auch bei vielen Begutachtungen erkennt man die Tendenz, den Patienten eine bewußte oder unbewußte Aggravation oder gar Simulation der Beschwerden nach einem sog. HWS-Schleudertrauma zu unterstellen. Dabei wird bei den Patienten ein Streben nach vermehrter Schonung in Beruf und Familie und nach finanziellem Gewinn durch eine Entschädigung bzw. Rente vermutet. Es wird versucht, diese Annahmen durch den Patienten nicht gerecht werdende Aussagen zu belegen, beispielsweise durch die Feststellung, 88 % der Patienten würden bei der körperlichen Untersuchung „grimassieren und grunzen", um Schmerzen zu demonstrieren [52, 53]. Andere Untersucher konnten diese Behauptung nicht bestätigen [12, 31, 33, 39].

Immerhin erscheint bei einer Minderzahl der Patienten eine solche Interpretation angebracht. Ettlin et al. [11] berichteten über eine Patientin, die in ihrem Bemühen, schlechte Leistungen in den neuropsychologischen Untersuchungen zu demonstrieren, beispielsweise im Konzentrationstest systematisch die unerwünschten anstelle der erwünschten Zeichen anstrich, was ja eher für eine gute Konzentrationsleistung sprach.

Gegen die Verallgemeinerung eines solchen Mechanismus auf die Mehrzahl der Patienten spricht jedoch das Fehlen des Nachweises einer bestimmten, zur Aggravation disponierenden Persönlichkeitsstruktur [55, 56]. Darüber hinaus mehren sich in den letzten Jahren Hinweise auf andere Ursachen der Symptomatik.

5.2 Schmerzsyndrom

Eine plausible Erklärung für zumindest einen Teil der neuropsychologischen Defizite ist die Annahme, daß sie durch die Nacken- und Kopfschmerzen verursacht werden, unter denen die meisten Patienten leiden. So beschrieben Yagüez et al. [80] und Keidel et al. [31] einen Zusammenhang zwischen Kopfschmerz- oder Nackenschmerzstärke einerseits und Aufmerksamkeits- und Konzentrationseinbußen sowie schlechter Befindlichkeit und somatischer Beeinträchtigung andererseits. Interessanterweise korrelierte auch die Nackenschmerzdauer mit dem Ausmaß der initialen Defizite in Konzentration und Aufmerksamkeit. Kopf- und Nackenschmerzstärke kovariierten auch in der Untersuchung von Di Stefano u. Radanov [10] mit Aufmerksamkeitsstörungen, darüber hinaus auch mit den verbalen Gedächtnisleistungen. In zahlreichen Arbeiten wird von Radanov der Zusammenhang der somatischen Beschwerden (wie u. a. Kopf- oder Nackenschmerz) mit der Beeinträchtigung kognitiver Funktionen in Zusammenhang gebracht [64, 66].

Der Schmerz kann auch indirekt über eine gestörte Befindlichkeit die neuropsychologischen Leistungen beeinträchtigen, da eine Korrelation zwischen schlechter Befindlichkeit (Befindlichkeitskala [83]) und schlechter Aufmerksamkeit und Konzentration, eingeschränkten verbalen Abstraktionsleistungen und visuellem Vorstellungs- und Analysevermögen nachgewiesen werden konnte [31, 80] und eine verzögerte Beschwerderückbildung auch von verlängerter Befindlichkeitsstörung begleitet ist [10].

Patienten mit traumatischem zervikalem Schmerzsyndrom nach HWS-Distorsion und vergleichend untersuchte Patienten mit nichttraumatischem zervikalem Schmerzsyndrom zeigten keine signifikanten Unterschiede in den neuropsychologischen Leistungen (ausgenommen Benton-Test), möglicherweise weil das Schmerzsyndrom die Leistungen in beiden Gruppen gleichsinnig beeinflußte bzw. reduzierte [49].

Andererseits kann von einer alleinigen schmerzbedingten Verursachung der neuropsychologischen Defizite sicherlich nicht ausgegangen werden, da einzelne kognitive Funktionsdefizite wie verbale Gedächtnisleistungen nicht mit der Stärke des zervikozephalen Schmerzsyndroms korrelierten [26], da Ettlin et al. [12] und Radanov et al. [61] neuropsychologische Defizite auch bei denjenigen Patienten fanden, bei denen die Schmerzen bereits wieder abgeklungen waren, und da Schwartz et al. [71] eine höhere Inzidenz kognitiver Auffälligkeiten bei chronischen Schmerzpatienten nach HWS-Distorsion (oder SHT) im Vergleich zu (Kontroll-)Patienten mit chronischem lumbalem Schmerzsyndrom fanden (vgl. auch Abschnitt 3).

5.3 Medikamentöse Bedingtheit

Da manche Patienten mit Schmerzmitteln und/oder Muskelrelaxanzien und/oder Antiphlogistika behandelt werden, ist eine partielle Verschlechterung der Leistungen in den neuropsychologischen Untersuchungen durch die Medikation denkbar. Diese Möglichkeit kann zumindest bei den Untersuchungen, die diese Variable nicht kontrolliert haben oder hierzu keine Angaben machen, nicht ausgeschlossen werden. Erst in jüngeren Studien werden Medikationseffekte durch das Sudiendesign systematisch ausgeschlossen [31] oder kontrolliert [10]. Neuropsychologische Defizite konnten bei medikamentös unbehandelten Patienten [31, 80] sowie in einer Gruppe, in der die meisten Patienten unbehandelt waren [12], nachgewiesen werden. Die Ergebnisse waren mit den Resultaten der behandelten Patienten vergleichbar. Eine (signifikante) Kovariation von Medikation mit Einbußen in Aufmerksamkeit, Konzentration und verbalem Gedächtnis nach HWS-Distorsion wurde von Di Stefano u. Radanov [10] 1995 beschrieben.

5.4 Direkte traumatische zerebrale Läsionen

Argumente für eine direkte traumatische zerebrale Schädigung beim HWS-Schleudertrauma stammen z. T. aus Tierversuchen. So fand man in Experimenten mit Affen Beschleunigungskräfte von 20–50 g, die zu Verletzungen von Frontallappen, Temporallappen, Okzipitallappen und Hirnstamm mit Blutungen führten. Auch bei Menschen wurden Fälle von zerebraler Kontusion und subduralem Hämatom nach HWS-Schleudertrauma berichtet [50, 51, 72]. Aufgrund der Ähnlichkeit der zervikoenzephalen Symptomatik mit dem postkommotiellen Syndrom wird von einigen Autoren ätiologisch eine „innere" Kommotio oder Funktionsstörung des Hirnstamms in Betracht gezogen [41–44, 54], insbesondere da im Rahmen einer Beschleunigungsverletzung mitunter erhebliche Rotationsbeschleunigungen am Kopf und gegenläufige Beschleunigungen von Schädelinhalt und Kalotte auftreten [7].

EEG-Untersuchungen an Patienten ergaben keine schlüssigen Resultate: Manche Autoren berichten hohe Zahlen, manche geringe Zahlen pathologischer Befunde [22, 75]. Mittels otoneurologischer Untersuchungen ließen sich vestibuläre Störungen bei einer größeren Anzahl von Patienten nachweisen [12, 18, 76]. Studien, die systematisch MRT und akustisch evozierte Hirnstammpotentiale einsetzten, zeigten jedoch in keinem Fall ein pathologisches Ergebnis [12, 22, 81]. In den meisten Fällen ist mit den bisher zur Verfügung stehenden Methoden keine mechanische Verletzung zerebraler Strukturen z. B. im Sinne einer Kontusion nachweisbar.

5.5 Vegetatives Dysequilibrium

Befunde, die einen Zusammenhang zwischen einem Ungleichgewicht in der Sympathikus-Parasympathikus-Kofunktion und den neuropsychologischen Defiziten belegen, liegen derzeit nicht vor. Aufgrund der nahezu obligat geklagten vegetativen Beschwerden nach einer HWS-BV, aufgrund der Involvierung des vegetativen Nervensystems im Rahmen der zervikozephalen Schmerzen und aufgrund der nachgewiesenen Befindlichkeitsänderung, in die vegetative Störungen eingehen und die ihrerseits die neuropsychologischen Testergebnisse beeinflußt (s. 5.2), ist ein solcher Zusammenhang anzunehmen. Gestützt wird diese Annahme durch den erst jüngst gelungenen objektiven Nachweis einer bis zu einem halben Jahr nach der HWS-BV anhaltenden autonomen Störung mit Hinweisen auf ein relatives Sympathikusdefizit in der spektralen EKG-Analyse der spontanen Varianz der Herzrate [25, 33, 34]. Korrelationsanalysen dieser vegetativen Parameter mit den neuropsychologischen Defiziten liegen noch nicht vor.

5.6 Neurohumorale Dysregulation

Es gibt eine konvergierende Evidenz für eine Dysregulation monoaminerger Bahnen vom Hirnstamm zu höheren zerebralen Arealen nach einer HWS-Distorsion, welche durch propriozeptive Afferenzen der oberen HWS vermittelt wird (s. Abschnitt 5.7). Schon die von Boismare et al. [4] 1985 publizierten Daten, die an Hand von experimentellen Beschleunigungsversuchen mit Ratten gewonnen wurden, wiesen auf eine postakzeleratorische zentrale Katecholaminerniedrigung hin. Die Möglichkeit einer Störung der Aufmerksamkeit durch eine traumatisch bedingte Funktionsänderung des retikulären Systems mit Einbeziehung zentralnervöser dienzephaler Projektionssysteme wurde 1987 von Perret gesehen [54]. Konkreter wurden Radanov et al. [55] 1990 und stellten die Hypothese auf, daß eine Funktionsstörung des Norepinephrinsystems mit Ursprung im Locus coeruleus dem zervikoenzephalen Syndrom nach einer HWS-BV zu Grunde liegen kann. Auf eine Alteration des serotonergen Transmittersystems lassen postakzeleratorische Auffälligkeiten antinozizeptiver Hirnstammreflexe schließen, die serotonerg im Rahmen der zentralen Schmerzverarbeitung mediiert werden [37].

5.7 Dysregulation durch zervikale propriozeptive Afferenzen

Diese Hypothese postuliert folgenden Mechanismus: Durch die HWS-BV kommt es zu einer Störung der Transmission propriozeptiver Afferenzen, die von den oberen zervikalen Segmenten zum Hirnstamm ziehen [79]. Dort verursachen sie eine Dysregulation monoaminerger Bahnen vom Hirnstamm zu höheren zerebralen Arealen.

Es konnte gezeigt werden, daß solche Propriozeptoren in großer Zahl in den intervertebralen Gelenken und kleinen intervertebralen Muskeln der oberen HWS vorhanden sind und auf verschiedene Kerne im Hirnstamm projizieren; nach einem „HWS-Schleudertrauma" feuern sie in chaotischer Weise [18,38]. Noradrenerge, serotonerge und dopaminerge Bahnsysteme, die aus Kernen im Hirnstamm entspringen und zum Hypothalamus, Hippokampus und Kortex projizieren, beeinflussen Aufmerksamkeit, Gedächtnis, Stimmung und Schmerzempfinden sowie die zerebrale Durchblutung [17, 23, 37, 45, 70]. Damit wären die anatomischen und physiologischen Grundlagen für einen Mechanismus zur Entstehung der „zerebralen" Symptome nach einem HWS-Schleudertrauma gegeben.

Diese Hypothese wird gestützt durch neue SPECT-Befunde: Bei einem Großteil von Patienten mit persistierenden Symptomen nach HWS-BV fanden sich Zonen verminderter zerebraler Perfusion, hauptsächlich parietookzipital lokalisiert [40].

6 Zusammenfassung und Ausblick

Die Untersuchungen zeigen, daß sich die von den Patienten mit HWS-Distorsion geklagten Störungen des Leistungsbereichs und der Befindlichkeit trotz meist unauffälliger zerebraler bildmorphologischer Befunde testpsychologisch objektivieren lassen und im Rückbildungsverlauf verfolgt werden können. So können v. a. Störungen von Aufmerksamkeit und Konzentration aber auch von visuellem und verbalem

Gedächtnis sowie anderer kognitiver Funktionen quantitativ nachgewiesen werden. Auch wenn die zahlreichen Vorstellungen zur am ehesten multifaktoriellen Pathogenese der posttraumatischen neuropsychologischen Defizite letztendlich noch nicht suffizient belegt sind, sind die Autoren auf der Grundlage der bisher vorliegenden Ergebnisse der Ansicht, daß bei der Beurteilung neuropsychologischer Auffälligkeiten nach einer HWS-BV nicht generell von einer psychogenen Störung ausgegangen werden kann. Will man im Einzelfall eine Psychogenität der Symptomatik postulieren, so muß sich diese Diagnose einerseits auf den fehlenden Nachweis pathologischer Befunde in den bildgebenden und elektrophysiologischen Hilfsuntersuchungen, andererseits auf klinische Hinweise wie z.b. eindeutige Widersprüche in der neurologischen und neuropsychologischen Untersuchung oder klare entsprechende prätraumatische psychopathologische Befunde stützen. Die Annahme einer „unfallneurotischen" Pseudoneurasthenie sollte im klinischen Alltag und in der Begutachtung somit nur sehr zurückhaltend erhoben werden. Wir empfehlen eine frühzeitige neuropsychologische Zusatzuntersuchung [33] bei den Patienten, die über Leistungsstörungen klagen – auch schon in der posttraumatischen Akutphase –, da die testpsychologische Objektivierung von speziellen Leistungseinbußen gezielte Therapiemaßnahmen wie z. B. Leistungstrainingsprogramme oder psychotherapeutische Ansätze ermöglicht, die über konventionelle physikalische oder medikamentöse Maßnahmen hinausgehen. Möglicherweise können hierdurch gutachterlich schwierige Langzeitverläufe im Sinne eines „late whiplash syndrome" vermieden werden. Ob die neuropsychologischen Testuntersuchungen zusammen mit somatischen und apparativen Untersuchungsaspekten als mögliche Prädiktoren der posttraumatischen Beschwerdedauer herangezogen werden können, ist Gegenstand gegenwärtiger Untersuchungen.

Literatur

1. Balla JI (1982) The late whiplash syndrome: a study of an illness in Australia and Singapore. Cult Med Psychiatry 6: 191-210
2. Berstad JR, Bærum B, Löchen EA, Mogstad TE, Sjaastad O (1975) Whiplash: chronic organic brain syndrome without hydrocephalus ex vacuo. Acta Neurol Scand 51: 268-284
3. Binder LM (1986) Persisting symptoms after mild head injury: A review of the postconcussive syndrome. J Clin Exp Neuropsychol 8: 323-346
4. Boismare F, Boquet J, Moore N, Chretien P, Saligaut C, Daoust M (1985) Hemodynamic, behavioral and biochemical disturbances induced by experimental craniocervical injury (whiplash) in rats. J Auton Nerv Syst 13: 137-147
5. Broadbent DE, Cooper PE, Fitzgerald P, Parkes KR (1982) The cognitive failures questionnaire (CFQ) and its correlates. Br J Clin Psychol 21: 1-16
6. Caprez G (1986) Neuropsychologische Befunde beim Schleudertrauma. Fortb. Ges. Studium des Schmerzes, Bellikon
7. Delank HW (1988) Das Schleudertrauma der HWS. Unfallchirurg 91: 381-387
8. Delis DC, Kramer J, Kaplan E, Ober BA, Friedlund A (1987) The California verbal learning test. Psychological Corporation, New York
9. Diener HC, Keidel M (1995) Aktuelle Entwicklungen im Bereich der Migräne und des HWS-Schleudertraumas. In: Elger CE, Dengler R (Hrsg) Jahrbuch der Neurologie. Biermann, Zülpich, S 73-99
10. Di Stefano G, Radanov BP (1995) Course of attention and memory after common whiplash: a two-years prospective study with age, education and gender pair-matched patients. Acta Neurol Scand 91: 346-352
11. Ettlin TM, Kischka U, Kaeser HE (1989) Kognitive und psychische Störungen nach HWS-Schleudertrauma. Schweiz Rundsch Med Prax 78: 967-969
12. Ettlin TM, Kischka U, Reichmann S, Radii EW, Heim S, Wengen D, Benson DF (1992) Cerebral symptoms after whiplash injury of the neck: a prospective clinical and neuropsychological study of whiplash injury. J Neurol Neurosurg Psychiatry 55: 943-948

13. Fahrenberg J, Hampel R, Selg H (1984) Das Freiburger Persönlichkeitsinventar (FPI), 4. Aufl. Hogrefe, Göttingen
14. Farbmann AA (1973) Neck sprain associated factors. JAMA 223: 1010-1015
15. Freihoff J (in Vorbereitung) Prospektive Verlaufsanalyse neuropsychologischer Defizite nach HWS-Beschleunigungsverletzung. Med. Dissertation, Universität Essen
16. Gamsa A, Vikis-Freiberg V (1991) Psychological events are both risk factors in and consequences of chronic pain. Pain 44: 271-277
17. Goadsby PJ, Zagami AS, Lambert GA (1991) Neural processing of craniovascular pain: a synthesis of the central structures involved in migraine. Headache 31: 365-371
18. Hinoki M (1984) Vertigo due to whiplash injury: a neurootological approach. Acta Otolaryngol (Suppl 419): 9-29
19. Hinoki M, Hine S, Tada Y (1971) Neurootological studies on vertigo due to whiplash injury. Equilib Res (Suppl 1): 5-29
20. Hirsch SA, Hirsch PJ, Hiramoto H, Weiss A (1988) Whiplash syndrome – fact or fiction? Orthop Clin North Am 19: 791-795
21. Hodge JR (1971) The whiplash neurosis. Psychosomatics 12: 245-249
22. Jacome DE (1987) EEG in whiplash: a reappraisal. Clin Electroencephalogr 8: 41-45
23. Kandel ER (1991) Disorders of mood: depression, mania, and anxiety disorders. In: Kandel ER, Schwartz JH, Jessell TM (eds) Principles of neural science, 2nd edn. Elsevier, New York, pp 869-883
24. Kaschel R, Mayer K, Zaiser H (1989) Deskriptive neuropsychologische Vergleichsuntersuchungen nach HWS-Distorsion. Vortrag auf der 23. Jahrestagung der Deutschen Gesellschaft für Neurotraumatologie und klinische Neuropsychologie, Universität Mannheim
25. Keidel M (1995) Der posttraumatische Verlauf nach zerviko-zephaler Beschleunigungsverletzung. Klinische, neurophysiologische und neuropsychologische Aspekte. In: Kügelgen B (Hrsg) Neuroorthopädie 6. Springer, Berlin Heidelberg New York Tokio, S 73-113
26. Keidel M, Diener HC (1993) Headache and acceleration trauma of the cervical spine. News Headache 3/3: 1
27. Keidel M, Diener HC (1993) Schleudertrauma der Halswirbelsäule. In: Brandt T, Dichgans J, Diener HC (Hrsg) Therapie und Verlauf neurologischer Erkrankungen. Kohlhammer, Stuttgart, S 640-650
28. Keidel M, Miller JD (1995) Head trauma. In: Brandt T, Dichgans J, Diener HC, Caplan LR, Kennard C (eds) Neurological disorders: Course and treatment. Academic Press, San Diego
29. Keidel M, Pearce JMS (1995) Whiplash injury. In: Brandt T, Dichgans J, Diener HC, Caplan LR, Kennard C (eds) Neurological disorders: Course and treatment. Academic Press, San Diego
30. Keidel M, Yagüez L, Wilhelm H, Jüptner M, Diener HC (1991) Reales Leistungsdefizit bei „Pseudo-Neurasthenie" nach HWS-Schleudertrauma. Akt Neurol 18: S 16
31. Keidel M, Yagüez L, Wilhelm H, Diener HC (1992) Prospektiver Verlauf neuropsychologischer Defizite nach zervikozephalem Akzelerationstrauma. Nervenarzt 63: 731-740
32. Keidel M, Yagüez L, Wilhelm H, Diener HC (1993) Das zerviko-enzephale Syndrom nach HWS-Akzelerationstrauma im prospektiven Verlauf. In: Schimrigk K (Hrsg) Ophthalmoneurologie, Therapiekontrolle, Prävention. Verhandlungen der Deutschen Gesellschaft für Neurologie, Bd 7. Homburg/Saar, S 503-505
33. Keidel M, Yagüez L, Wilhelm H, Vandenesch P, Rieschke P, Jüptner M, Diener HC (1993) Gutachterliche Aspekte neurophysiologischer und neuropsychologischer Auffälligkeiten nach zervikozephalem Beschleunigungstrauma. Nervenheilkunde 12: 239-242
34. Keidel M, Yagüez L, Wilhelm H et al. (1993) Pathophysiologische Korrelate des akuten zervikozephalen Syndroms nach HWS-Beschleunigungsverletzung. In: Schimrigk K (Hrsg) Ophthalmoneurologie, Therapiekontrolle, Prävention. Verhandlungen der Deutschen Gesellschaft für Neurologie, Bd 7. Homburg/Saar, S 506-508
35. Keidel M, Eisentraut R, Diener HC (1993) Predictors for prolonged recovery from posttraumatic headache in whiplash injury. IASP Publications, Seattle, p 12
36. Keidel M, Yagüez L, Wilhelm H, Diener HC (1994) Neuropsychologische Defizite nach HWS-Schleudertrauma im prospektiven Verlauf. In: Haupts M, Durwen HF, Gehlen W, Markowitsch HJ (Hrsg) Neurologie und Gedächtnis. Huber, Bern, S 89-99
37. Keidel M, Rieschke P, Jüptner M, Diener HC (1994) Pathologischer Kieferöffnungsreflex nach HWS-Beschleunigungsverletzung. Nervenarzt 65: 241-249
38. Kerr FWL (1961) Trigeminal and cervical volleys. Arch Neurol 5: 171-178
39. Kischka U, Ettlin TM, Heim S, Schmid G (1991) Cerebral symptoms following whiplash injury. Eur Neurol 31: 136-140
40. Kischka U, Ettlin TM, Plohmann A, Stahl H (1994) SPECT findings in patients with whiplash injury of the neck. Neurology (Suppl 2): 763 P
41. Krajewski C (1989) Untersuchung von HWS-Schleudertrauma-Patienten unter besonderer Berücksichtigung von Konzentrations- und Gedächtnisstörungen. Diplomarbeit, Universität Trier

42. Krajewski C (1993) Psychologische Untersuchungen an HWS-Schleudertrauma-Patienten. In: Thomalske G, Schmitt E, Gross M (Hrsg) Schmerzkonferenz. Handbuch für Pathogenese, Klinik und Therapie des Schmerzes. G. Fischer, Stuttgart, 10/2.3.2: 1-13
43. Krajewski C, Wolff H-D (1990) Psychodiagnostische Untersuchung von HWS-Schleudertrauma-Patienten. Manuelle Med 28: 35-39
44. Krajewski C, Wolff H-D (1990) Psychische Veränderungen nach Schleudertraumen der Halswirbelsäule. Poster, 3. Kongreß der DGVM, Universität Trier
45. Lance WJ (1992) Headache and migraine. In: Asbury AK, McKhann GM, McDonald WI (eds) Diseases of the nervous system: Clinical neurobiology, vol II. Saunders, Philadelphia, pp 873-883
46. Mayou R, Bryant B, Duthie R (1993) Psychiatric consequences of road traffic accidents. Br Med J 307: 647-651
47. Miller H (1961) Accident neurosis. Br Med J 1: 919-925; 992-998
48. Mills H, Horne G (1986) Whiplash – man made disease? NZ Med J 99: 373-374
49. Olsnes BT (1989) Neurobehavioral findings in whiplash patients with long-lasting symptoms. Acta Neurol Scand 80: 584-588
50. Ommaya AK, Yarnell P (1969) Subdural hematoma after whiplash injury. Lancet II: 237-239
51. Ommaya AK, Faas F, Yarnell P (1968) Whiplash injury and brain damage. JAMA 204: 285-289
52. Pearce JMS (1989) Whiplash injury: a reappraisal. J Neurol Neurosurg Psychiatry 52: 1329-1331
53. Pearce JMS (1994) Polemics of chronic whiplash injury. Neurology 44: 1993-1997
54. Perret E (1987) Neuropsychologische Folgen von Traumen der HWS. Manuelle Med 25: 1-4
55. Radanov BP, Dvorak J, Valach L (1990) Folgezustände der Schleuderverletzung der Halswirbelsäule. Mögliche Erklärung unter Berücksichtigung der klinischen und neuropsychologischen Befunde. Manuelle Med 28: 28-34
56. Radanov BP, Di Stefano G, Schnidrig A, Ballinari P (1991) Role of psychosocial stress in recovery from common whiplash. Lancet 338: 712-715
57. Radanov BP, Dvorak J, Valach L (1992) Cognitive deficits in patients after soft tissue injury of the cervical spine. Spine 17: 127-131
58. Radanov BP, Hirlinger I, Di Stefano G, Valach L (1992) Attentional processing in cervical spine syndromes. Acta Neurol Scand 85: 358-362
59. Radanov BP, Valach L, Dvorak J (1992) Neuropsychiatry in common spinal disorders. Spine: state of the art reviews 6: 445-458
60. Radanov BP, Di Stefano G, Schnidrig A, Sturzenegger M (1993) Psychosocial stress, cognitive performance and disability after common whiplash. J Psychosom Res 37: 1-10
61. Radanov BP, Di Stefano G, Schnidrig A, Sturzenegger M, Augustiny KF (1993) Cognitive functioning after common whiplash: A controlled follow-up study. Arch Neurol 50: 87-91
62. Radanov BP, Sturzenegger M, Di Stefano G et al. (1993) Ergebnisse der einjährigen Verlaufsstudie nach HWS-Schleudertraumen. Schweiz Med Wochenschr 123: 1545-1552
63. Radanov BP, Di Stefano G, Schnidrig A, Ballinari P (1993) Welches sind die Prädiktoren der Erholung nach HWS-Beschleunigungsverletzung. Eine prospektive Studie. In: Moorahrend U (Hrsg) Die Beschleunigungsverletzung der Halswirbelsäule. G. Fischer, Stuttgart, S 137-156
64. Radanov BP, Di Stefano G, Schnidrig A, Sturzenegger M (1994) Common whiplash: psychosomatic or somatopsychic? J Neurol Neurosurg Psychiatry 57: 486-490
65. Radanov BP, Sturzenegger M, Di Stefano G (1994) Vorhersage der Erholung nach HWS-Distorsion (Schleudertrauma der HWS) mit initial erhobenen psychosozialen Variablen. Orthopäde 23: 282-286
66. Radanov BP, Sturzenegger M, Di Stefano G, Schnidrig A (1994) Relationship between early somatic, radiological, cognitive and psychosocial findings and outcome during a one-year follow-up in 117 common whiplash patients. Br J Rheumatol 33: 442-448
67. Rapp G (1982). Aufmerksamkeit und Konzentration. Erklärungsmodelle – Störungen – Handlungsmöglichkeiten. Klinkhardt, Bad Heilbronn/Obb.
68. Reinherz HZ, Stewart-Berghauer G, Pakiz B, Frost AK, Moeykens BA, Holmes WM (1989) The relationship of early risk and current mediators to depressive symptomatology in adolescence. J Am Acad Child Adolesc Psychiatry 28: 942-947
69. Rodgers B (1990) Behavior and personality in childhood as predictors of adult psychiatric disorder. J Child Psychol Psychiatry 31: 393-414
70. Role LW, Kelly JP (1991) The brain stem: cranial nerve nuclei and the monoaminergic system. In: Kandel ER, Schwartz JH, Jessell TM (eds) Principles of neural science, 2nd edn. Elsevier, New York, pp†683-699
71. Schwartz DP, Barth JT, Dane JR, Drenan SE, DeGood DE, Rowlingson JC (1987) Cognitive deficits in chronic pain patients with and without history of head/neck injury: Development of a brief screening battery. Clin J Pain 3: 94-101
72. Severy DM, Mathewson JH, Bechtol CO (1955) Controlled automobile rear-end collisions. Can Serv Med J 11: 727-758

73. Sturzenegger M, Di Stefano G, Radanov BP, Schnidrig A (1994) Presenting symptoms and signs after whiplash injury: The influence of accident mechanism. Neurology 44: 688–693
74. Sturzenegger M, Radanov BP, Di Stefano G (in press) The effect of accident mechanisms and initial findings on the long-term course of whiplash injury. J Neurol
75. Torres F, Shapiro SK (1961) Electroencephalograms in whiplash injury. Arch Neurol 5: 28–35
76. Ushio N u. Ishida I (1971) Studies on inverted optokinetic nystagmus in cases with whiplash injury. Pract Otol 64: 493–509
77. Westhoff K, Kluck MC (1984) Ansätze einer Theorie konzentrativer Leistungen. Diagnostica 30/3: 167–183
78. Wiesner H, Mumenthaler M (1975) Schleuderverletzungen der Halswirbelsäule. Eine katamnestische Studie. Arch Orthop Unfall-Chir 81: 13–36
79. Wolff H-D (1983) Neurophysiologische Aspekte der manuellen Medizin, 2. Aufl. Springer, Berlin Heidelberg New York
80. Yagüez L, Keidel M, Wilhelm H, Diener HC (1992) Nachweis neuropsychologischer Defizite nach HWS-Schleudertrauma: Relevanz für die Rehabilitation. In: Mauritz K-H, Hömberg V (Hrsg) Neurologische Rehabilitation 2. Huber, Bern Göttingen, S 54–60
81. Yarnell PR, Rossie GV (1988) Minor whiplash head injury with major debilitation. Brain Injury 2: 255–258
82. Zaiser-Kaschel H, Diener H-C, Kaschel R et al. (1990) Neuropsychologische Parameter nach HWS-Distorsion. Poster, 3. Kongreß der DGVM, Universität Trier
83. Zerssen D von (1976) Befindlichkeitsskala. Beltz, Weinheim
84. Zomeren AH van, Den Burg W van (1985) Residual complaints of patients two years after severe head injury. J Neurol Neurosurg Psychiatry: 48: 21–28

KAPITEL VI
Frakturen okzipitaler Kondylen[1]

D. Moskopp, C. Horch, H. Wassmann

> „Rara avis in terris nigroque simillima cycno."
> [„... seltener Vogel auf Erden, wie Schwäne mit schwarzem Gefieder."]
> Juvenal (60–127 n. Chr.) Satiren VI, 165

Mit dem Bonmot „Frakturen okzipitaler Kondylen – gibt es das denn überhaupt?!" leitete der renommierte Münchner Chirurg Leonhard Schweiberer liebenswürdig-provokativ einen unserer ersten wissenschaftlichen Vorträge zur Problematik der Frakturen okzipitaler Kondylen (OKF) ein (Moskopp et al. 1993). Zugegebenermaßen war auch für uns ein klinisches *Schlüsselerlebnis* ausschlaggebend, diese seltene Frakturform genauer zu studieren:

Der Zustand eines 12jährigen Mädchens verschlechterte sich nach einer Mehrfachschwerverletzung mit initialem Koma und anhaltenden Strecksynergismen um den 12. posttraumatischen Tag, so daß die motorische Reaktion auf Schmerzreize fehlte (s. Abb. 5). **Differentialdiagnostisch** lag ex ante die Verschlechterung von einem Mittelhirnsyndrom in ein Bulbärhirnsyndrom nach klinischen Kriterien am nächsten. **CT-diagnostisch** wurde dann ein chronisch epidurales Hämatom am Foramen occipitale magnum gefunden, so daß demgemäß eher eine hohe Querschnittslähmung bei vorbestehendem Mittelhirnsyndrom angenommen werden mußte. Das Kind wurde operiert. Als Blutungsquelle kam eine *bis dahin nicht diagnostizierte OKF* zur Darstellung.

Unter der Fragestellung, ob Kondylenfrakturen tatsächlich so selten sind oder ob für Unfallpatienten eine diagnostische Lücke am kraniozervikalen Übergang bestehen kann, wurde an der Klinik und Poliklinik für Neurochirurgie der Westfälischen Wilhelms-Universität Münster über 5 Jahre (Juni 1991 bis Mai 1996) eine prospektive Erhebung an Schädel-Hirn-Verletzten mit Bewußtseinstrübung durchgeführt.

Die **morphologische Beschreibung** der OKF anhand von CT erfolgte standardisiert mit Aussagen zu 4 Aspekten:
- Bruchform (linear, komplex),
- Form des Hinterhauptsloches (frei, mit Stufe/Fragment),
- Beteiligung der Hinterhauptsschuppe am Bruch (+/),

---

[1] Diese Studie wurde unterstützt durch ein Preisgeld der Deutschen Gesellschaft für Neurochirurgie 1994. Wir überblicken mittlerweile 26 Fälle (Stand 10/97).
Sie wurde 1995 zuerst veröffentlicht in Med Welt 46: 540–545.
Gedankt sei den nachstehenden Kolleg(inn)en der Medizinischen Einrichtungen der Westfälischen Wilhelms-Universität Münster für ihren fachkundigen Rat bzw. für die freundliche Überlassung von Befunden: Oberarzt Dr. G. Schuierer (Radiologie), Frau Dr. C. Weidener, Frau Dr. I. Hugenroth (Neurochirurgie), Prof. Dr. W. Wittkowski (Neuroanatomie), Oberarzt Priv.-Doz. Dr. P. Bartenstein (Nuklearmedizin).
Die Autoren widmen die Arbeit *Kathrin L.* (vgl. Abb. 5). Ihr Krankheitsverlauf wurde uns zum Schlüsselerlebnis. Sie geht wieder zum Gymnasium und auf Parties!

- Stand des Dens axis (+/- symmetrisch).

Die vorliegende Arbeit geht in 4 Punkten zumindest nuanciert über bisherige Publikationen hinaus:
- Standard der Klassifikation von Bruchtyp und -form,
- differentielle Betrachtung des Spannungszustandes des vorderen und hinteren Anteiles der Flügelbänder einer jeden Seite,
- Katamnesedaten über 6 Monate nach dem Trauma,
- Fallzahl (in der Literatur wurde keine größere Serie von OKF mit intravitaler Diagnosestellung gefunden!).

1 Problemstellung

Infolge des Schlüsselerlebnisses einer zunächst „nicht erkannten" OKF, die sekundär verlaufsbestimmend zu werden drohte, wurde anhand der neurotraumatologischen Patienten prospektiv erhoben, wie häufig OKF intravital zur Diagnose kommen, wenn gezielt danach gesucht wird, und welche diagnostischen und therapeutischen Aspekte sich im weiteren Verlauf ergeben.

2 Patienten und Methoden

Bei allen Patienten, die in den 5 Jahren von Juni 1991 bis Mai 1996 unter der Diagnose einer Schädel-Hirn-Verletzung mit Bewußtseinseinschränkung der Unfallaufnahme des Universitätsklinikums Münster zugewiesen wurden, wurden – neben der üblichen Routinediagnostik – auch obligatorisch CTs des kraniozervikalen Überganges durchgeführt (Segmente HW 0/1 bis HW 2/3). Bei Verdacht auf eine OKF erfolgten in Abhängigkeit vom Befund folgende **Zusatzuntersuchungen:**
- hochauflösende Dünnschichtcomputertomographie,
- konventionelle Röntgenverwischungstomographie,
- Knochenszintigraphie (mit 99mTechnetium) nach 2–3 Tagen.

Die **Verlaufserhebung** erfolgte anhand von Untersuchungen
- zum **klinischen** Befund nach 6 Monaten durch eine neurologische Untersuchung mit Einordnung anhand des Glasgow Outcome Scores (GOS) (Jennett u. Bond 1975),
- zum **morphologischen** Befund durch computergestützte bildgebende Verfahren (CT und MR) sowie
- zum **neurophysiologischen** Befund mittels somatosensibel evozierter Potentiale der Nn. mediani und tibiales (Tönnies-Duolinermeßgerät; Reizungen mit 15–50 mA; Potentialableitung unter C z', C 3' und C 4').

Tabelle 1. Typen okzipitaler Kondylenfrekturen (n = 18)

Name-Alter-Geschlecht	Bruch-form	Lumen des Foramen magnum	Squama-bruch	Dens-symmetrie	Typ
MU-20-m	linear	frei	–	+	I
HJ-26-m	linear	Stufe	–	+	I
BG-43-m	linear	Stufe	–	+	I
WH-52--m	linear	frei	–	+	I
KJ-60-m	linear	Stufe	–	+	I
SE-56-m	komplex	Stufe	–	+	IIa
CT-05-m	linear	Stufe	+	+	IIb
PC-18-m	linear	frei	+	+	IIb
OM-25-w	linear	Stufe	+	+	IIb
PH-35-m	linear	frei	+	–	IIb
SM-17-m	linear	Stufe	–	+	III
LT-20-m	komplex	Fragment	–	+	III
Gj-21-w	linear	Stufe	–	–	III
ÖA-22-m	komplex	Fragment	–	–	III
SU-24-w	linear	Fragment	–	–	III
BJ-27-m	komplex	Fragment	+	–	III
LK-12-w	linear	Stufe	–	–	IV
VJ-43-m	linear	Stufe	–	+	IV

3 Ergebnisse

Bei 18 Patienten wurde eine unilaterale OKF durch apparative Diagnostik gefunden, davon 12mal innerhalb der ersten beiden Studienjahre und 6mal innerhalb der folgenden 3 Jahre (Tabelle 1). Alle Patienten waren mehrfach schwerverletzt (Abb. 1).

Das **Alter** der Patienten lag zwischen 5 und 60 Jahren (Median: 24 Jahre); das **Geschlechtsverhältnis** zeigte eine deutliche Androtropie (männlich/weiblich: 14/4). Die Ausprägungen dieser beiden Kenndaten entsprachen denen des allgemeinen Traumakollektives.

3.1 Diagnosemethoden

Es war uns in *keinem Fall* möglich, die Diagnose anhand **klinischer Befunde** zu stellen. Einmal wurde der Befund **intraoperativ** erhoben (LK-12-w)[1]

---

[1]Die Patienten werden hier und im folgenden mit folgenden Kürzeln vorgestellt: Initialen-Lebensjahre-Geschlecht.

Abb. 1. Begleitverletzungen von 18 Patienten mit Frakturen okzipitaler Kondylen (kein pathognomonisches Traumamuster!)

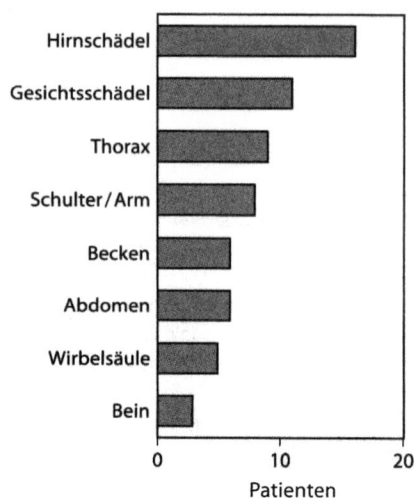

Lediglich in einem Fall waren die **konventionelle Röntgenübersichtsaufnahme** des kraniozervikalen Überganges im anteroposterioren Strahlengang für eine OKF suspekt (PC-18-m), den Beweis erbrachte allerdings erst das CT.

In 16 von 18 Fällen wurde die Diagnose „OKF" im **Dünnschicht-CT** gestellt. In einem Fall wurde bei falsch negativer konventioneller Röntgendiagnostik ein suspekter CT-Befund erhoben. Die Verdachtsdiagnose einer OKF wurde durch eine konventionelle **Röntgenverwischungstomographie** und durch eine **Szintigraphie** nach 3 Tagen gestellt (BG-43-m; vgl. Abb. 2 b).

3.2 Befunde

Die OKF wurde in keinem Fall isoliert, sondern im Rahmen von 18 polytraumatisierten Patienten verschiedener Schweregrade gefunden. (Wenn es hierzu in Tabelle 1 „Begleitverletzungen" heißt, so darf das nur formal und aus dem Blickwinkel des hier aufgeworfenen Problems verstanden werden. De facto waren die meisten dieser sog. „Begleitverletzungen" für den Patienten eher verlaufsbestimmend als die OKF.)

Bei 5 Patienten wurden zusätzlich zur OKF **Wirbelbrüche** gefunden. In 4 dieser 5 Fälle war die HWS betroffen:
- ipsilaterate Einstauchung der Massa lateralis atlantis (BG-43-m),
- vordere Atlasbogenfraktur (WH-52-m),
- laterale HWK-3-Fraktur (SM-17-m),
- komplexe Dorsolateralfraktur von HWK 5 bis BWK 1 (KJ-60-m),
- Kompressionsfrakturen BWK 5–7 mit inkompletter und im Verlauf rückläufiger Paraparese (SU-24-w).

Wesentliche pathologische Befunde fanden sich im CT des **Hirnschädels** bei 16 der 18 Fälle und des **Gesichtsschädels** bei 11 Fällen. Operationspflichtige Traumata von **Thoraxorganen** lagen bei 9 Patienten und von **Abdominalorganen** bei 6 Patienten vor.

Extremitätenverletzungen fanden sich im Schulter-Arm-Bereich bei 8 sowie an den Beinen von 3 Patienten. Bei 6 Patienten war das **Becken** gebrochen.

3.3 Therapie

Operative Konsequenzen in bezug auf die OKF ergaben sich nur bei der Patientin mit chronisch epiduralem Hämatom aus einem Frakturspalt: Es entwickelte sich eine progrediente, hohe und vorübergehend komplette Querschnittslähmung bei vorbestehendem Mittelhirnsyndrom (LK-12-w). Diese Notfalloperation wurde im Sinne der Dekompression (Atlasbogenresektion und Erweiterung des Hinterhauptsloches) mit Hämatomentfernung ohne stabilisierende Instrumentation durchgeführt.

Die übrigen Patienten wurden konservativ, ausschließlich mit Orthesen (2-Schalen-Halskragen) behandelt. In keinem Fall wurde die Indikation zur Ruhigstellung im Halofixateur externe gestellt.

3.4 Verlauf

Die allgemeine klinische Erholung ließ sich gemäß der GOS wie folgt einordnen (Jennett u. Bond 1975):
- 16 Patienten überlebten;
- 1 Patient starb am 5. posttraumatischen Tag infolge einer Mehrorganinsuffizienz (PC-18-m);
- 1 Patient starb nach 1 Woche im Rahmen einer sekundären Intrazerebralblutung (histologisch: arteriovenöse Mißbildung; KJ-60-m).

Die 16 überlebenden Patienten wurden 6 Monate nach dem Trauma nachuntersucht. Dabei betrug der Vollständigkeitsgrad:
- klinisch: 16/16,
- neurophysiologisch: 8/16,
- computertomographisch: 10/16 und
- MR-tomographisch: 2/16.

Die Nachuntersuchung zeigte folgende Ergebnisse:
- 8 der 16 Überlebenden erreichten den besten Score, GOS 5.
- 6 Patienten zeigten neurologische Defizite oder waren behindert mit unabhängiger Lebensführung, entsprechend GOS 4.
- 2 Patienten waren zum Nachuntersuchungszeitpunkt bei der täglichen Lebensführung auf fremde Hilfe angewiesen, entsprechend GOS 3 (PH-35-m, GJ-21-w).

An fokalneurologischen Defiziten ließen sich einmal eine Lähmung kaudaler Hirnnerven mit bleibenden Störungen von Zungenbeweglichkeit und Schluckakt erheben (ÖA-22-m). Einmal resultierte eine Ataxie ohne wesentliche Behinderung beim Gang in Ruhe (LK-12-w). Bei einem Patienten (SE-56-m, vgl. Abb. 3 a) stand zunächst ein akutes subdurales Hämatom mit Einklemmungssymptomatik im Vordergrund, wiewohl eine komplexe Schädelbasisfraktur mit OKF bereits bei Aufnahme im Dünnschicht-CT zur Darstellung gekommen war. Nach 1 Woche erwachte der Patient aus dem Koma. Es fand sich eine uni- und ipsilaterale Lähmung der 6 kaudalen Hirnnerven mit partieller Rückläufigkeit.

Im Sinne der schwer objektivierbaren und subjektiv vorübergehenden Beschwerden klagten 7 von 16 der überlebenden Patienten über belastungsabhängige Lokalschmerzen bei (Extrem-)Bewegungen in den oberen Kopfgelenken.

Die somatosensibel evozierten Potentiale zeigten lediglich in 3 von 8 untersuchten Patienten einen Normalbefund. Bei 2 Patienten waren Latenzverzögerung und Amplitudenminderung grenzwertig, und bei 3 Patienten waren beide Parameter pathologisch verändert.

Die **CT-Kontrollen** brachten in keinem Fall eine Pseudarthrosebildung zur Darstellung.

Die **MR-Kontrollen** zeigten in dem Schlüsselfall nach 8 Monaten eine Zone verminderter Signalintensität im verlängerten Halsmark in Höhe des Hinterhauptsloches, welches die vorgenannte Ataxie gut zu erklären vermochte (LK-12-w; Abb. 4 c), und in einem zweiten Fall (MU-20-m) zwar im Bereich des kraniozervikalen Überganges keine Pathologie, aber hochparietal eine Signalveränderung, die gut zum sonstigen Konzept einer Stauchungsverletzung von axial-scheitelwärts im Sinne einer Typ-I-Fraktur paßte.

4 Einteilung der OKF

Unter Berücksichtigung der Literatur (Saternus 1987; Anderson u. Montesano 1988; White u. Panjabi 1990) wurden die im Rahmen unserer Studie gefundenen OKF wie folgt eingeteilt (vgl. Tabelle 1):

Typ I (5 Fälle):
Berstungsfraktur gemäß einer überwiegend axialen Stauchung mit Ähnlichkeit zu dem von Jefferson (1920) für Atlasfrakturen beschriebenen Mechanismus (Abb. 2).

Typ II (insgesamt 5 Fälle):
Einstrahlungsfraktur von Brüchen über der hinteren Schädelgrube mit Irradiation in eine Okzipitalkondyle (Abb. 3);

Typ IIa (1 Fall):
Einstrahlung von/nach vorn,

Typ IIb (4 Fälle):
Einstrahlung von/nach hinten.

Typ III (6 Fälle):
Ausrißfraktur durch Zug der Ligg. alaria medial am Okzipitalkondylus [Kalenscher-Dreieck (Kalenscher 1893)] bei extremer Inklination mit Kopfrotation nach ipsilateral, im Einzelfall mit zusätzlich axialer Stauchung (vgl. Abb. 4).

Der Mechanismus einer Kondylenfraktur durch einen Flügelbandausriß muß bereits dem britischen Anatomen Gray bekannt gewesen sein. Denn er schreibt sinngemäß über die chirurgische Anatomie der Ligg. alaria: „Sie sind sehr stark und reißen prak-

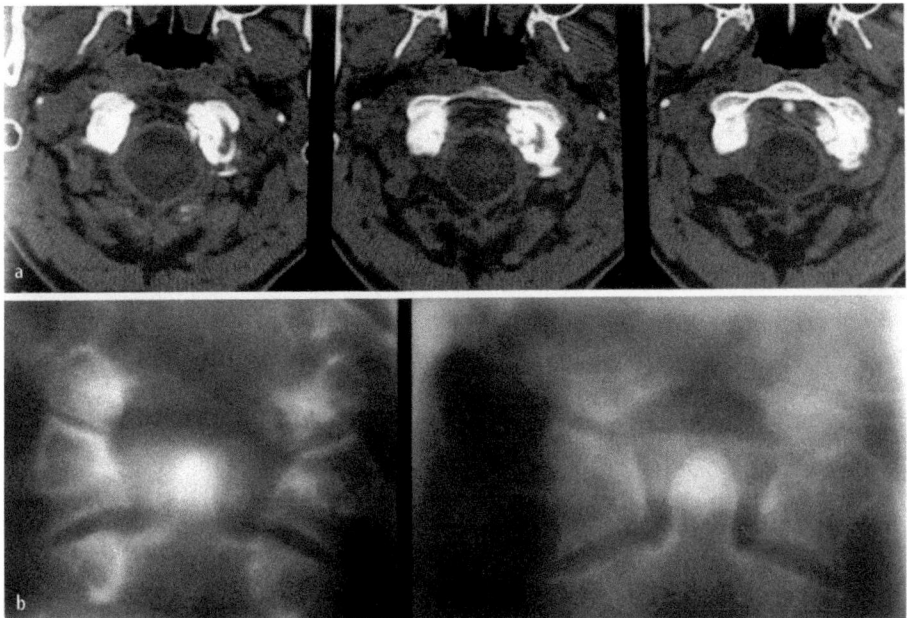

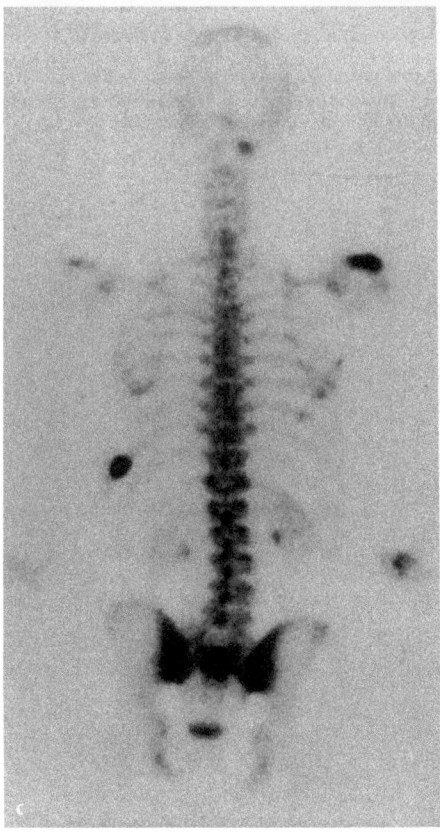

Abb. 2 a–c. Frakturtyp I: Berstungsbruch (BG, 43 Jahre, m.). **a** CT des kraniozervikalen Überganges bei Aufnahme, Bildfolge von links kranial nach rechts kaudal. Zur Beachtung: kleines Fragment am linken Gelenkschlitten; **b** konventionelle Röntgenverwischungstomographie. Zur Beachtung: Infraktionen des linken Condylus occipitalis und der linken Massa lateralis atlantis; **c** Knochenszintigraphie (^{99m}Tc) nach 72 h. Zur Beachtung: Pathologische Mehrbelegung in Projektion auf das linke Atlantookzipitalgelenk[1]

---

[1]Hinweis zur Lateralisation aller Abbildungen: *links* im Bild ist *rechts* beim Patienten

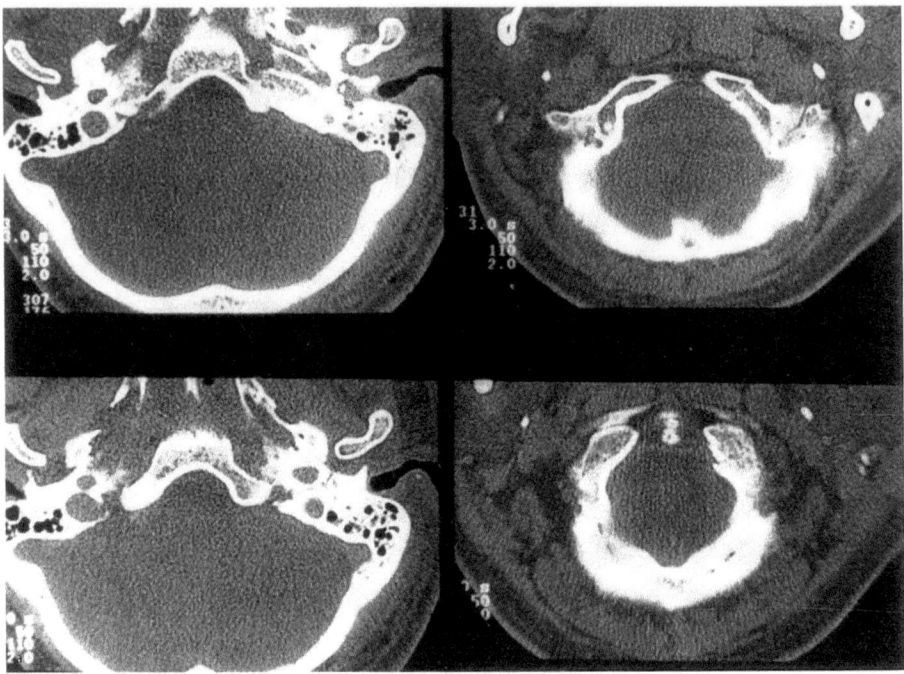

Abb. 3 a. Frakturtypen II: Einstrahlungsbrüche. **a** Frakturtyp IIa: Einstrahlungsbruch von/nach vorn (SE, 56 Jahre, m.); CTs des kraniozervikalen Überganges im Zustand nach Polytrauma infolge Sturzes aus großer Höhe mit komplexer Schädelbasisfraktur, die die Foramina der 6 kaudalen Hirnnerven links tangiert (entsprechende Lähmungen!);

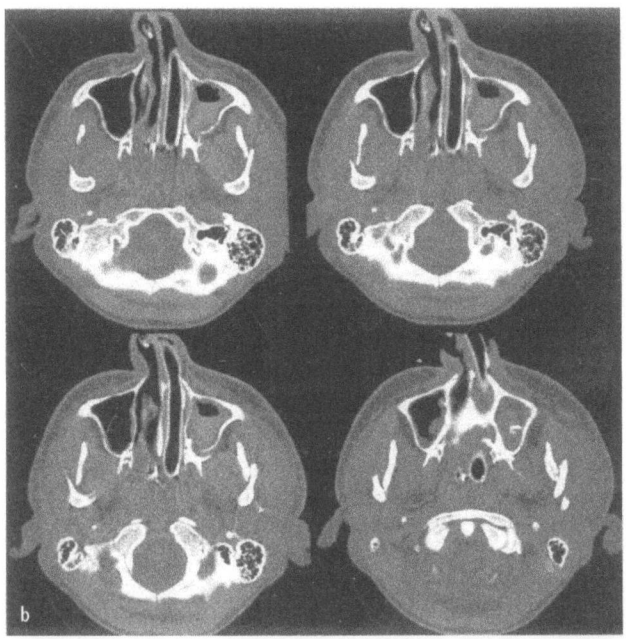
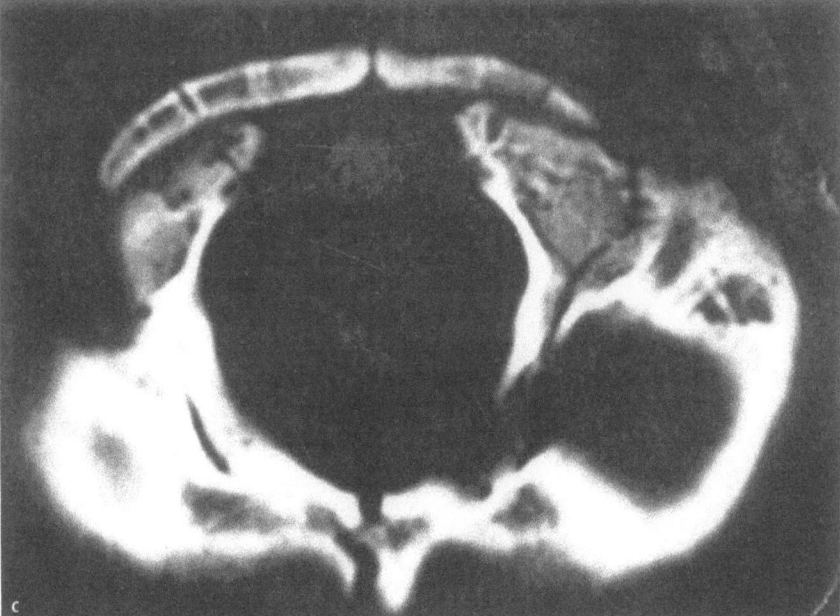

Abb. 3b, c Frakturtyp IIb: Einstrahlungsbruch von/nach hinten (OM, 25 Jahre, w.); CTs des kraniozervikalen Überganges mit linearer Fraktur der Okzipitalschuppe samt Einstrahlung in den rechten Kondylus; kontralaterale Verschattung der Kieferhöhle und Bruch des Unterkieferastes; **c** Frakturtyp IIb: Einstrahlungsbruch; Einstrahlungsbruch von/nach hinten (CT, 5 Jahre, m. – jüngster Patient); kaudale CT-Schichten des Schädels mit linearer Fraktur der Okzipitalschuppe samt Einstrahlung in den linken Kondylus

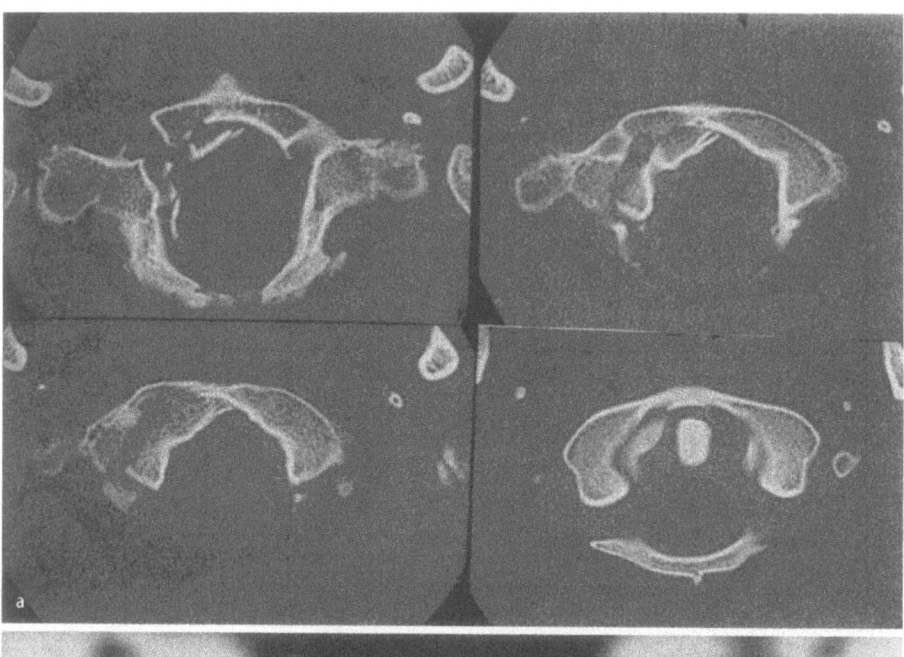
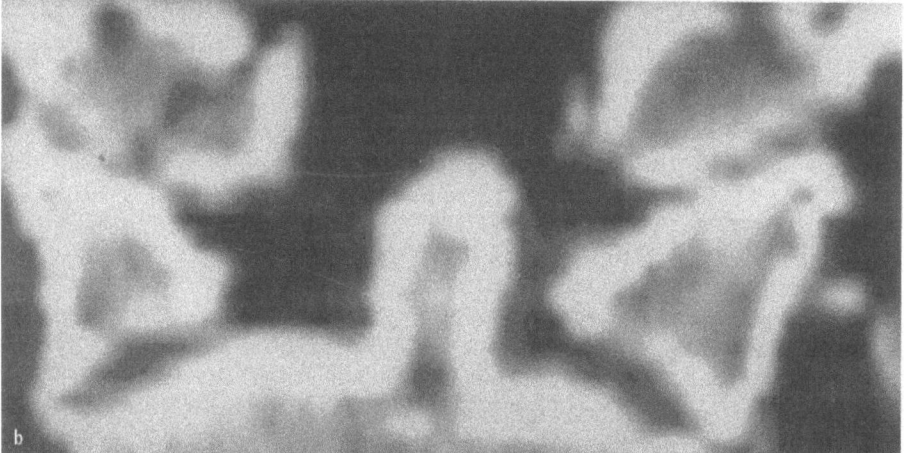

Abb. 4 a, b. Frakturtyp III: Bruch durch Ausriß des Lig. alare. **a** (LT, 20 Jahre, m.), CTs des kraniozervikalen Überganges von links nach rechts in kraniokaudaler Richtung; deutlich in die Lichtung des Hinterhauptsloches dislozierte Kondylenfragmente durch Ausriß des Lig. alare am rechten Kalenscher-Dreieck; **b** (GJ, 21 Jahre, w.), Rekonstruktion von CT-Scans des kraniozervikalen Überganges mit deutlich erkennbarem Kondylenfragment rechts und asymmetrischer Densstellung.

tisch nur im Sinne von Knochenavulsionen: Hierüber wurde ein- oder zweimal berichtet" (Gray 1901)!

Die Plausibilität des Belastungs- und Ausrißmechanismus im Sinne des Frakturtyps III wurde an 3 anatomischen Kopf-Hals-Präparaten eigens für die hier dokumentierte Untersuchung nochmals dargestellt. Hierbei fand sich, daß das Lig. alare einer jeden

Seite hinsichtlich seines Spannungszustandes bei Kopfdrehungen funktionell in einen oralen und einen nuchalen Anteil zweigeteilt ist. Bei der Betrachtung der Präparate mit dem bloßen Auge stimmte diese *funktionelle Zweiteilung* gut mit dem morphologisch zweigeteilten Ursprung – vorn und hinten am Dens – überein. Bei einer (inklinierten) Kopfrotation verläuft das Spannungsgefälle dieser – dann eigentlich 4(!) – Flügelbänder wie folgt: ipsilateral-vorn > kontralateral-hinten > ipsilateral-hinten > kontralateral-vorn. Es gelang auch uns erwartungsgemäß nicht, am fixierten Leichenmaterial einen knöchernen Bandausriß zu erzeugen. Das Band trennte sich stets an der Knochengrenze. Dieses Phänomen ist bekannt.

Typ IV (2 Fälle):
In 2 Fällen war es uns nicht möglich, die OKF eindeutig einer der vorgenannten Gruppen (I–III) zuzuordnen (vgl. Abb. 5). Im Vergleich zu unseren früheren Publikationen wird die Gruppe der Typ-IV-Frakturen mit zunehmender Reanalyse der Fälle kleiner (Moskopp et al. 1993, 1994, 1995).

5 Diskussion

„Verletzungen okzipitaler Kondylen" ließen sich im weitesten Sinne auf 4 Ebenen abhandeln:

Ebene A
Postmortale „Verletzung", etwa durch das Nagen von Tieren an unbestatteten Leichen. Zu einer „postmortalen Kondylenfraktur" liegt eine photographisch dokumentierte Mitteilung mit beidseitiger, tierfraßbedingter Veränderung menschlicher Schädel aus dem Bereich des Seehandelsplatzes Ralswiek auf der Insel Rügen aus dem 8.–10. Jh. n. Chr. vor (Lux 1994). Solche Aspekte „okzipitaler Kondylenverletzungen" werden in den Fachgebieten der Archäologie und der vergleichenden Biologie abgehandelt, etwa wenn es um Fragen zu Todesursachen, Liegedauer oder Postmortalveränderungen geht.

Ebene B
Verletzung im Rahmen von Enthauptungen. Es ist zu festzuhalten, daß es im Rahmen der zahllosen historischen Dekapitationen (vgl. Moskopp 1996) auch zu verschiedensten Verletzungsformen der Hinterhauptskondylen gekommen sein muß. Entsprechende systematische Untersuchungen sind uns nicht bekannt geworden. Wegen mangelnder Konsequenzen können diese Aspekte mutmaßlich okzipitaler Kondylenverletzungen ebenfalls nicht Gegenstand klinisch orientierten Abhandlungen sein.

Ebene C
Intravitale Verletzung mit postmortaler Diagnosestellung. Sir Charles Bell soll als erster eine Fraktur einer Okzipitalkondyle beim Menschen im Rahmen einer Sektion, also postmortal, beschrieben haben (Bell 1817). In einer jüngeren rechtsmedizinischen Serie wurde ebenfalls über postmortale Diagnosen in 25 Fällen berichtet (Miltner et al. 1990).

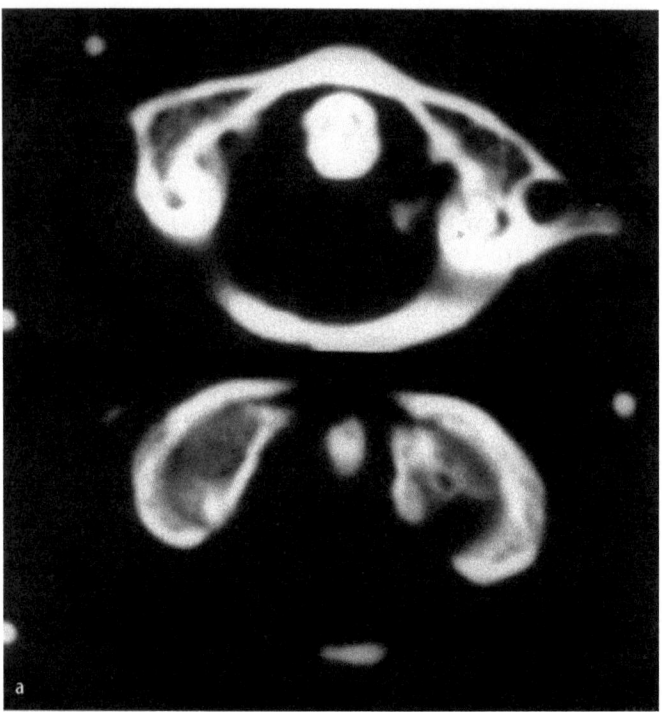
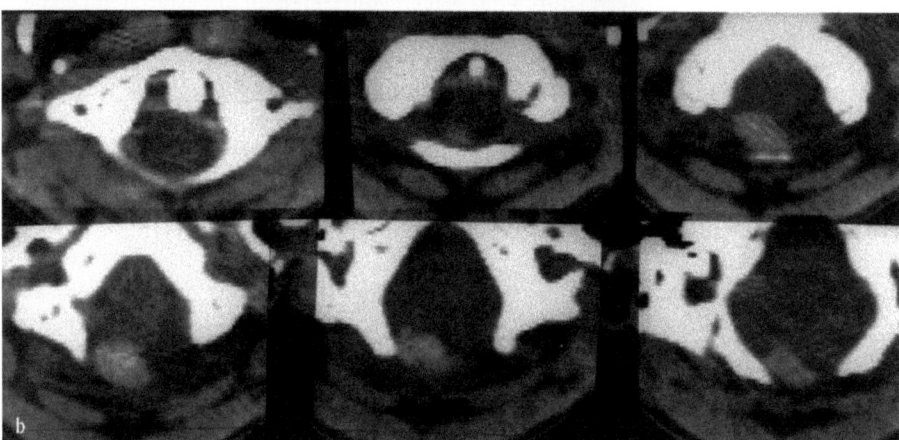

Abb. 5 a, b. Frakturtyp IV: Sonstiger Bruch (LK, 12 Jahre, w.). a CT des kraniozervikalen Überganges vom Unfalltag mit Kondylenfragment; b CT des kraniozervikalen Überganges vom 10. posttraumatischen Tag mit chronisch epiduralem Hämatom am Hinterhauptsloch;

Ebene D

Verletzung mit intravitaler Diagnose. Die ersten intravitalen Diagnosen isolierter OKF stellten Ahlgren et al. (Ahlgren et al. 1962; Ahlgren u. Dahlerup 1964). Als größte Kleingruppenerhebung liegen derzeit aus 6 Zentren Berichte über intravitale Diagno-

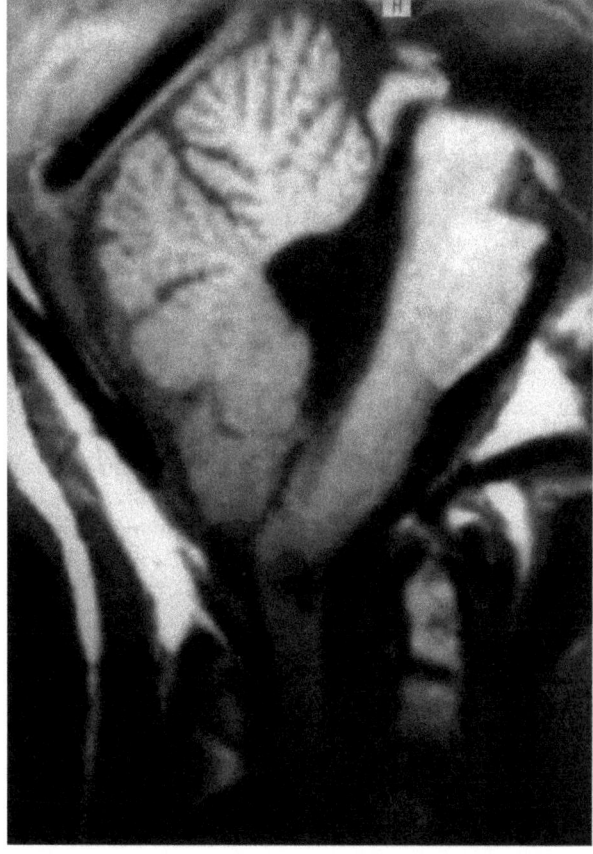

Abb. c Kernspintomographie nach 8 Monaten mit einer Region verminderter Signalintensität in Höhe des Hinterhauptsloches

seerhebungen bei 4–6 Fällen vor (Anderson u. Montesano 1988; Bettini et al. 1993; Clayman et al. 1994; Leventhal et al. 1992; Wackenheim 1974; Wasserberg u. Bartlett 1995).

Im Sinne der vorgenannten Ebenen C und D wurden in der weltweiten Fachliteratur bisher etwa *6 Dutzend Fälle* bekannt, wobei angloamerikanische Autoren gelegentlich übrige europäische Arbeiten nicht zur Kenntnis nehmen (z. B. Young et al. 1994, Tuli et al. 1997).

In Relation aller zugewiesenen Schädel-Hirn-Verletzten mit Bewußtseinstrübung wurden OKF etwa im Prozentbereich gefunden. Diese Häufigkeit an *unselektionierten* Patienten war nach dem Stand der Literatur nicht zu erwarten und könnte durch die konsequente computertomographische Untersuchung des kraniozervikalen Überganges bei allen Schädel-Hirn-Verletzten erklärt werden. Es wäre dann zu mutmaßen, daß andernorts auch im Zeitalter der computergestützten Bildgebung diese Frakturen noch häufig wegen ihrer topographischen Grenzlage *übersehen* werden (Moskopp et al. 1993, 1994, 1995).

Daten zur Katamnese sind in den bisher vorliegenden Literaturmitteilungen eher spärlich. Auch die Einordnung unserer Patienten in das vergleichsweise grobe Raster der GOS läßt sicher noch zu wünschen übrig. Im Rahmen einer medizinischen Dissertationsarbeit werden in Kürze noch ausführlichere Daten vorgelegt werden (etwa zu dem Ausmaß der Bewegungseinschränkung der Kopfgelenke, dem Schmerztyp, der Schmerzausstrahlung, der Konstellation der begleitenden Gesichtsschädelverletzungen etc; Weidener 1996).

Zum Nachweis von Störungen erwiesen sich klinische und neurophysiologische Methoden und die computergestützte Bildgebung (CT, MR) als konkordant. Knöcherne Veränderungen kommen am besten in der CT-Dünnschichtuntersuchung, zentralnervöse Parenchymveränderungen am besten in der MR-Tomographie zur Darstellung.

Bleibende Lähmungen kaudaler Hirnnerven, wie bei unserem Patienten „ÖA-22-m", waren in diesem Rahmen bereits vor mindestens 3 Jahrzehnten beschrieben worden (Schliack u. Schaefer 1965; vgl. auch Siebenmann 1912). Über die seltene Lähmung 6 kaudaler Hirnnerven einer Seite nach Trauma haben Frowein et al. berichtet (Frowein, persönliche Mitteilung).

In der Behandlung einer OKF sollte man sich ex ante prinzipiell auch auf die Möglichkeit *gravierender Komplikationen* einstellen. Bei Bewußtlosen kann es schwer fallen, sekundär progrediente Verschlechterungen – an der strategisch ungünstigen Stelle des Hinterhauptsloches – klinisch frühzeitig zu erkennen. In solchen Fällen kann es – wie mit dem chronisch epiduralen Hämatom vorgeschildert – zu schwierigen Differentialdiagnosen kommen, etwa zwischen der Verschlechterung aus einem Mittelhirnsyndrom („streckt auf Schmerzreiz") in ein Bulbärhirnsyndrom („keinerlei Schmerzreaktion") und der Verschlechterung aus einem Mittelhirnsyndrom in den Zustand einer zusätzlichen kompletten hohen Querschnittslähmung.

Auch nach einem weniger dramatischen Verlauf als bei unserem *Schlüsselfall* (LK-12-w) können bleibende Beschwerden (Nacken-Hinterkopf-Schmerzen, Muskelverspannungen) scheinbar *sine materia* im Einzelfall ursächlich auf solche Verletzungsmechanismen zurückzuführen sein (Jonsson et al. 1991). Die Kenntnis dieser Tatsache hat gutachterliche Relevanz! Insbesondere bezüglich der knöchernen Ausrißphänomene der Ligg. alaria wurde innerhalb des vorgestellten Kollektives ein breites Spektrum – vom diskreten Befund in einzelnen CT-Dünnschichten bis zur gröberen Veränderung mit Einengung des Lumens des Hinterhauptsloches – diagnostiziert.

Die funktionelle und morphologische Diagnostik des Band- und Kapselapparates der kleinen Kopfgelenke ist derzeit – jedenfalls in der Routine – nur mit erheblichem Aufwand möglich und wird oft meist erst dann durchgeführt, wenn indirekte Zeichen wie Knochenbeteiligung oder Hämatomentwicklung entsprechende Hinweise liefern (Jonsson et al. 1991).

Über Langzeitergebnisse, inklusive der Risiken zur Entwicklung von Pseudarthrosen, liegen – auch in der Literatur – kaum Daten vor. Hierbei wäre es besonders wichtig zu erheben, ob die Patienten nach Abheilung solcher Verletzungen stärker gefährdet sind, sekundäre hohe Spinalkanalstenosen mit Myelopathien zu entwickeln.

6 Schlußfolgerung

OKF sind im Prozentbereich der Schädel-Hirn-Verletzten anzunehmen, ohne daß sich bisher eine besondere Trauma- oder Befundkonstellation als pathognomonisch erwiesen hätte. Ausgedehnte Kopfverletzungen sollten an das Vorliegen solcher OKF denken lassen. Das führende Diagnostikum ist das Dünnschicht-CT mit Knochenfenstereinstellung.

Gutachterlich ist relevant, daß OKF und/oder begleitend zu unterstellende (Über-) Dehnungen der subtil innervierten Bänder und Gelenkkapseln des kraniozervikalen Überganges ursächlich für chronische Schmerzen sein können, die erfahrungsgemäß klinisch, elektrophysiologisch und gelegentlich sogar bildgebend schwer faßbar sind und beim Betroffenen reaktive Depressionen bzw. das Gefühl des „Nicht-verstanden-Werdens" nach sich ziehen.

Im Rahmen des Rettungssystems der Bundesrepublik sind viele der Patienten, die wegen einer Schädel-Hirn-Verletzung früh endotracheal intubiert und analgosediert werden, in einer ersten klinischen Phase kaum hinreichend klinisch zu beurteilen. Vorrangig bleibt selbstverständlich die Etablierung der vitalen Stabilisation (insbesondere bei instabilem Thorax und Schock). Dann schließt sich unmittelbar der Ausschluß oder die Beseitigung einer intrakraniellen Raumforderung an. Falls es die Zeit erlaubt, wird man zuvor durch eine seitliche Röntgenaufnahme der HWS von HW 0 bis zum Bewegungssegment HW 7/BW 1 (ggf. in der sog. *Kraulschwimmerprojektion*) eine instabile HWS-Verletzung ausschließen. Wann immer es geht, sollte zusätzlich auch ein CT des kraniozervikalen Überganges (Bewegungssegmente HW 0/1 bis HW 2/3) durchgeführt werden.

Im Falle des Nachweises einer Fraktur der Okzipitalkondyle ohne nennenswerte Einengung des Spinalkanals, bzw. des Foramen occipitale magnum genügt zunächst in der Regel die *konservative* Ruhigstellung in einer Orthese.

Der klinische Befund sollte im *frühen* Verlauf regelmäßig und kurzfristig durch klinische Nachuntersuchungen, wenn möglich ergänzt durch somatosensibel evozierte Potentiale, kontrolliert werden. Die elektive Kontrolle des CT-Befundes (im Knochen- und Weichteilfenster) sollte etwa nach 1 Tag geschehen, um die Entwicklung von Sekundärveränderungen (besonders Raumforderungen und/oder Dislokationen) rechtzeitig erkennen und behandeln zu können.

Für den *postklinischen Langzeitverlauf* empfehlen sich regelmäßige gestaffelte Nachuntersuchungen, weil derzeit nicht bekannt ist, in welchem Ausmaß diese Patienten gefährdet sind, eine Myelopathie – etwa infolge sekundärer Spinalkanalstenosen – zu entwickeln.

Literatur

Ahlgren P, Dahlerup JV (1964) Fractura Condylus occipitalis. Ein neuer Fall von isolierter Fraktur. Fortschr Röntgenstr 101: 202–204

Ahlgren P, Mygind T, Wilhjelm B (1962) Eine selten vorkommende Fractura Basis cranii. Fortschr Röntgenstr 97: 388–391

Anderson PA, Montesano PX (1988) Morphology and treatment of occipital condyle fractures. Spine 13: 731–736

Bell C (1817) Surgical observation. Middlesex Hosp J 4: 469–470 [Arbeit in Deutschland nicht erhältlich!]

Bettini N, Malaguti MC, Sintini M, Monti C (1993) Fractures of the occipital condyles: report of four cases and review of the literature. Skeletal Radiol 22: 187–190

Clayman DA, Sykes CH, Vines FS (1994) Occipital condyle fractures: clinical presentation and radiologic detection. Am J Neuroradiol 15: 1309–1315

Gray H (1901) Anatomy – descriptive and surgical. Running Press, Philadelphia [Faksimilie-Ausgabe 1974, p 231]

Jefferson G (1920) Fracture of the atlas vertebra. Br J Surg 7: 407–422
Jennett B, Bond M (1975) Assessment of outcome after severe brain damage: A practical scale. Lancet I: 480–484
Jónsson H Jr, Bring G, Rauschning W, Sahlstedt B (1991) Hidden cervical spine injuries in traffic accident victims with skull fractures. J Spinal Disord 4: 251–263
Kalenscher I (1893) Über den sog. dritten Gelenkhöcker und die accessorischen Höcker des Hinterhauptbeins, Med. Dissertation, Königsberg
Leventhal MR, Boydston WR, Sebes JL, Pinstein ML, Walridge CB, Lowrey R (1992) The diagnosis and treatment of fractures of the occipital condyle. Orthopedics 15: 944–947
Lux B (1994) Cult or conflict? – The human bones from the area of the sea trade town Ralswiek on the isle of Rügen (8th to 10th c.). HOMO 45: 31–50
Miltner E, Kallieris D, Schmidt G, Müller M (1990) Verletzungen der Schädelbasiscondylen bei tödlichen Straßenverkehrsunfällen. Z Rechtsmed 103: 523–528
Moskopp D (1996) Bibelbilder im Licht der Neurochirurgie – Kommentierte Illustrationen einer ungewöhnlichen Querverbindung. LIT-Verlag, Münster
Moskopp D, Horch C, Weidener C, Wassmann H (1993) Zur okzipitalen Kondylenfraktur anhand von zehn eigenen Fällen. Intensivmed Notfallmed 30: 446, P94
Moskopp D, Weidener C, Horch C, Hugenroth I, Wassmann H (1994) Fractures of occipital condyles: a prospective analysis of clinical course, types and longterm outcome in 11 cases with intravital diagnosis. Zentralbl Neurochir (Suppl) 33: 0 13
Moskopp D, Schuierer G, Weidener C, Horch C, Wassmann H, Bartenstein P (1995) Frakturen okzipitaler Kondylen. Med Welt 46: 540–545
Moskopp D, Horch C, Wassmann H (im Druck) Frakturen der okzipitalen Kondylen als oft verkannte Traumafolge am kraniozervikalen Übergang. In: Gross M, Schmitt E, Thomalske G (Hrsg) Schmerzkonferenz – Ein Handbuch. G. Fischer, Stuttgart
Moskopp D, Lemcke L, Schuierer G, Schul C, Wassmann H (1997) Occipital condylar fractures: grading, symptoms, and follow up in 22 cases of intravital diagnosis. Zentralbl Neurochir (Suppl) 23: 65
Saternus KS (1987) Bruchformen des Condylus occipitalis. Z Rechtsmed 99: 95–108
Schliack H, Schaefer P (1965) Hypoglossus- und Accessoriuslähmung bei einer Fraktur des Condylus occipitalis. Nervenarzt 36: 362–364
Siebenmann F (1912) Ein- und gleichseitige Lähmung der Vagus-Accessorius-Glossopharyngeus-Gruppe als Folge von Schädelbruch, von Erhängungsversuch und von Sinusthrombose. Z Ohrenheilkd 65: 114–145
Tuli S, Tator CH, Fehlings MG, Mackay M (1997) Occipital condyle fractures. Neurosurgery 41: 368–377
Wackenheim A (1974) Roentgen diagnosis of the craniovertebral region. Springer, Berlin Heidelberg New York, pp 276–277, 295
Wasserberg J, Bartlett RJ (1995) Occipital condylar fractures diagnosed by high definition CT and coronal reconstruction. Neuroradiology 37: 370–373
Weidener C (1996) Frakturen okzipitaler Kondylen. Inaugural-Diss., Medizinische Fakultät, Westfälische Wilhelms-Universität, Münster
White AA, Panjabi MM (1990) Clinical biomechanics of the spine, 2nd edn. Lippincott, Philadelphia, pp 192–193
Young WF, Rosenwasser RH, Getch C, Jallo J (1994) Diagnosis and management of occipital condyle fractures. Neurosurgery 34: 257–261

KAPITEL VII

Die Begutachtung von HWS-Beschleunigungsverletzungen aus medizrechtlicher Sicht

T. Graf-Baumann, H.-D. Wolff

1 Der ärztliche Sachverständige

Der ärztliche Sachverständige (Gutachter) ist entweder Berater der Träger der gesetzlichen Sozialversicherungen und der privaten Versicherungen oder unparteiischer Sachverständiger im Auftrage eines Gerichts.

Fritze (1992) schreibt dazu: Der Sachverständige gibt seinen ärztlichen-medizinischen Rat den Versicherungsträgern, also den Trägern der gesetzlichen Sozialversicherungen und der privaten Versicherungen und den dort Versicherten.
    Grundsatz für seine Tätigkeit als Gutachter ist, daß er medizinische Sachverhalte in die rechtlichen Voraussetzungen des Sozialversicherungsrechts und des privaten Versicherungsrechs einordnet. Die gesetzlichen Sozialversicherungen unterscheiden sich von privaten Versicherungen dadurch, daß sie durch gesetzliche Regelungen Pflichtversicherungen sind.
    Die privaten Versicherungen sind zwar auch gewissen rechtlichen Regelungen unterworfen, aber im Grunde schließen sie mit den Versicherungsnehmern freie Verträge ab.

Es gibt also
- gesetzliche und private Krankenversicherungen
- gesetzliche Rentenversicherungen und private Lebensversicherungen,
- gesetzliche und private Unfallversicherungen und
- andere durch Gesetz geregelte Sozialversicherungen wie z.B. die Arbeitslosenversicherung und Sozialhilfe, die Versorgung nach dem Schwerbehindertengesetz und im sozialen Entschädigungsrecht sowie - als einen gewissen Spezialfall - die Entschädigung wegen Verfolgung.

Im Vordergrund ärztlicher Begutachtung stehen schon quantitativ Probleme aus den verschiedenen Sozialversicherungszweigen, aber auch die private Versicherungsmedizin bedarf des ärztlichen Gutachters.
    Die gesetzliche Sozialversicherung kennt als Pflichtversicherung für die Aufnahme eines Versicherten keine Risikobeurteilung, wie sie die Versicherungsunternehmen beim Abschluß eines privaten Versicherungsvertrages vom ärztlichen Gutachter erwarten, obgleich auch die Sozialversicherungen bei der Leistungsprüfung nach eingetretenem Versicherungsfall bei Krankheit, Unfall, Invalidität oder Tod des Versicherten den Rat des Gutachters einholen.
    Medizinisch-wissenschaftliche Objektivität und strikte Neutralität bei der Einordnung medizinischer Befunde in die gegebenen rechtlichen Voraussetzungen umreißen also den Tätigkeitsbereich des ärztlichen Gutachters.
Die rechtlichen Voraussetzungen ergeben sich aus der Sozialgesetzgebung einerseits und andererseits aus dem Inhalt der privaten Versicherungsveträge, die aber auch gesetzlichen Regelungen unterliegen. Rompe u. Erlenkämper (1992) schreiben:
Das Tätigwerden sowohl als behandelnder wie auch besonders als beratender oder begutachtender Arzt erfordert daher neben den eigentlichen medizinisch-wissenschaftlichen Kenntnissen und Erfahrungen ein breites rechtliches, insbesondere sozialrechtliches Wissen.
Der verantwortungsbewußte Arzt muß einfach die seine ärztliche Tätigkeit unmittelbar berührenden Rechtsbegriffe ebenso kennen wie die Voraussetzungen und Grenzen der hiervon abhängigen rechtlichen Ansprüche , Leistungen und Maßnahmen.

Eine eigene kritische Beurteilung von ärztlichen Gutachten in 160 abgeschlossenen Gerichtsverfahren im Zusammenhang mit HWS-Beschleunigungsverletzungen ließ erkennen, daß vor allem die einfache, fachlich korrekte und dennoch für den medizinischen Laien verständliche Darstellung komplexer anatomischer, neurophysiologischer, psychologischer und klinischer Sachverhalte, wie sie für diese Verletzungen typisch sind, fast durchwegs fehlte.

Stattdessen wurden gerade von sog. professionellen Gutachtern durchgängig ausführliche Stellungnahmen zur Glaubwürdigkeit und fachlichen „Kompetenz" von anderen Gutachtern abgegeben, die eine gegenteilige Auffassung vertraten und versuchten diese, medizinisch zu begründen.

Eine sachliche und verständliche Sprache, gerade bei der Darstellung komplexer medizinischer Sachverhalte, ist für den ärztlichen Sachverständigen ebenso unabdingbare Verpflichtung wie die Unterlassung von Hypothesen, eindrucksvoll klingenden aber unbewiesenen Interpretationen oder gar persönlichen Angriffen gegenüber Gutachtern, die seriös andere Auffassungen vertreten.

2 Die versicherungsrechtliche Terminologie

Ehe im folgenden auf die besonderen rechtlichen Fragen der Begutachtung von HWS-Beschleunigungsverletzungen eingegangen wird, sind die Begriffe Versicherungsfall, Leistungsfall, Unfall, Krankheit und Arbeits- bzw. Erwerbs- und Berufsunfähigkeit kurz zu definieren.

Die Darstellung der versicherungsrechtlichen Terminologie erscheint uns in Anlehnung an Rompe und Erlenkämper (1992) an dieser Stelle notwendig, da ihre einheitliche Verwendung sich in der von uns durchgeführten, bereits erwähnten Studie gleichfalls als durchgängig mangelhaft erwiesen hat.

2.1 Versicherungsfall, Leistungsfall

Nach Rompe u. Erlenkämper (1992) ist der Versicherungsfall ein bestimmtes Ereignis im Leben des Versicherten, das spezifische Gefährdungen oder Nachteile für diesen realisiert, gegen die die Versicherung Schutz gewähren und deren Eintritt die Leistungspflicht, jedenfalls dem Grunde nach, auslösen soll. Gekennzeichnet wird der Versicherungsfall durch den Eintritt eines sozialen Bedarfs oder eines besonderen sozialen Betroffenseins, also eines jener Wechselfälle des Lebens, durch die der Versicherte, seine Angehörigen oder Hinterbliebenen ohne Hilfe von außen in wirtschaftliche Not oder sozialen Rückstand geraten würden, zu deren Bewältigung diese daher der Hilfe durch die Gemeinschaft bedürfen und vor denen die jeweilige Versicherung schützen soll.

Der Eintritt eines entsprechenden Versicherungsfalls ist zwar Voraussetzung für die Gewährung von Leistungen. Er begründet für sich allein aber noch keinen konkreten Anspruch auf bestimmte Leistungen, sondern nur ein Stammrecht. Für den konkreten Leistungsfall müssen vielmehr in der Regel weitere Voraussetzungen versicherungsrechtlicher Art hinzutreten.

2.2 Unfall

Im Sozialrecht ist der Unfallbegriff von großer Bedeutung, da die Gewährung zahlreicher Leistungen davon abhängig ist.

Der Unfall wird in der Literatur und Rechtsprechung als ein von außen auf den menschlichen Körper schädigend einwirkendes, unfreiwilliges, plötzliches, d.h. zeitlich eng begrenztes Ereignis definiert.

Diese Definition gilt auch für die private Unfallversicherung. Das Unfallereignis ist überwiegend ein außergewöhnlicher, auffallender, eindrucksvoller Vorgang, der meist schlagartig auftritt und an dem Unfallcharakter des Geschehens keinen Zweifel aufkommen läßt.

Dabei ist nicht erforderlich, daß eine außergewöhnliche Belastung vorgelegen hat, ein Unfall kann auch durch gewöhnliche Belastungen und bei betriebsüblicher Tätigkeit eintreten, wenn hierdurch ein Körperschaden entsteht.

Ohne Relevanz für die sozialrechtliche Beurteilung und damit auch für das sozialmedizinische Gutachten ist die Frage, ob die Unfalleinwirkung generell geeignet war, den eingetretenen Körperschaden zu bewirken. Die Einwirkung muß in der Regel von außen auf den Betroffenen erfolgen, soll ein Unfall vorliegen.

Die Unfalleinwirkung muß nicht unbedingt körperlicher Art sein. Auch psychische Einwirkungen können, wenn sie als plötzliche, gravierende Ereignisse eintreten, einen Unfall bilden. Die Einwirkung muß ferner im allgemeinen unfreiwillig erfolgen sowie plötzlich, jedenfalls aber zeitlich engbegrenzt, soll sie als Unfall gelten. Körperschäden, die durch länger andauernde Einwirkung oder erst durch die Summationswirkung mehrerer auf einen längeren Zeitraum verteilten Einzelwirkungen verursacht werden, bilden keinen Unfall.

Die Einwirkungen müssen auch, sollen sie rechtlich relevant sein, zu einem bleibenden Körperschaden führen.

2.3 Krankheit

Im medizinischen Sinne ist Krankheit jeder regelwidrige Körper- oder Geisteszustand, der von der Norm abweicht, die durch das Leitbild des gesunden Menschen geprägt ist.

Im Rechtssinne gilt zwar zunächst der gleiche Begriff. Hier ist eine Regelwidrigkeit im medizinischen Sinne für sich allein aber noch nicht relevant. Rechtliche Bedeutung erlangt sie erst, wenn sie ein gewisses „krankmachendes" Ausmaß, einen sog. Krankheitswert erreicht.

2.4 Arbeitsunfähigkeit

Arbeitsunfähig im Sinne der gesetzlichen Krankenversicherung ist, wer in Folge einer Erkrankung seine bisherige Erwerbstätigkeit nicht oder nur mit der Gefahr, seinen Zustand zu verschlimmern, weiter verrichten kann.

2.5 Erwerbsunfähigkeit

Erwerbsunfähig im Sinne der gesetzlichen Rentenversicherung und aller Regelungen, die hierauf Bezug nehmen, sind Versicherte, die wegen Krankheit oder Behinderung auf nicht absehbare Zeit außerstande sind, eine Erwerbstätigkeit in gewisser Regelmäßigkeit auszuüben oder mehr als nur geringfügiges Arbeitsentgelt bzw. Arbeitseinkommen zu erzielen.

2.6 Berufsunfähigkeit

Berufsunfähig im Sinne der gesetzlichen Rentenversicherung und aller Bestimmungen, die hierauf Bezug nehmen, sind Versicherte, deren Erwerbsfähigkeit wegen Krankheit oder Behinderung auf weniger als die Hälfte derjenigen von körperlich, geistig und seelisch gesunden Versicherten mit ähnlicher Ausbildung und gleichwertigen Kenntnissen und Fähigkeiten herabgesunken ist. Der Kreis der Tätigkeit, nach denen die Erwerbsfähigkeit zu beurteilen ist, umfaßt alle Tätigkeiten, die ihren Kräften und Fähigkeiten entsprechen und ihnen unter Berücksichtigung der Dauer und des Umfangs ihrer Ausbildung sowie ihres bisherigen Berufs und der besonderen Anforderung ihrer bisherigen Berufstätigkeit zugemutet werden können.

3 HWS-Beschleunigunsverletzungen als medizinrechtliche Sonderfälle?

Vergleicht man die aktuelle Literatur zu den sog. HWS-Beschleunigungsverletzungen, insbesondere in den USA, Kanada, der Schweiz und Deutschland, so entsteht zunächst der Eindruck, als handele es sich in den jeweiligen Ländern um Sonderfälle, ist doch die medizinische Auseinandersetzung mit den HWS-Beschleunigungsverletzungen teilweise so unterschiedlich, daß man glauben könnte, die Verletzungsmechanismen seien diesseits und jenseits der Grenzen unterschiedlich. Die rechtliche Beurteilung hingegen differiert nur unwesentlich.

Es bleibt zunächst festzuhalten, daß für die diagnostische und therapeutische Auseinandersetzung von Ärzten mit den HWS-Beschleunigungsverletzungen und ihren Folgen selbstverständlich die gleichen ethischen Handlungsgrundlagen gelten, wie für die ärztliche Tätigkeit überhaupt.

Diese ethischen Grundlagen werden im sog. Common law, also den in den angloamerikanischen Ländern vorwiegend geltenden Rechtssystemen, mehr durch die Rechtsprechung beeinflußt als dies in den Ländern der Fall ist, deren Rechtssysteme auf dem römischen Recht basieren.

Aber auch das ärztliche Handeln bei der Diagnostik und Begutachtung hat eine ethische und eine rechtliche Grundlage.

Diese Tatsache gewinnt besondere Bedeutung, stellt man sie in Relation zu den ethischen und rechtlichen Grundlagen im Bereich des Kranken-, Renten- und Unfallversicherungswesen. Ethische Prinzipien bleiben im Rahmen der Sozialgesetzgebung eher unpräzise und von politisch-ökonomischen Kriterien abhängig, auf die das Recht meist mit erheblicher zeitlicher Verzögerung reagiert, wie das SGB V zuletzt gezeigt hat.

Wie anfänglich ausgeführt, sind Versicherungen und Gerichte bei der Wahrheits- und Entscheidungsfindung, ob nach einem HWS-Beschleunigungstrauma, dem Verletzten Entschädigung zuzusprechen bzw. beim Betroffenen eine Minderung der Erwerbsfähigkeit eingetreten oder der Grad der Behinderung festzustellen ist, auf den medizinischen und den technischen Sachverständigen angewiesen.

Juristisch gesehen stellen beide nichts anderes als ein Beweismittel dar. Dieses Beweismittel ist von den Versicherungen wie vom Richter bzw. Gericht in ausreichender Weise zu würdigen, und aus der Würdigung der verschiedenen zugrunde liegenden Beweise hat die Entscheidungsinstanz zu einem Beschluß bzw. Urteil zu kommen.

Somit hat der Sachverständige primär die Aufgabe, seinem Auftraggeber das fehlende Fachwissen zur Beurteilung der für die Entscheidung des Verfahrens maßgebenden Beweisfragen zu erschließen.

Er hat dabei dem Gericht die Kenntnisse von Erfahrungssätzen auf seinem speziellen Wissensgebiet zu vermitteln. Er kann aufgrund seiner Sachkunde Tatsachen feststellen und diese der Versicherung bzw. dem Gericht übermitteln. Er muß bestimmte Tatsachen aufgrund dieser Erfahrungssätze seines Wissens und unter Aufwendung seiner besonderen Sachkunde beurteilen und aus den Tatsachen bestimmte Schlußfolgerungen ziehen, etwa Auskünfte über Art und Ursachen einer Erkrankung oder darüber, ob die einer Person zugefügte Körperverletzung deren gegenwärtigen Zustand herbeigeführt und in welchem Maße sie dessen Arbeits-, Berufs- oder Erwerbsfähigkeit herabgesetzt hat.

Nichtsdestoweniger sind auch in der Beziehung zwischen dem ärztlichen Gutachter und dem zu begutachtenden Patienten die ethischen Grundprinzipien
1. Ordnung:
- Wohl des Patienten,
- Autonomie,
- Gerechtigkeit
- soziale Zuträglichkeit,
und
2. Ordnung:
- Vertrauen
- Wahrhaftigkeit
- Schweigepflicht
zu beachten.

Lediglich die im Gesetz genau geregelte teilweise Aufhebung der Schweigepflicht, die sich in eine sachverständige Auskunftspflicht gegenüber bestimmten Dritten ändert, unterscheidet diese Arzt-Patienten-Beziehung ethisch vom sonstigen dem therapeutischen Ziel verpflichteten Verhältnis.

Die Rechtsbeziehung zwischen Gutachter und Patient ist, wie bereits dargestellt, allerdings eine andere. Der von Rechts wegen bestellte Gutachter handelt im Rahmen der Beweiserhebung als sachverständiger Ratgeber der Versicherung bzw. des Gerichts, während der Arztvertrag ansonsten ein Dienstvertrag ist, der auch werkvertragliche Elemente beinhalten kann.

Im Rahmen des Dienstvertrages schuldet der Arzt dem Patienten nicht etwa den Erfolg, sondern lediglich die Durchführung ärztlicher Eingriffe nach den geltenden Standards (Laufs 1992).

Genau hier aber liegen die Gemeinsamkeiten beider Verhältnisse, denn immer hat sich der Arzt nach den geltenden Standards zu richten und seine Aufgabe mit der gebotenen Sorgfalt zu erfüllen.

Die Konsensusgruppe um Moorahrend (1993) hat zwar versucht, Standards für die Diagnostik, Therapie und Begutachtung dieser Verletzungen aufzustellen. Sie mußte jedoch letztlich zur Kenntnis nehmen, daß dabei entweder ein Minimalkonsens oder doch wieder die Auffassung einzelner Gruppen das Ergebnis war.

Die Gründe dafür sind einfach: Bestimmte empirische, experimentelle oder klinisch-wissenschaftliche Erkenntnisse wurden ausgespart oder als nur nebensächlich eingestuft, wenn sie „der versicherungsrechtlichen Einstandspflicht im Wege standen".

Dafür lassen sich neben der manuellen Funktionsdiagnostik aktuell nicht nur manche bildgebenden Verfahren, sondern auch neurophysiologische und/oder neuropsychologische Methoden bzw. Studienergebnisse anführen.

Juristisch läßt sich dieses Vorgehen anscheinend mit der an sich begründeten Forderung nach dem sog. *Vollbeweis* rechtfertigen, der in der Begutachtung von HWS-Beschleunigungsverletzungen ein häufig mißbrauchtes Instrument darstellt.

Genau dieser Vollbeweis ist aber für den entscheidenden Richter nur in Abhängigkeit vom ärztlichen Sachverständigen zu würdigen.

Diese Tätigkeit des ärztlichen Sachverständigen ist eine länderübergreifende Aufgabe, solange sie rein medizinische Aspekte berührt. Sie ist mit geringfügigen Unterschieden in den beschriebenen Rechtssystemen verankert. Mit dieser ganz spezifischen und zentralen Rolle des Sachverständigen in der rechtlichen Auseinandersetzung bei der HWS-Beschleunigungsverletzung hat sich unsere Studie auf verschiedenen Ebenen intensiv auseinandergesetzt, ungeachtet der unterschiedlichen medizinischen Beurteilungen von HWS-Beschleunigungsverletzungen und deren Folgen, die z. B. im Moorahrend-Konsens beschrieben wurden (Moorahrend 1993).

4 Zuständigkeit für die Begutachtung

Es kann nicht deutlich genug festgestellt werden, daß die Fachkompetenz eines Sachverständigen nicht ausschließlich von dessen Zugehörigkeit zu einem bestimmten Fachgebiet abhängt, sondern in erster Linie davon, ob er sich mit diesem Gebiet intensiv auseinandergesetzt hat.

Ein Traumatologe ist nicht automatisch Spezialist für HWS-Beschleunigungsverletzungen und ein Neurologe ist nicht automatisch Nichtspezialist für diese Verletzungen.

Regelverläufe kennt jeder Arzt, an den sich Patienten nach einem entsprechenden Unfallereignis wenden, zumal wenn dies – wie das „Schleudertrauma" – so häufig ist.

Am Beispiel des lumbalen Bandscheibenvorfalls kann gezeigt werden, daß viele sog. Regelverläufe völlig unabhängig von der Entscheidung für eine konservative oder invasive Therapie, einer Operationsmethode oder gar der Fachzugehörigkeit des Operateurs negative Ergebnisse zeitigen können, wenn die beteiligten Ärzte keine „feineren" Maßnahmen für die Erkennung und Behandlung entsprechender psychosozialer Prädiktoren einsetzen.

Die sachkundige Beurteilung von somatischen oder funktionellen Störungen muß einziges Ziel bei der Behandlung und Begutachtung von HWS-Beschleunigungsverletzungen sein, nicht die Auseinandersetzung um fachärztliche Zuständigkeit, auch und besonders bei atypischen Verläufen.

Unerläßlich ist es, daß der Sachverständige sich mit allen medizinisch-diagnostischen, therapeutischen, prognostischen und rehabilitativen Standards auseinandergesetzt hat und dies in die richtige Relation zu den rechtlichen Rahmenbedingungen zu bringen vermag.

5 Rechtliche Fragestellung

Der medizinische Sachverständige, der den Juristen bei der Aufarbeitung seiner rechtlich relevanten Sachverhalte unterstützt und ohne dessen Mitwirkung ganze juristische Teilbereiche nicht funktionieren würden, hat, wenn es um die Begutachtung von Unfallfolgen geht, im wesentlichen 2 Fragen zu beantworten:
1) Welche Gesundheitsstörungen sind bei dem Geschädigten mit den dem Sachverständigen jeweils zur Verfügung stehenden diagnostischen Mitteln festzustellen?
2) In welchem Umfang sind sie auf das angeschuldigte Schadensereignis zurückzuführen?

Während die erste Frage allein mit ärztlichen Mitteln zu beantworten ist und der Jurist dem Sachverständigen insoweit nicht hineinzureden hat, setzt die Beantwortung der zweiten Frage die Grundkenntnisse zumindest eines wichtigen Begriffs des Schadensrechts voraus, nämlich den der *Kausalität* (Wedig 1994). Es geht in medizinischen Sachverständigengutachten oft um das Problem des rechtlichen Zusammenhangs zwischen der Handlung des Schädigers und der eingetretenen Rechtsgutverletzung, z. B. Körperverletzung, Körperschaden, also darum, ob ein Ursachenzusammenhang zwischen beiden gegeben ist.

Man spricht von der **haftungsbegründenden Kausalität**. Nach dem **Ursachenbegriff** der Logik und der Naturwissenschaft ist die Ursache die Gemeinsamkeit aller Bedingungen, die Teilursache also jede einzelne Bedingung, die zu einer entsprechenden Wirkung beigetragen hat.

Hier knüpft die *Bedingungs- oder Adäquanztheorie* an, nach der alle Bedingungen gleichwertig sind.

Kausal ist danach jedes Ereignis, das nicht hinweggedacht werden kann, ohne daß der Erfolg entfiele, Conditio sine qua non.

Die Frage, ob eine bestimmte Ursache Conditio sine qua non für einen bestimmten Erfolg ist, ist die erste, aber noch keineswegs die ausreichende Frage.

Das Herausfiltern der rechtlich relevanten Sachverhalte erfolgt mit Hilfe der schon angesprochenen Adäquanztheorie.

Ob ein Schaden adäquant kausal auf einen Unfall zurückzuführen ist, läßt sich entsprechend den in der Rechtsprechung gebrauchten Formeln entweder negativ oder positiv formulieren.

Negativ würde die Formel lauten: „Die Möglichkeit des Schadenseintrittes darf nicht so entfernt sein, daß sie nach der Lebenserfahrung vernünftigerweise nicht in Betracht gezogen werden kann ".

So hat bereits das Reichgericht und ihm folgend der Bundesgerichtshof in Karlsruhe entschieden.

Positiv formuliert hört sich das Adäquanzerfordernis so an: „Das Ergebnis muß die Möglichkeit eines Erfolges generell nicht unerheblich erhöht haben".

Der Bundesgerichtshof verbindet in seiner neuesten Rechtsprechung meistens die beiden Formulierungen und verlangt: Das Ergebnis muß im allgemeinen – nicht nur unter besonders eigenartigen, unwahrscheinlichen und nach dem gewöhnlichen Verlauf der Dinge außer Betracht zu lassenden Umständen – geeignet sein, einen Erfolg der eingetretenen Art herbeizuführen (Wedig 1994).

6 Spezielle Fragen

Bei der Begutachtung von Unfallfolgen am Bewegungssystem, insbesondere an der Wirbelsäule und hier wiederum besonders an der HWS, tauchen in der juristischen und mithin auch der Gutachtenpraxis im wesentlichen immer wieder folgende Fragestellungen auf:
1) Ist die körperliche Beeinträchtigung Folge des Unfalles oder auf sog. „degenerative Vorschäden der HWS" zuückzuführen?
2) Auf welchen Unfall sind sie zurückzuführen, wenn zeitlich getrennt 2 ähnliche Unfälle vorliegen?
3) Inwieweit sind psychische Ausfälle – das ist eine vom Bundesgerichtshof gebrauchte Formulierung – adäquat kausal auf den Unfall zurückzuführen und somit entschädigungspflichtig?

Steinegger führte dazu in seinem Vortrag beim interdisziplinären Symposium am 19. Oktober 1995 in Zürich folgendes aus:

Die wenigen Verunfallten mit Therapie und namentlich aufklärungsbedürftiger Symptomatik nach HWS-Beschleunigungsverletzungen machen eine integrale und multidisziplinäre Beurteilung notwendig. Erst das vollständige Vorliegen aller Fakten erlaubt eine haltbare Beurteilung des komplexen Beschwerdebildes.

Unsere Studie von 160 abgeschlossenen Gerichtsverfahren nach HWS-Beschleunigungsverletzungen hat zusammenfassend dazu folgendes Ergebnis erbracht (Graf-Baumann u. Weitzel 1994):

6.1 Prätraumatischer bzw. Vorzustand, „Vorschäden"

In 86% der Gutachten waren keine ausreichenden **anamnestischen** Angaben, vor allem nicht zu den typischen Symptomen, wie sie nach der HWS-Beschleunigungsverletzung bestehen, aus der Zeit vor dem angeschuldigten Unfallereignis aufzufinden. In 11% der Fälle, in denen dennoch solche feststellbar waren, war keine medizinisch genaue kausale Zuordnung zu einer Erkrankung oder einem anderen Unfallereignis nachzuweisen.

Da sich solche Beschwerden verschiedenen Krankheitsbildern zuordnen lassen, ist eine Zuordnung als „Vorschaden" im Sinne der Folgen eines HWS-Beschleunigungstraumas außerordentlich problematisch.

Der Bundesgerichtshof hat 2 oberlandesgerichtliche Urteile dazu bestätigt, die im Tenor wie folgt lauten:

Die Begutachtung von HWS-Beschleunigungsverletzungen aus medizinrechtlicher Sicht

Der Annahme, zwischen dem Unfall des Klägers und den bei ihm aufgetretenen Beschwerden bestehe ein adäquater Ursachenzusammenhang, steht nicht entgegen, daß er wegen Verschleißerscheinungen, u. a. auch an der Halswirbelsäule, möglicherweise eine Veranlagung zu derartigen Beschwerden hatte. Dem Schädiger sind daher auch solche schädigenden Auswirkungen der Verletzungshandlung zuzurechnen, die sich erst deshalb ergeben, weil der Betroffene bereits eine Krankheitsanlage oder einen Körperschaden hatte, die oder den der Unfall ausgelöst hat.

6.2 Unfallhergang

Bei den 160 untersuchten Fällen mit teilweise 7-jährigen gerichtlichen Auseinandersetzungen konnten wir nur in 18,6 % der Fälle im rechtlichen Sinne ausreichende Daten der Unfallaufnahme feststellen. Selbst diese beschränkten sich auf Grobraster wie angenommene Aufprallgeschwindigkeit, Fahrzeugposition, Aufprallwinkel etc.

In **keinem** der technischen Gutachten oder Unfallaufnahmeprotokollen der 160 Fälle waren die Sitzposition oder die Einstellung der Nackenstützen und dergleichen überhaupt oder ausreichend dokumentiert worden.

In über 80 % der Fälle werden in biomechanischen Gutachten Wahrscheinlichkeitsbeschreibungen des Unfallherganges zugrunde gelegt, die sich aus Mittelwerten ähnlicher Unfälle oder Crashtests ergeben.

Zusammenfassend muß festgestellt werden, daß das „Beweismittel Sachverständiger", ob technischer oder medizinischer Herkunft, innerhalb dieser Gruppe in weitaus den meisten Fällen mit so unzureichenden „harten" Daten ausgestattet war, daß in diesem Punkt eine Urteilsfindung objektiv eigentlich nicht möglich war.

Entscheidungen in dubio pro aegroto waren deshalb in den letzten Jahren in der deutschen Rechtsprechung nicht selten.

7 Untersuchung und Dokumentation

Für die gutachterliche Beurteilung von HWS-Beschleunigungsverletzungen kommt es vor allem darauf an, daß eine lückenlose Dokumentation folgender Kriterien vorgelegt wird:
a) das Unfallereignis mit genauer Beschreibung der beteiligten Fahrzeuge, der Aufprallgeschwindigkeit, der Aufprallrichtungen, der entstandenen Schäden an den Fahrzeugen, des Zustandes der Fahrzeuginnenräume, insbesondere im Hinblick auf die Sitze und Nackenstützen sowie Sicherheitsgurte, vor allem aber auf die Position und Haltung von Kopf und Körper des Unfallopfers im Augenblick des Aufpralls;
b) Zustand der betroffenen Personen unmittelbar nach dem Unfall, z. B. Orientierung, Bewußtlosigkeit, ggf. Prellmarken und Platzwunden am Schädel;
c) Erstuntersuchung einschließlich bildgebender Verfahren, therapeutische Konsequenzen;
d) Verlaufsuntersuchungen mit therapeutischen Maßnahmen bis zum Eintritt des Gutachtenfalles.

Was den Begutachtungsvorgang selbst betrifft, so hat sich in der Zwischenzeit die Verwendung sog. interdisziplinärer Anamnesefragebogen bei Kopf- und Halsverletzungen, z. B. nach dem System Hinzmann und Schumann, bewährt, da bei dieser Form der Dokumentation sehr schnell Lücken erkennbar werden, was die für eine gutachterliche Aussage notwendigen Unterlagen betrifft.

Hinsichtlich der körperlichen Untersuchung ist – im Gegensatz z. B. zur Aussage im Moorahrend-Konsens (Moorahrend 1993) – festzustellen, daß eine eingehende orthopädische oder auch unfallchirurgische Untersuchung im Vordergrund stehen muß (beide weisen keine elementaren Unterschiede auf, wenn das Ziel das gleiche ist).

Die segmentale manuelle Diagnostik durch einen erfahrenen Manualmediziner unter Verwendung einer standardisierten Befunddokumentation ist von wesentlicher Bedeutung, um die für HWS-Beschleunigungsverletzungen typischen Funktionsstörungen festzustellen.

Hinsichtlich der bildgebenden Verfahren ist zum Ausschluß bzw. Beweis von ossären Läsionen, soweit nicht bereits ausreichende Unterlagen vorhanden sind, häufig die Anfertigung von Röntgenfunktionaufnahmen, ggf. auch CT oder NMR, erforderlich.

Als Prinzip muß gelten, daß nach jeder Verletzung der HWS Röntgenaufnahmen mit Darstellung der HWS in 2 Ebenen anzufertigen sind. Frakturen und Dislokationen müssen ausgeschlossen werden.

In der a.p.-Aufnahme ist zu fordern, daß der Kopfgelenkbereich so dargestellt wird, daß eine Übersicht über die Atlantookzipital- und Atlantoaxialgelenke gewährleistet ist (Seifert 1995).

Dvorak (Dvorak et al. 1987; Dvorak 1988) empfiehlt in Zweifesfällen ein Funktionscomputertomogramm zum Ausschluß einer posttraumatischen Rotationsinstabilität. Man kann die Verdrehung von Okziput, Axis und Atlas in den Transversalschichten des Computertomogramms in Höhe der Schädelbasis und der Kopf-Hals-Gelenke erkennen. Die vermehrte Rotation in eine Richtung kann auf eine Verletzung der Ligg. alaria hinweisen.

8 Medizinische Nomenklatur und Terminologie

Die zitierte Gutachtenstudie und die Auswertung weiterer Gutachten zu HWS-Beschleunigungsverletzungen haben durchgängig gezeigt, welche negative Wirkung die unterschiedlich gebrauchte Nomenklatur bzw. Terminologie auf die rechtliche Beurteilung des Schadens und seiner Folgen haben können. Terminologische Unterschiede führen nicht nur zu einer semantischen Verwirrung, sondern signalisieren meist auch die unterschiedlichen medizinischen Auffassungen und/oder theoretischen Ansätze.

Merke: Es empfiehlt sich, in den Gutachten eine Einführung in die Nomenklatur der eigentlichen Bewertung der Patientunterlagen voranzustellen, damit die medizinisch nicht geschulten Personen, die sich mit dem Fall auseinanderzusetzen haben, z. B. Versicherungsfachleute und Juristen von gleichartigen nachvollziehbaren Grundlagen ausgehen können.

Es ist als bekannt vorauszusetzten, daß die Problematik der Unfallfolgen an der HWS ohne knöcherne Verletzungen seit Jahrzehnten zwischen mindestens zwei konträren Argumentations- und Erfahrungspositionen kontrovers diskutiert wird.

In keiner Weise kann davon ausgegangen werden, daß beim derzeitigen Stand des Wissens und der empirischen Erkenntnisse eine der beiden Seiten über ein unangreifbares Monopol wissenschaftlich gesicherter Grundlagen verfügt (Wolff, interne Mitteilungen in einem Gerichtsgutachten 1994).

Daher ist es erforderlich, einige grundsätzliche Positionen darzustellen, von denen in der Begutachtung auszugehen ist.

8.1 Nomenklatur

Am gebräuchlichsten ist der Begriff der „Schleuderverletzung der HWS", wobei sich vor allem Erdmann (1973) ausdrücklich dafür ausgesprochen hat, diesen Terminus ausschließlich dem Heckaufprall vorzubehalten.

Die experimentelle und theoretische Begründung der mit diesem Unfallmechanismus verbundenen Einwirkungen geht ausschließlich von einer Kopfbeschleunigung in der Vorwärts-Rückwärts-Neigung, also der sagittalen Ebene aus (Hinz 1972).

Wirsching u. Junghanns haben 1972 in einer Arbeit über die Beziehungen der Form, Schwere und Lokalisation von HWS-Verletzungen zur Verletzungsmechanik darauf hingewiesen, daß hinsichtlich der Art der aufgetretenen Verletzungen das Schleudertrauma eine Sonderstellung innerhalb dieser Traumen einnimmt (Wirsching 1973).

Da die Unfallopfer durchwegs keine röntgenologisch darstellbaren knöchernen Verletzungen aufweisen, haben Wiesner u. Mumenthaler (1975, 1984) den Begriff „Weichteilverletzungen der HWS" geprägt. Durch diese Terminologie wurde akzeptiert, daß auch dann mit Beschwerden gerechnet werden muß, wenn die bildgebenden Verfahren keine diagnostischen Beweise liefern.

Hinsichtlich der Nomenklatur wird weiterhin versucht, zwischen direkten und indirekten Gewalteinwirkungen auf den Kopf und die HWS zu differenzieren. Es wird unterschieden zwischen *Kontakt-Trauma* und *Non-kontakt-Trauma*.

Mit dem Begriff des Non-kontakt-Traumas ist der Begriff „Beschleunigungstrauma" identisch. Beide besagen, daß schnelle bis ultraschnelle Beschleunigungen von Kopf und HWS die **einzige** Form der ursächlichen Gewalteinwirkung darstellen (Wolff 1996).

Diese zuletzt genannten Begriffe beschränken sich übrigens nicht auf **eine** definierte Gewalteinwirkung wie z. B. den Heckaufprall. Die Sachverhalte des Frontalaufpralls, des Seitenaufpralls, des Überschlags oder der Überrollung sind damit vereinbar, worauf ebenfalls Wirsching u. Junghanns bereits 1972 hingewiesen haben (Wirsching 1973).

Alle diese Begriffe beschreiben lediglich die traumatisierenden Mechanismen, nicht jedoch die dadurch ausgelösten Folgen am zervikalen Achsenorgan!

Ähnlich wie bei Distorsionen an peripheren Gelenken können Muskel- und Bänderzerrungen und Einrisse, Einblutungen in Gelenkkapseln, Hohlräume und Muskeln eingetreten sein. Darauf hat Emminger bereits 1968 hingewiesen.

8.2 Sonderstellung der HWS

Es ist von größter Bedeutung, zur Kenntnis zu nehmen, daß die HWS nicht als **ein** einheitlicher Bestandteil der Wirbelsäule angesehen werden kann.

Entwicklungsgeschichtliche, anatomische, gelenkmechanische, muskuläre, neurale und neurophysiologische Aspekte sprechen dafür, daß man von einem grundsätzlichen Unterschied zwischen
- dem Kopfgelenkbereich C0–C2/3 und
- der klassischen HWS C3–C7

selbstverständlich auch in der Begutachtungspraxis auszugehen hat.

Der Freiburger Anatom Christ (1996) beschreibt diese Aspekte sehr eindrücklich im Einführungskapitel dieses Buches. Obwohl Wolff schon 1988 in seiner Veröffentlichung über die Sonderstellung der Kopfgelenke darauf hingewiesen hat, scheint es erforderlich, viele Gutachter auf die diesbezüglichen Publikationen von Fitz-Ritson (1985), Arvidsson u. Pfaller (1990) und Neuhuber et al. (1990) aufmerksam zu machen.

Die Kapitel I und III (Wolff) sowie II (Neuhuber) des vorliegenden Buches beschreiben detailliert die Fakten, die in diesem Zusammenhang von fundamentaler Bedeutung sind. Hieraus seien für den **medizinischen Laien** einige für die rechtliche Würdigung wesentliche Stichworte zusammengefaßt[1]:

1) Die klassische HWS besteht aus 5 relativ gleichförmigen, knöchernen Elementen mit identischer Gelenkmechanik und einheitlicher Muskulatur und Neurophysiologie, während der Kopfgelenkbereich aus völlig veränderten knöchernen, muskulären und neurophysiologischen Elementen und Strukturen aufgebaut ist.
2) Gelenkmechanisch ist dem Kopfgelenkbereich vor allem in der Höhe C1/2 die Kopfrotation und in der Höhe C2/3 die initiale Seitneigung zuzuordnen. Dagegen ist das Atlanto-okzipitalgelenk für die Rotation ein Sperrgelenk. Somit ist der Kopfgelenkbereich durch Rotations- und Seitneigungsimpulse besonders verletzbar, während Überlastungen in der Vor- und Rückneigung (Sagittalrichtung) gut toleriert werden können (Putz 1981, Zenner 1987).
3) Der Kopfgelenkbereich weist nur sehr selten und in geringem Umfang sog. **degenerative** Veränderungen auf, da hier die Bandscheiben fehlen.
4) Die untere HWS weist hingegen häufig und mit zunehmendem Alter **reparative** Veränderungen auf, die fälschlich als *Altersverschleiß* oder *degenerative Vorschäden* interpretiert werden.
5) Der Kopfgelenkbereich verfügt über ein eigenständiges Bandsystem, die Ligg. alaria, das Lig. transversum atlantis und das Lig. apicis dentis. Auch darauf hat Wolff bereits 1986 hingewiesen unter Bezugnahme auf die Arbeiten von Schön (1950) und Tepe (1956).

Neben eindrucksvollen epidemiologischen Studien aus Norwegen und Finnland über die Häufigkeit klinisch völlig unauffälliger, aber mit bildgebenden Verfahren nachweisbaren reparativen Veränderungen der unteren HWS ist vor allem auf die Arbeit von Seifert (1994) im Band 3 (Hals) des umfassenden Werkes „Oto-rhino-laryngologie in Klinik und Praxis" hinzuweisen.

---

[1] Im Rahmen dieses für Gutachten geforderten Einführungskapitels kann nicht auf alle diese Details eingegangen werden, so daß nur die von gutachterlich-praktischer und prognostischer Bedeutung her wichtigen Aspekte angesprochen werden.

Die Begutachtung von HWS-Beschleunigungsverletzungen aus medizinrechtlicher Sicht

Er sagt darin:

Degenerative, besser reparative Veränderungen der unteren HWS sind ab dem mittleren Lebensalter *quasi normal* vorhanden. Sie verursachen selten Störungen im HNO-Bereich, denn das Versorgungsgebiet der zugehörigen Halsmarksegmente und Nervenwurzeln ist die obere Extremität. Allenfalls können massive Osteophyten der unteren HWS durch direkte Kompression des Schluckweges eine Schluckstörung bedingen. Funktionelle Störungen, die sich im HNO-Gebiet auswirken, haben ihren Sitz fast ausschließlich in der oberen HWS und in den Kopfgelenken. Die diesen zugehörigen Halsmarksegmente und Nerven versorgen das HNO-Gebiet.

Degenerative Veränderungen sind hier relativ selten, funktionelle Störungen dagegen häufig zu finden.

Greifen wir noch einmal die unter 2) aufgeführten Aussagen auf: Bei der biomechanisch-physikalischen Unfalldokumentation bedarf es der intensiven Nachforschung über die konkrete Sitzposition unmittelbar beim Aufprall d. h. über die konkrete Haltung von Kopf und Hals im Augenblick des Aufpralls!

Wir konnten in unserer Studie (Graf-Baumann u. Weitzel 1996) durch intensive Hinterfragungen der Unfallbeteiligten nachweisen, daß in 92 % der Fälle, bei denen es später zu gerichtlichen Auseinandersetzungen kam, von einer Rotations- und Seitneigungshaltung im Kopf-Nacken-Bereich ausgegangen werden muß.

Der typische Auffahrunfall auf der Autobahn vollzieht sich in plötzlich eintretenden Komprimierungsphasen der Fahrzeugmenge, wobei von sehr raschen Blickwechseln der Fahrer in den Rückspiegel bzw. auf den Vordermann auszugehen ist, also von Rotations- und Seitneigungsbewegungen in schneller Abfolge.

Der typische Auffahrunfall an Verkehrsampeln oder Fußgängerüberwegen trifft beim Vordermann nicht selten auf Gesprächssituationen zwischen den Wageninsassen oder eine zum Überqueren der Straße auffordernden Zuwendung zum Fußgänger am Gehsteigrand oder eine Beschäftigung mit dem in der Fahrzeugmitte befindlichen Autoradio, was Auswertungen von Videoaufnahmen in Verkehrssicherheitssendungen ergeben haben.

6) Aus neuroanatomischen Gründen gehen Störungen der klassischen HWS mit Schmerzen einher, die vornehmlich in den Nacken-Schulter-Arm-Bereich ausstrahlen.
7) Dagegen stammen Nacken-Kopf-Schmerzen, sog. zervikodienzephale „vegetative" Symptome und Störungen im Stimm- und Schluckbereich vorwiegend aus dem Kopfgelenkbereich (Seifert 1995).
8) Die tiefe autochtone subokzipitale Nackenmuskulatur wird als das „Rezeptorenfeld im Nacken"bezeichnet, dessen unmittelbare und dichte Verschaltung mit wesentlichen Steuerungsinstanzen im Hirnstamm für die vielseitige und komplexe hochzervikale Symptomatik verantwortlich ist (Neuhuber et al. 1990).

Diese fundamentalen Sachverhalte sind bis heute von den Verfechtern sog. objektivierbarer bildgebender Beweise in der täglichen gutachterlichen Praxis überhaupt noch nicht zur Kenntnis genommen worden. Auch hierüber müssen dem medizinisch nicht gebildeten Verfahrensbeteiligten wichtige Grundlageninformationen in einem Gutachten gegeben werden. (Auf die entsprechenden Kapitel in diesem Buch wird hingewiesen.)

9) Folgen des Symptomenspektrums begleiten in wechselnder Konstellation HWS-Beschleunigungsverletzungen, bei denen der kraniozervikale Übergang gestört wurde (Wiesner u. Mumenthaler 1975, 1984, Zenner 1987, Wolff 1996):
   - Nacken-Kopf-Schmerzen, die bis hinter die Augen oder Augenbrauen ausstrahlen;
   - Gleichgewichtsstörungen mit Übelkeit, aber ohne „systemischen" Schwindel und ohne Erbrechen;
   - Hörstörungen und Tinnitus;
   - Sehstörungen wie unscharfes Sehen und/oder Grauschleier;
   - Schmerzprojektionen in einzelnen Trigeminusästen (Pseudo-trigeminusneuralgien);
   - Konzentrationsstörungen mit Beeinträchtigung des Mittelzeitgedächtnisses, rascher Ermüdbarkeit u. ä.;
   - Schlafstörungen mit der Folgesymptomatik der Schlafdeprivation;
   - bei länger andauerndem Schmerz kommt es zu Persönlichkeitsveränderungen mit depressiv-autistischen Zügen und dem Syndrom der reizbaren Schwäche sowie dem Bilde des „chronisch Schmerzkranken".

Störungen der Wirbelgelenke C 2/2 können zusätzlich auslösen:
   - Dysphonie,
   - Dysphagie (Globusgefühl).

Die Tatsache, daß die aufgeführten Beschwerden auch anderen Krankheitsbildern zugeordnet werden können, erschwert die gutachterliche Aufgabe, erlaubt aber dem Gutachter nicht, einen Kausalzusammenhang zur HWS-Beschleunigungsverletzung grundsätzlich in Frage zu stellen.

In der Sprache der Computerwelt läßt es sich so ausdrücken: Die Zerstörung anatomischer Strukturen bzw. der Gelenkmechanik ist als **„Hardwarefehler"** zu bezeichnen. Die klinischen Symptome, wie in der Auflistung beschrieben, sind Folgen gestörter Funktionen und somit als **„Softwarefehler"** zu definieren.

10) Für das diagnostische Vorgehen ist die Kenntnis der anatomischen Verhältnisse dieser Region und der hier vorkommenden Varianten eine wichtige Voraussetzung. Bildgebende Verfahren lassen Fehlbildungen, Fehlstellungen, Abweichungen der Kopfgelenkachsen, eine Einengung des Rückenmarkkanals, Knochenveränderungen und anderes erkennen.

    Die Bedeutung der *Röntgenaufnahme* besteht also darin, daß sie allerorts angefertigt werden kann und daß sie bedeutungsvolle Hardwareschäden aufzudecken vermag.

    Das *Computerprogramm (CT)* liefert im Bereich des kraniozervikalen Übergangs Abbildungen des Foramen occipitale magnum, des Atlas und der übrigen Halswirbel in der Horizontalebene. Es lassen sich auch die Weichteilstrukturen im Rückenmarkskanal erkennen. Während das CT für die Darstellung von Deformierungen und Destruktionen der knöchernen Strukturen unentbehrlich ist, bleibt seine Aussagekraft über die Gebilde im Spinalkanal begrenzt.

    Hier hat die *Kernspintomographie* entscheidende Fortschritte gebracht, da sie die präzise Lokalisation von Prozessen ermöglicht, die sich innerhalb und außerhalb des Rückenmarks abspielen.

"Softwareschäden", also neurophysiologische Fehlleistungen, kann rein aus methodischen Gründen **kein bildgebendes Verfahren** objektivieren.

Wie bereits ausgeführt, bestehen besondere Probleme bei der Diagnostik, d. h. der Ursachenfindung für die dargestellten Symptome. Nehmen wir das Beispiel „Schwindel", besser, die Gleichgewichtsstörung, die am intensivsten zur sog. *Mattscheibe* führt. Es gibt heute über 2500 wissenschaftliche Veröffentlichungen allein zum Thema *halsbedingte Gleichgewichtsstörungen*.

Häufig kann der Allgemeinarzt, der als erster aufgesucht wird, kaum mit diesem Symptom umgehen und überweist den Patienten zum Internisten, HNO-Arzt oder Orthopäden. Der HNO-Arzt ist oft unsicher, da er sich zwar auf der Vorderseite des Halses im Bereich der Luft- und Speiseröhre und der Weichteile sehr gut auskennt, die hintere, die Nacken-HWS-Region dagegen aus seinem Arbeitsbereich weitgehend ausgespart ist. Benachbarte Fachgebiete wie die Orthopädie beurteilen den Hals vornehmlich auf dem Röntgenbild. Der Orthopäde kann demnach mit dem Symptom Schwindel nur schwerlich umgehen, schon gar nicht bei negativem Röntgenbefund. Auch er wird zur Diagnostik einer Störung herangezogen, die außerhalb seines Fachgebietes liegt. Patienten mit zervikalem Schwindel, also halsbedingten Gleichgewichtsstörungen, wandern deshalb nicht selten wie Ping-Pong-Bälle zwischen den Ärzten unterschiedlicher Fachrichtungen hin und her.

Gerade halsbedingte Gleichgewichtsstörungen sind aber einer speziellen funktionellen Diagnostik und Behandlung zugänglich, wenn Manualmediziner, Osteopathen (nur in den USA) und HNO-Ärzte **zusammen**arbeiten.

Wenn wir unseren Kopf bewegen, dann melden unser Gleichgewichtsorgan und das sog. okulomotorische System, welches über die Augen und die Augenmuskulatur gesteuert wird, das Ausmaß und die Geschwindigkeit der Kopfbewegung an das zentrale Nervensystem, insbesondere an das Gleichgewichtskerngebiet im Gehirn. Die Stellung des Kopfes gegenüber dem Körper wie auch die Bewegung des Körpers, wenn der Kopf nicht bewegt wird, können das Gleichgewichtsorgan und das okulomotorische System aber nicht erfassen. Diese Information kann unser Zentralnervensystem nur von besonderen Meßgeräten erhalten, die im Hals-Nacken-Übergang lokalisiert sind. Zahlreiche neurophysiologische Untersuchungen haben eindeutig gezeigt, daß diese Funktion dem sog. Rezeptorenfeld im Nacken d. h. in den HWS-Segmenten C 1 bis C 2/3 zukommt.

Die dazu notwendigen Fühler sind sog. Propriozeptoren, die besonders dicht in den tiefen Nackenmuskeln, den Sehnen und den Gelenkkapseln unterhalb des Schädels im Nacken angesiedelt sind. Sie werden vielfach als zusätzliches „Sinnesorgan" für die Gleichgewichtssteuerung bezeichnet.

9 Kausalität

Kehren wir zurück zur Kausalitätsfrage, so gilt es folgendes zu klären: Gibt es nachvollziehbare und glaubhafte Gründe, die für das Vorhandensein der oben beschriebenen Symptome vor dem Unfallereignis sprechen? Es ist kaum davon auszugehen, daß sich Menschen mit derart die Lebensqualität einschänkenden Beschwerden nicht in ärztlicher Behandlung befanden, ehe das Unfallereignis eintrat.

Also gilt es entsprechende Nachforschungen anzustellen und in die Begutachtung einzubeziehen. Allerdings dürfen dabei vom Gutachter nur Feststellungen getroffen werden, keine Interpretationen.

Die Zuordnung dieser Beschwerden zu den sog. Konversions- oder assoziativen Störungen, als zu sog. „psychogenen Ursachen", scheint heute v. a. aufgrund der Untersuchungen von Buchheim et at. (1994) mehr als fragwürdig, da die Entwicklung einer Konversionsstörung wesentliche Unterschiede zur Genese der Beschwerdebilder jener 14–20 % Patienten aufweist, die Gegenstand endloser Versicherungs- und Gerichtsauseinandersetzungen werden.

An dieser Stelle sei aus einem Gutachten aus dem Jahr 1994 eines professionellen Begutachtungsinstituts zitiert:

Wachheitsstörungen, Benommenheit, Ermüdbarkeit, Schlafstörungen, Schwindelbeschwerden, Taumeligkeit etc. können als gesichert unterstellt werden, ohne daß sich dadurch irgendwelche Konsequenzen für die Sicherung, den Vollbeweis, eines verletzungsbedingten Substrats im Bereich der Halswirbeläule ergeben würden.

Derartige Befindensstörungen sind völlig unspezifisch. Sie finden sich bei einer Vielzahl von Beschwerden/Affektionen somatischer (struktureller) und nicht somatischer (nicht struktureller) Genese. Sie finden sich insbesondere im Zusammenhang mit naturwissenschaftlich-medizinisch unerklärlichen Beschwerden/Affektionen ohne objektivierbares morphologisches Substrat, die aber vom Betroffenen auf strukturelle Veränderungen zurückgeführt werden (Milzverlustsyndrom, Schädel-Hirn-Syndrom, Halswirbelsäulensyndrom, Müdigkeitssyndrom).

Sie sind typisch für depressive Verstimmungen/Erkrankungen. Es kann also auch unterstellt werden, daß beim Versicherten die in dem Gutachten von Dr. X aufgeführten Befindensstörungen – Störungen der Aufmerksamkeit, des Gedächtnisses, des Problemlösens, der psychischen Änderungen – ggf. durch dauer-visuell evozierte Potentiale gesichert werden. Diese Befindensstörungen – als gesichert unterstellt – erklären das Verhalten des Versicherten. Sie indizieren aber gerade nicht den Unfallzusammenhang. Sie weisen in eine andere Richtung.

Dieses Zitat zeigt, wie geringe Kenntnisse der aktuellen psycho-neurologischen Literatur bei diesem Sachverständigen zugrunde zu legen sind.

Selbst wenn man anerkennt, daß es sich bei den geschilderten Symptomen in der Summation um unspezifische funktionelle Störungen handelt, muß vergleichend auf die gutachterliche Problematik, z. B. des Chronic-fatigue-Syndromes (chronisches Müdigkeitssyndrom), hingewiesen werden.

Hausotter (1996) schreibt dazu folgendes:

Übereinstimmung besteht, daß die Patienten unter ihrer Erkrankung leiden und daß eine allgemein anerkannte Therapie nicht existiert, was bei dem ätiologisch unklaren und in der vielgestaltigen Symptomatik kaum zu objektivierenden Krankheitsbild auch nicht verwundert.

Das praktische Vorgehen bei der Begutachtung im Rentenverfahren und auch nach dem Schwerbehindertengesetz wird sich daran orientieren, daß ein eindeutig objektivierbares organisches Korrelat beim CFS nicht vorliegt und die rein subjektiven Beschwerden das Krankheitsbild prägen. Dies entspricht dem Krankheitsmodell der funktionellen Störungen bzw. des allgemeinen psychosomatischen Syndroms. Für die Begutachtung ist selbstverständlich der Ausschluß einer schwerwiegenden körperlichen und einer schwerwiegenden psychischen Erkrankung in erster Linie relevant. Auch eine vordergründige Aggravation oder gar Simulation ist auszuschließen.

Liegt eine schwerwiegende generalisierte Angststörung, eine depressive Neurose, eine schwerwiegende Konversionsstörung, eine hypochondrische Entwicklung oder gar eine paranoide Störung erheblichen Ausmaßes vor, so ist durchaus von einer zeitlichen Leistungsminderung auszugehen. Besteht ein mehrjähriger Verlauf, vor allem bei kontinuierlicher Chronizität trotz regelmäßiger ambulanter, und auch geeigneter stationärer Behandlungsmaßnahmen und bei gescheiterten Rehabilitationsmaßnahmen, so ist nach Förster (Neurotische Rentenbewerber, Enke, Stuttgart 1984) mit der Wiederherstellung der vollen Erwerbsfähigkeit kaum zu rechnen. Grundsätzlich sollten jedoch nach dem Prinzip „Rehabilitation vor Rente" geeignete stationäre Maßnahmen der medizinischen Rehabilitation durchgeführt werden. Mit dem Instrument der Zeitrente wird man sehr zurückhaltend umgehen.

Allerdings ist zu berücksichtigen, daß diese Patienten ähnlich wie solche mit anderen funktionellen Störungen (somatoforme autonome Funktionsstörung nach ICD-10) vorrangig ein organisches Krankheitskonzept aufweisen und meist für psychosomatisch orientierte Behandlungsmaßnahmen wenig Motivation zeigen.

Besondere Bedeutung kommt im Einzelfall der Beschreibung des Arbeitsplatzes und der zumutbaren Tätigkeit zu, wobei im allgemeinen davon auszugehen ist, daß bei Ausschluß der oben angeführten schwerwiegenden seelischen und körperlichen Erkrankungen für leichte Tätigkeiten auf dem allgemeinen Arbeitsmarkt unter Vermeidung von Zeitdruckarbeit, Einzel- und Gruppenakkord, Fließband und Taktmodellarbeiten, auch Wechselschicht und Nachtarbeiten sowie von Arbeit unter besonderer Anforderung an die nervliche Belastbarkeit, das Konzentrations- und Reaktionsvermögen sowie die Umstellungs- und Anpassungsfähigkeit durchaus von vollschichtigem Leistungsvermögen auszugehen ist.

Zur Beurteilung nach dem Schwerbehindertengesetz gelten die Anhaltspunkte für die ärztliche Gutachtertätigkeit im sozialen Entschädigungsrecht und nach dem Schwerbehindertengesetz 1983, wobei dort das CVS nach den Kriterien als leichtere neurotische Störungen (oft mit vegetativer Symptomatik verbunden, sogenannte psychovegetative Syndrome) mit dem GdB von 0 bis 10 oder als stärker behindernde Störungen mit wesentlicher Einschränkung der Erlebnis- und Gestaltungsfähigkeit (z. B. Phobien, pathologische Entwicklungen) mit einem GdB von 20 bs 40 zu bewerten ist.

10 Zur Wertigkeit sog. Vorschädigungen

Es ist hier bereits wiederholt auf den medizinischen und juristischen Sachverhalt sog. Vorschäden, insbesondere „alters- und verschleißbedingter bzw. degenerativer" Vorschäden eingegangen worden.

Ein Urteil des Sozialgerichts Duisburg aus dem Jahr 1996 führt dazu folgendes aus (Auszug aus den Entscheidungsgründen):

Die bei dem Kläger bestehende Rotationsinstabilität der oberen Halswirbelsäule, von deren Existenz die Kammer überzeugt ist (neurochirurgisches Sachverständigengutachten), ist durch den Arbeitsunfall vom ... auch im rechtlichen Sinne wesentlich verursacht. Entgegen der Ansicht der Beklagten (Berufsgenossenschaft) ist das chronische zervikozephale/dienzephale Syndrom nicht als Folge der Steilstellung der Halswirbelsäule oder eines sonstigen anlagebedingten Leidens im Schulter-Nackenbereich des Klägers anzusehen, für dessen Hervortreten der Arbeitsunfall vom ... lediglich als eine Gelegenheitsursache anzusehen wäre.

Die Beklagte hat die Existenz eines vorbestehenden, anlagebedingten Leidens, welche die glaubhaft bekundeten Nacken-Kopfschmerzen des Klägers auch unter Berücksichtigung des Unfallgeschehens vom ... als ein im rechtlichen Sinne wesentlich durch körpereigene Ursachen entstandenes Beschwerdebild erklären könnte, nicht bewiesen.

Der Hinweis der Beklagten auf die in den von Seiten des Durchgangsarztes am Unfalltag angefertigten Röntgenaufnahmen erkennbare, deutliche Steilstellung der Halswirbelsäule geht fehl. Diese anatomische Gegebenheit hat vor dem Arbeitsunfall keine Beschwerden verursacht. Sie ist nach Ansicht der Kammer auch nicht geeignet, das Ausmaß und die Dauer der von Seiten des Klägers bezüglich Schultern und Nacken glaubhaft angegebenen Schmerzzustände zu erklären.

Dieses Urteil läßt eine neue Tendenz in der sozialgerichtlichen Rechtsprechung bei HWS-Beschleunigungsverletzungen erkennen. So führt das Gericht in seinen Entscheidungsgründen weiter aus:

Die zwischen dem neurochirurgischen Gutachter auf der einen und den beiden Gutachtern aus je einem professionellen Institut für medizinische Begutachtung (Orthopäde bzw. Traumatologe) auf der anderen Seite geführte Auseinandersetzung über die Frage, inwieweit eine Beschädigung des Flügelbandes an der Halswirbelsäule im allgemeinen bildtechnisch nachweisbar bzw. im vorliegenden Fall tatsächlich nachgewiesen und ggf. als Unfallfolge anzusehen ist, führt nicht weiter. Der Einwand des traumatologischen Gutachters, eine Verletzung des Flügelbandes an der Halswirbelsäule könne selbst, wenn sie nachgewiesen worden wäre, die Beschwerden des Klägers nicht erklären, kann den Beweiswert des neurochirurgischen Sachverständigengutachtens schon deshalb nicht erschüttern, weil der traumatolotische Gutachter davon abgesehen hat, seine Behauptung, eine Läsion des Flügelbandes könne die Beschwerden des Klägers nicht erklären, in einer für die Kammer verständlichen Weise zu begründen.

Die Kammer weist darauf hin, daß im Recht der gesetzlichen Unfallversicherug auch solche Beschwerden und insbesondere glaubhaft geschilderten Schmerzzustände als folgen eines Arbeitsunfalls auch dann anzuerkennen sind, wenn mit ihnen ein klinisch und/oder apparativ-technisch erhebbarer Befund nicht oder nicht mehr korreliert (Schönberger/Mehrtens/Valentin, Arbeitsunfall und Berufskrankheit, 5. Auflage 1993). Die Einschätzung der Rotationsinstabilität der Halswirbelsäule und des chronischen zervikozephalen/dienzephalen Syndroms mit einem Grad der MdE von 20 v. H. erscheint der Kammer angemessen.

Weiterhin führt das Gericht aus, daß eine höhere Einschätzung der unfallbedingten Minderung der Erwerbsfähigkeit (MdE) angesichts des Befundes nicht möglich sei. In diesem Falle könne sich die Kammer dem neurochirurgischen Sachverständigengutachten nicht anschließen.

Sie begründeten dies damit, daß die vom Kläger angegebenen und vom neurochirurgischen Gutachter als Unfallfolgen eingestuften vegetativen Störungen wie Schwindel und Übelkeit sowie die neuropsychologischen Störungen (Vergeßlichkeit, Konzentrationsstörungen) die **Fähigkeit** des Klägers **zur eigenbestimmten Lebensführung** und seine **Gestaltungsfreiheit** zwar beeinträchtigen, nicht aber in solchem Maße, daß sie für sich genommen einen Grad der MdE von 40% zu begründen geeignet seien. Zum einen schwanke ihre Stärke, zum anderen seien sie nicht mit Phobien, pathologischen Entwicklungsstörungen und anderen stärker behindernden Störungen mit wesentlicher Einschränkung der Erlebnis- und Gestaltungsfähigkeit zu vergleichen, die nach den allgemeinen MdE-Erfahrungswerten eine MdE von 20 bis höchstens 40% begründen (Bereiter-Hahn/Schieke/Mehrens, Gesetzliche Unfallversicherung – Handkommentar, Januar 1996).

Im übrigen sei zu beachten, daß vor allem die geltend gemachte Übelkeit und die Konzentrationsschwäche sich in einem nicht unbeträchtlichen Ausmaß mit den dem Halswirbelsäulensyndrom zuzuordnenden Nacken-Kopf-Schmerzen überschneiden.

Ohne Einholung eines neuropsychologischen Zusatzgutachtens spricht nach Auffassung der Kammer eine gewisse Wahrscheinlichkeit dafür, daß die geltend gemachten Befindlichkeitsstörungen, soweit sie nicht als chronisch zervikozephales/dienzephales Syndrom einzuordnen sind, als posttraumatische Belastungsstörung zu interpretieren seien. Eine solche Belastungsstörung sei nicht in jedem Falle durch den betreffenden Unfall wesentlich (mit-)verursacht anzusehen.

Zum einen hat das zuständige Sozialgericht damit ein eindeutige Aussage zum Wert sog. Vorschäden getroffen, andererseits die Einordnung neuropsychologischer Befunde differenziert.

11 Die Einordnung psychiatrischer und psychologischer Befunde

Keidel und Diener haben 1993 30 Patienten mit „neurastenischen" Störungen im Leistungsbereich und zervikozephalem Schmerzsyndrom ohne neurologische Ausfallerscheinungen (Grad I/II) nach einer Beschleunigungsverletzung der HWS prospektiv über 3 Monate direkt nach dem Unfall sowie 6 und 12 Monate später neuropsychologisch untersucht. Aufmerksamkeit, Konzentration, Kognition sowie verbales und visuelles Gedächtnis wurden testpsychologisch quantifiziert und in der postakzidentellen Verlaufsdynamik analysiert. Akut nach der HWS-Beschleunigungsverletzung lagen die Patienten in sämtlichen Bereichen unterhalb des individuellen Leistungsniveaus. Defizite in Aufmerksamkeit und Konzentration bildeten sich innerhalb der ersten 6 Wochen vollständig zurück. Visuelles Erinnerungs-, Vorstellungs- und Analysevermögen besserte sich auch noch in den folgenden 6 Wochen. Verbale, Gedächtnis- und Abstraktionsleistung sowie kognitive Selektivität und Informationsverarbeitungsgeschwindigkeit waren länger beeinträchtigt und erholten sich erst nach 12 Wochen. Mittels neuropsychologischer Verlaufsuntersuchung gelingt es somit, sog. „pseudoneurastenisch" anmutende Leistungsdefizite bei einem zervikozephalen Syndrom nach HWS-Beschleunigungsverletzungen „real" zu objektivieren und im Verlauf zu beurteilen. Diese Studie bestätigt frühere Studien von Zaiser-Caschel und Radanov aus dem Jahr 1991.

Radanov hat bei Patienten, deren Beschwerden abweichend von der von Keidel u. Diener (1993) untersuchten Population mindestens über ein halbes Jahr anhielten, Aufmerksamkeitsstörungen aufgezeigt, die schon in der posttraumatischen Frühphase aufgetreten sind und sich bei einer einmaligen Kontrolluntersuchung nach 6 Monaten noch nachweisen ließen.

Andere Gruppen berichten über Defizite im mnestischen Bereich, im Bereich von Konzentration und Aufmerksamkeit, von visueller Kognition und visomotorischer Koordination sowie von Störungen visomotorischer Leistungen.

Teilweise sind diese Studien zurückhaltend zu werten, da sie auf anders selektionierten oder inhomogenen Patientengruppen beruhen.

Zusammenfassend muß gesagt werden, daß die Ursachen neuropsychologischer Störungen nach einer HWS-Beschleunigungsverletzung unterschiedlich diskutiert werden. Aufgrund der Ähnlichkeit der neurastenischen Beschwerden nach einer HWS-Beschleunigungsverletzung mit dem postkomotionellen oder kontusionellen Syndrom nach Schädel-Hirn-Traumen wird von vielen Autoren von einer primär organischen Störung der Hirnleistung ausgegangen.

Keidel u. Diener (1993) führen aus:

Subjektiv empfundene Veränderungen von Befindlichkeit und Stimmung würden sich dann reaktiv als Folge der Wahrnehmung der Leistungsdefizite hinzugesellen. Eine umgekehrte Kausalkette ist jedoch ebenso möglich. Das posttraumatische nucho-zephale Schmerzsyndrom führt zur Beeinträchtigung von Befindlichkeit und Stimmung, die erst sekundär neuropsychologisch faßbare Leistungseinbußen nach sich zieht. Eine sogenannte unabhängige Entstehung von subjektiven Befindlichkeitsstörungen einerseits und objektivem Leistungsnachlaß andererseits ist ebenso denkbar, und eine gleichwertige wechselseitige Beeinflußung ist möglich.

Hierfür sprechen auch von Keidel et al. aufgezeigte und in dem vorliegenden Buch in Kap. V publizierte positive Korrelationen zwischen Befindlichkeit, Stimmung und Schmerz einerseits sowie Leistungsdefiziten andererseits. Es muß jedoch festgestellt werden, daß auch eine unmittelbare Traumaauswirkung auf spezifische Leistungen nicht ausgeschlossen werden kann, da in den Untersuchungen von Keidel verbale Gedächtnisleistungen nicht mit Befindlichkeitsparametern korrelierten und gerade Gedächtnisstörungen in zahlreichen zitierten Studien noch Jahre nach einer Beschleunigungsverletzung nachgewiesen werden konnten.

Von außerordentlicher Bedeutung ist in diesem Zusammenhang der Hinweis von Keidel et al. (s. Kap. V), daß im klinischen Alltag der frühe Nachweis von Leistungseinbußen auch den frühen Einsatz von rehabilitativen Leistungs- und Trainingsprogrammen ergänzend zu den konventionellen physikalischen Therapiemaßnahmen ermöglicht. Möglicherweise könne hierdurch die Zahl von Langzeitverläufen über ein halbes Jahr hinaus mit allen sozialmedizinischen, insbesondere gutachterlichen Folgen reduziert werden. Dies gelte insbesondere für Patienten, bei denen durch Anwendung der von der Gruppe um Keidel verwendeten Testverfahren eine verzögerte Rückbildung von Nacken- und/oder Kopfschmerz oder Leistungsdefiziten vorausgesagt werden könne.

Aus diesen Gründen ist eine neuropsychologische Zusatzuntersuchung mit einer selektiven Testbatterie schon in der Akutphase nach einer HWS-Beschleunigungsverletzung dringend zu empfehlen. Auf diese Tatsache muß der sorgfältig arbeitende Sachverständige unbedingt achten!

Nachdem viele Jahre von gewissen vor allem traumatologischen Gutachtern der Vorwurf der Simulation gegenüber Patienten mit derartigen Langzeitverläufen erhoben wurde, sei auf ein Gutachten von Klenner eingegangen, der aufgrund verschiedener klinisch-psychologischer Untersuchungen mittels Exploration, Experiment und Test sowie dokumentierten Beobachtungen zu folgender Auffassung gelangt ist, die hier beispielhaft an einem Fall beschrieben wird:

Aus klinisch-psychologischer Sicht geht Klenner davon aus, daß der Patient als eine psychisch intakte Persönlichkeit anzusehen ist, die allerdings Merkmale außergewöhnlicher Belastung aufweise. Als außergewöhnliche Belastung hat er eine Verschärfung des sich schon über mehrere Jahre hinziehenden Rechtsverfahrens durch den im Raume stehenden Verdacht ausgemacht, daß der betroffene Patient ein Simulant sei.

Weil das Simulieren von nicht vorhandenen Beschwerden einer Motivation bedürfe, hat er die Quasibeweisfrage in der Form formuliert, ob der Patient dies nötig habe. Zur Beantwortung dieser Frage sind die verschiedenen oben angegebenen klinisch-psychologischen Untersuchungen durchgeführt und deren Ergebnisse dann unter mehreren Aspekten betrachtet worden.

Klenner führt weiter aus, daß die hier zu erstattenden Gutachten mithelfen sollten, den Rechtsfrieden wieder herzustellen und zugleich dem darüber hinausgehenden Seelenfrieden des Patienten den Weg zu ebnen. Dabei gehöre es zu den Paradoxien, die das Leben zu bereiten vermöge, daß der scheinbar endlose Rechtsstreit, indem er eine neue Lebensplanung nach dem Unfall aufschiebe, zugleich den Fall in ein „existentielles Vakuum" verhindere (Frankl, 1985).

Es stehe den Patienten häufig noch bevor, ihrer in der bis ins Ruhestandsalter sicheren und gern erfüllten Aufgaben am Arbeitsplatz begründeten Lebensplanung nun nicht nur einen neuen Grund zu geben, sondern darin auch noch einen neuen Sinn zu finden. Gelänge dies nicht oder nur ansatzweise, sei mit dem zu rechnen, was Viktor Frankl in der von ihm begründeten Logotherapie als noogene Neurose bezeichne, die eine Reaktion der Persönlichkeit auf erfahrene Sinnlosigkeit sei. Weil ein jeder Mensch eine Disposition zur noogenen Neurose in sich trage, wäre dies bei solchen Patienten als eine weitere Unfallfolge einzuordnen. Denn ohne das Unfallgeschehen würde deren Leben weder in Sinnlosigkeit noch in eine noogene Neurose einmünden.

Zusammenfassend stellt Klenner fest, daß in der Persönlichkeit des konkreten Patienten, über dessen Fall hier gesprochen wird „keine Motivation zu erkennen sei, die den Schluß zulässt, zur Erhaltung der inneren Balance seines seelischen Wohlbefindens habe er es nötig, pathologische Symptome zu produzieren, um eine in Wahrheit nicht vorhandene Krankheit zu simulieren. Es ließen sich auch keine Hinweise darauf erkennen, mit einem vorgespielten Krankheitszustand finanzielle Vorteile zu ergattern".

Diese Ausführungen machen in Ergänzung der zahlreichen neuropsychologischen Untersuchungen deutlich, von welch großer Relevanz die neuropsychologische Diagnostik von Patienten schon in einem frühen Stadium nach einer HWS-Beschleunigungsverletzung ist.

Insofern ist es als untragbar anzusehen, wenn ohne derartige Untersuchungen regelmäßig in traumatologischen Gutachten ohne den Ansatz einer Begründung die Behauptung aufgestellt wird, es handle sich bei „den Beschwerden dieses Patienten nicht um unmittelbare Unfallfolgen, sondern um eine sogenannte Konversionsneurose".

Kapfhammer, Buchheim und Graf-Baumann zeigten 1992, daß die Diagnose „Konversionsstörungen" im konsilliarpsychiatrischen Dienst eines Großklinikums keine Rarität darstellt. Der Begriff Konversionsneurose ist zudem terminologisch falsch.

Alarmierend in diesem Zusammenhang ist die Studie von Slater und anderen, die aufgezeigt hat, daß von 85 Patienten nach mehrjährigem Verlauf bei 54 Patienten eine relevante hirnorganische Krankheit gefunden wurde.

Juristisch bleibt zu entscheiden, ob diese Störungen die Fähigkeit der Patienten zur eigenbestimmten Lebensführung und deren Gestaltungsfreiheit in einem solchen Maße beeinträchtigen, daß sie für sich genommen einen höheren Grad der MdE begründen.

Zusammenfassend bleibt festzustellen, daß Aussagen über neuropsychologische Funktionsstörungen im Zusammenhang mit den Spätfolgen von HWS-Beschleunigungsverletzungen nur dann getroffen werden dürfen, wenn sie von geeigneten Fachleuten mit geeigneten Verfahren verifiziert werden konnten.

12 Erforderliche Unterlagen zur Begutachtung

a) Checkliste nach Graf-Baumann (siehe Anhang)
b) Checkliste nach Hinzmann und Schumann
c) Interdisziplinärer Anamnesefragebogen bei Kopf-Hals-Verletzungen nach dem System Schumann

Diese Unterlagen können selbstverständlich auch individuell gestaltet werden, sollten aber die wesentlichen Elemente beinhalten.

Anhang: Checkliste nach Graf-Baumann

1. Welche Vertragsunterlagen wurden für die Erstellung des Gutachtens herangezogen?
Versicherungen, BfA, LVA, BG, Versorgungsamt, andere

2. Wie weit und wozu wurde die Korrespondenz einbezogen mit
Versicherungen, BfA, LVA, Arbeitgeber, Arbeitsamt, Versorgungsamt, sonstige?

3. Welche Krankenunterlagen und sonstigen Unterlagen wurden herangezogen?
- Röntgenaufnahmen (Zeitpunkt markieren)
- CT, NMR, Ultraschall
- Befundberichte von Ärzten, Kliniken, Reha-Einrichtungen, OP-Berichte
- Abschluß- und Entlassungsbericht
- Gutachten und gutachterliche Stellungnahmen
- Kfz-Sachverständigen-Gutachten
- Atteste, Arztbriefe, Untersuchungsberichte, Laborberichte
- Polizeiliches Unfallaufnahmeprotokoll, staatsanwaltschaftliche Ermittlungsakten
- Gerichtsakten aus anderen mit dem Unfall in Verbindung stehenden Verfahren
- Detaillierte technische Fahrzeugbeschreibung
- Informationen über relevante Vorerkrankungen (z. B. über die Krankenkassen)
- Belege für AU-Zeiten und -Gründe
- Sonstige Unterlagen (z. B. Zeugenaussagen, Stellungnahmen von Arbeitskollegen, Familienangehörigen, Nachbarn, Mitfahrern etc.)

4. Wer hat die verschiedenen Gesamtverfahren tätig gewordenen Gutachter
- benannt,
- beauftragt?
- Wurden Einwände gegen Gutachter erhoben, falls ja von wem?
- Welche Einwände wurden vorgebracht?
- Wurde den Einwänden nachgegangen, stattgegeben bzw. wurden sie abgewiesen?

5. Wie wurden Vorgutachten und Befundberichte im Abschlußgutachten gewertet?
- kaum – weitgehend – vollständig
- systematisch – punktuell
- objektiv sachlich – subjektiv unsachlich

6. Wurde die aktuelle nationale und internationale Literatur ausreichend gewürdigt?

7. Qualifikation der Gutachter (Fachgebietsschlüssel)
- sehr häufige Inanspruchnahme, professionelles Gutachteninstitut
- besonders gravierende Mängel

Literatur

Arvidsson J, Pfaller K (1990) Central projections of C 4—C 8 dorsal root ganglia in the rat. J Comp Neurol 292: 349—362
Buchheim P, Kapfhammer H-P, Graf-Baumann T (1994) Konversionssyndrome in der psychiatrischen Poliklinik. Springer, Berlin Heidelberg New York Tokio
Christ B (1990) Die Weichteilverletzungen der HWS. Springer, Berlin Heidelberg New York Tokio
Dvorák J (1988) Funktionelle Anatomie der oberen Halswirbelsäule unter besonderer Berücksichtigung des Bandapparates. In: Wolff H-D (Hrsg) Die Sonderstellung des Kopfgelenkbereiches. Springer, Berlin Heidelberg New York Tokio, S 19—46
Dvorák J, Panjabi MM, Gerber M, Wichmann W (1987) CT-functional diagnostics of the rotary instability of the upper cervical spine. Spine 12: 197—205
Erdmann H (1973) Die Schleuderverletzung der HWS. Hippokrates, Stuttgart
Fritze E (1992) Die ärztliche Begutachtung, 4. Aufl. Steinkopff, Darmstadt
Graf-Baumann T, Weitzel H (1996) Die Qualität von Gutachten bei HWS-Beschleunigungsverletzungen. Springer, Berlin Heidelberg New York Tokio
Hausotter W (1996) Begutachtung des Chronic-fatigue-Syndroms. Versicherungsmedizin 2
Hinz F (1970) Die Verletzung der HWS durch Schleudern und Abknickung. Hippokrates, Stuttgart
Hülse M (1994) Die zervikogene Hörstörung. Springer, Berlin Heidelberg New York Tokio
Junghanns H (1954) Das Bewegungssegment der Wirbelsäule und seine praktische Bedeutung. Arch Orthop 104
Kapandji IA (1985) Funktionelle Anatomie der Gelenke. Enke, Stuttgart
Keidel M, Yagüez L, Wilhelm H, Diener HC (1994) Neuropsychologische Defizite nach HWS-Schleudertrauma im prospektiven Verlauf. In: Haupts M, Durwen HF, Gehlen W, Markowitsch HJ (Hrsg) Neurologie und Gedächtnis. Huber, Bern, S 89—99
Klenner W (1995) Klinisch-psychologisches Gutachten nach HWS-Schleudertrauma
Laufs A (1992) Handbuch des Arztrechts. Beck, München
Moorahrend U (1993) Die Beschleunigungsverletzung der Halswirbelsäule. G. Fischer, Stuttgart
Neuhuber WL, Bankoul S (1994) Besonderheiten der Innervation des Kopf-Hals-Übergangs. Orthopäde 23: 256—261
Neuhuber WL, Zenker W, Bankoul S (1990) Central projections of cervical primary afferents in the rat. Plenum Press, New York
Putz R (1981) Funktionelle Anatomie der Wirbelgelenke. Thieme, Stuttgart
Rompe G, Erlenkämper A (1992) Begutachtung der Haltungs- und Bewegungsorgane, 2. Aufl. Thieme, Stuttgart
Schön D (1956) Röntgenologische Untersuchungen über die Morbidität der HWS und deren klinische Wertigkeit. Klin Wochenschr 34: 897—900
Schönberger A, Mehrtens G, Valentin H (1993) Arbeitsunfall und Berufskrankheit, 5. Aufl. Springer, Berlin Heidelberg New York Tokio
Seifert K (1994) Funktionelle Störungen der Halswirbelsäule. In: Naumann HH, Helms J, Herberhold C, Kastebauer E (Hrsg) Otorhinolaryngologie in Klinik und Praxis. Thieme, Stuttgart, S 256—270
Seifert K (1995) Funktionelle Störungen der Halswirbelsäule. Thieme, Stuttgart
Suissa S, Harder S, Veilleux M (1995) The Quebec wiplash-associated disorders cohort study. Spine 20: 85
Tepe H-J (1956) Die Häufigkeit osteochondrotischer Röntgenbefunde der HWS bei 400 symptomfreien Erwachsenen. RÖFO Fortschr Geb 85: 659—663
Wedig HD (1996) Die Versicherungsfälle des Sozialversicherungsrechts und der privaten Unfallversicherung. Springer, Berlin Heidelberg New York Tokio
Wiesner H, Mumenthaler M (1975) Schleuderverletzung der HWS. Springer, Berlin Heidelberg New York
Wiesner H, Mumenthaler M (1984) Schleuderverletzung der HWS. Gustav Fischer, Stuttgart
Wirsching M (1973) Das HWS-Schleudertrauma. Med. Dissertation, Universität Gießen
Wolff H-D (1996) Neurophysiologische Aspekte des Bewegungssystems. Springer, Berlin Heidelberg New York Tokio
Zenner H-P (1987) Die Schleuderverletzung der Halswirbelsäule und ihre Begutachtung. Springer, Berlin Heidelberg New York Tokio

Sachverzeichnis

A

Aβ-Kategorie 19
Abdomen 132
Adäquanzerfordernis 152
Adäquanztheorie 151
Afferenzen
- afferente Innervation (Muskulatur, Gelenke, Haut) 16, 17
- Fazialisafferenzen 24
- Hautafferenzen 17
- Hypoglossusafferenzen 24
- kutane 21
- muskuläre 22
- nozizeptives Afferenzmaterial 39
- Primärafferenzen 17
- propriozeptive 123
- Rezeptorenfeld im Nacken, Afferenzen aus 38
- Sehenspindelafferenzen 19
- Trigeminusafferenzen 24
- Vagusafferenzen 24
- vertebragene Afferentationsstörung 44
- Verteilung
- - propriozeptiver Afferenzen des Spinalnervs (Schema) 20, 21
- - zervikaler Afferenzen im Hirnstamm 21, 22
Aggravation 120
Akustikusneurinom 50
akustisch evozierte Potentiale 122
akustischer Unfall 69
altersbedingte Vorschädigung 162
Amaurosis 54
Amnesie 106
- antegrade 106
- posttraumatische 110
- retrograde 106
Analyse- und Vorstellungsvermögen, visuelles 121
Anamnese 60
- interdisziplinärer Anamnesefragebogen 153
Anatomie, chirurgische 134
Andotropie 131
Antiphlogistika 121

Arbeitsbewegung / -beweglichkeit 33-36
- aktive anguläre 33
- klassische HWS 35, 36
Arbeitsunfähigkeit 146
- Definition 147
A. vertebralis 41, 46
arteriovenöse Mißbildung 133
Arthron 33, 38, 39, 44
Articulatio
- Articulatio atlantoaxialis 12
- Articulatio atlantooccipitalis 12
Arzt-Patienten-Beziehung 149
assoziative Störungen 160
Ataxie 133, 134
Atemstütze 84
Atlantoaxialgelenk 35, 135, 154
- Funktionsstörung 35
Atlantookzipitalgelenk 4, 34, 154, 156
Atlas 13
- Fraktur 134
- Impulstherapie 47
- Subluxationen 35
Atmung 83, 84
- Hochatmung 84
- Sprech-Atem-Dyskoordination 84
Aufmerksamkeit 100, 162
- Störungen 101
Aufprallgeschwindigkeit 153
Aufprallwinkel 153
Augenmuskelkerne 8
Augensymptomatik 53, 55
Auskunftspflicht, sachverständige 149
Ausrißfraktur 134
Axis 13
Azetylcholin 16

B

Bahnen
- absteigende, hypothetische vorstellung zur Funktion (Schema) 26
- deszendierende 15, 21
- - (Schema) 21
- spinovestibuläre 27
Band- und Kapselapparat 142

Bandausriß 139
Bandscheiben 34
Becken 132
Beendigungstheorie 151
Befindlichkeit 103
Begehrenshaltung 100
Begleitverletzungen, Frakturen okzipitaler Kondylen 132
Begutachtung 143, 144
- erforderliche Unterlagen 165
- Zuständigkeit 150
Bein 132
Belastungs- und Ausrißmechanismus 138
Berstungsfraktur 134
Berufsunfähigkeit 146, 148
- Definition 148
Beschleunigungsverletzung der HWS 99 ff., 148, 150, 155
Beweglichkeitsdefizite 38
Bewegungsapparat 17
Bewegungsstörungen, spastische 47
Beweis 149, 150
- Beweismittel 149
- Vollbeweis 150
Bewußtseinstrübung 129, 130, 141
bildgebende Verfahren 40, 142, 153, 158
Blockierung 44
Bogengänge 8
Bulbärhirnsyndrom 129, 142

C
C2/3, Gelenkfunktionsstörung 35
CGRP (calcitonin gene-related peptide) 19
Checkliste nach *Graf-Baumann* 166
Chemonozizeptoren 16, 17
chirurgische Anatomie 134
Chorda dorsalis 4
Chronifizierung 28, 41
CN (Zervikalnystagmus) 62, 65
- propriozeptiver CN 65
- Untersuchung mit elektronystagmographischer Aufzeichnung 62
Cochleariskern, ventraler 23
Condylus (*siehe* Kondylen)
COR (zervikoikuläre Reaktionen) 63
Costen-Syndrom 53
Crossopterygia 4
CT 130, 154, 158
- Dünnschicht-CT 130
- Funktionscomputertomogramm 154
Cupulolithiasis 60

D
Defizit, funktionelles 44
degenerative Veränderungen 156
Dekapitationen 139
Delphine (Zetazeen) 6
Denken, systemtheoretisches 2, 3
Densabriß 35

Densgelenke 4
Depression 117, 143
Dermatome 40
Dilthey-Zirkel, hermeneutischer 3
Dislokationen 143
Distorsion der HWS 99
Dokumentation 153, 154
- biomechanisch-physikalische 157
Doppelbilder 54
DPOAE 71
Drehschwindel 58
Dünnschicht-CT 130
Durchblutung, zerebrale 123
dynamisches System 2, 3
- reagierendes 2
Dysequilibrium, vegetatives 122
Dysfunktion 33
- Definition 33
- vertebrale 33
Dysphagie, vertebragene 46
Dysphonie, hyperfunktionelle 86
- Klassifizierung 86
- stroboskopische Veränderung 88
- vertebragene 83

E
eagle-syndrome 52
EEG-Untersuchung 122
Einklemmungssymptomatik 133
Einstrahlungsfraktur 134, 136
Einteilung der OKF 134
EKG-Analyse, spektrale 122
Energie 2
Enthauptungen 139
Entschädigung / Rente 120
Entwicklungsstörung, motorische 47
Entzündungen 28
enzephale Symptomatik 38
epidurales Hämatom, chronisches 129, 133, 142
Epiglottis, Verkippung 92
Erwerbsunfähigkeit 146, 148
- Definition 148
ethische Prinzipien 148, 149
evozierte Potentiale 122, 130, 134
- akustisch 122
- somatosensibel 134
Extensorenmotoneurone, spinale 8
Extremitätenverletzungen 133

F
Fahrzeugposition 153
Fazialisafferenzen 24
Flexorenmotoneurone, spinale 8
Flocculus 25
Flügelbänder 130, 134
- Flügelbandausriß 134
Foramen occipitale magnum 129
Forestier-Krankheit 46

Sachverzeichnis

Formatio reticularis 8, 18
Forschung, induktive 3
Frakturen okzipitaler Kondylen 129 ff.
- apparative Diagnostik 131
- Begleitverletzungen 132
- Bruchform 129
- Form des Hinterhauptloches 129
- Hinterhauptschuppe, Frakturbeteiligung 129
- Klassifikation 130
Frenzel-Brille, Zervikalnystagmus 62
Funktionscomputertomogramm 154
Fusionsstörung 56

G

Gedächtnis 100, 103, 108, 109, 162
- verbales 103, 162
- visuelles 103, 162
Gefahren 41
Gelenkkapsel, Nozizeptoren 38
Gelenkschlitten 135
Gelenkspiel (joint play) 33, 34, 38, 40
- Federungsmöglichkeit des Gelenkspiels 34
- gestörtes 39
- Verlust an Gelenkspiel 34, 38
Gelenkuntersuchung von Hand, segmentweise passive endgradige 37
Gelenkverriegelung 37
Gesichtsfeld 54
Gesichtsschädel 132, 142
- Verletzungen 142
Gesichtsschmerz 51, 52
Gestaltungsfreiheit 162
Gewicht des Kopfes 34
Glasgow Outcome Scores 130
Gleichgewichtsstörungen 61, 68, 159
- Befund beim vertebragenem Schwindel 61
- halsbedingte 159
- periphere 68
- zervikogene 68
Gleit- und Traktionsbeweglichkeit, translatorisch passive (Federung) 34
Globus (*siehe auch* Stimmbänder) 52, 89
Glottis, supraglottischer Bereich 87
Glutamat 19
GOS 133, 142
Graf-Baumann, Checkliste nach 166
Grau, periaquäduktales 18
Gray 134
Gutachten (*siehe auch* Begutachtung) 143, 144, 150, 165

H

haftungsbegründete Kausalität 151
Halofixateur externe 133
Halsmark 134
Halspropriozeptoren 25
Halsreflexe, tonische 19, 59
Halsstiel 34
Hämatom

- epidurales chronisches 129, 133, 142
- subdurales 122
Handgrifftherapie 38
Hardwarefehler 158
Hautafferenzen 17
hermeneutischer Zirkel 3
- von *Dilthey* 3
Herzrate, Varianz 122
Hinterhauptkondylen 139
Hinterhauptloch 129 134
- Form, Frakturen 129
Hinterhauptschuppe, Frakturbeteiligung 129
Hinterstrangkerne (Nucleus cuneatus) 21
Hirnnerv IX und X (*siehe auch* Nerven) 25
Hirnschädel 132
Hirnstamm 8, 39, 122
Hirnstammreflexe, antinozizeptive 123
Hochatmung 84
Hominiden 5
Hörstörung, vertebragene 69, 70
Hörsturz 80, 82
- rezidivierender 82
HWS
- Beschleunigungsverletzung 99 ff., 148, 150
- degenerative 156
- - Veränderung 45
- - Vorschäden 152
- Distorsion der HWS 99
- Hyperextension der HWS 116
- Hyperflexion der HWS 116
- klassische 35, 36, 38
- - Arbeitsbewegung 35, 36
- - etagenweise Untersuchung von Hand 38
- schleutertraumatisierte HWS 104, 155
- Weichteilverletzung 1, 120, 155
Hyoidtendopathie 51, 52
Hyperalgesie / hyperalgetische Zeichen 40
- entzündliche 28
hyperästhetische Zeichen 40
Hyperextension der HWS 116
Hyperexzitabilität 68
Hyperflexion der HWS 116
Hypoglossusafferenzen 24
Hypothalamus 20, 21

I

Iliosakralgelenk, Funktionsstörung 34
Infiltrationen 40
Informationstheorie 1, 2
Informationsverarbeitungsgeschwindigkeit 108
Inklination 134
Insektivoren, baumlebende 5
Intrazerebralblutung 133

J

joint play (*siehe* Gelenkspiel) 33, 34, 38

K

Kalenscher-Dreieck 134

Kapselapparat 142
Katecholaminerniedrigung, zentrale 123
Kausalität 151, 159
Kernspintomographie 141, 158
Kleinhirn 22, 25, 26
- Nodulus 25
- Uvula 26
Knochenavulsionen 138
Knochengrenze 139
Knochenszintigraphie 130, 132, 135
Kognition 100, 163
- Funktionen, kognitive 114, 115
- visuelle 163
Koma 129, 134
Kommotio, postkommotielles Syndrom 122
Kondylen (Condylus) 129139
- C. occipitalis 135
- Frakturen 129 ff.
- - postmortale 139
- Verletzung, okzipitale 139
Kontakttrauma 155
- Non-Kontakttrauma 155
Kontusion, zerebrale 122
Konvergenz 18
Konvergenz-Projektions-Theorie 18
Konversionsneurose 165
Konversionsstörungen 160, 165
Konzentration und Aufmerksamkeit 100, 162
- Störungen 101
Koordinationsstörung, zentrale, bei Kindern 45
Kopf
- Anschlag an Festteile 34
- Gewicht 34
Kopf- und Gesichtsschmerz 50, 53, 119
- Migräne 51
- pseudosinugener Kopfschmerz 51
- Schulkopfschmerz 53
Kopfarbeit 6
Kopfdrehungen / Kopfrotation 134, 139
- Spannungszustand 139
Kopfgelenke / Kopfgelenkbereich 3
- Definition 43
- Dysfunktion 44
- Funktion 43
- Klinik der Funktionsstörungen 43 ff.
- kraniozervikaler Übergang 12
- Muskulatur 6
- Neurophysiologie 6
- Pathophysiologie der Funktionsstörungen 33 ff.
Kopf-Hals-Präparate 138
Kopf-zu-Rumpf-Stellung 25
Körperlage 25
Kortikospinaltrakt, lateraler 15
kraniozervikaler Übergang 11 ff., 129, 130
- Afferenzen / afferente Innervation (Muskulatur, Gelenke, Haut) 16, 17

- - afferente Informationsverarbeitung im Rückenmark durch absteigende Bahnen 20
- - dickkalibrige Afferenzen 19, 18
- - dünnkalibrige Afferenzen 1719
- autonome Innervation (Muskulatur, Gelenke, Haut) 16
- CT 130
- diagnostische Lücke 129
- Entwicklung 11
- Fazialisafferenzen 24
- funktionelle Überlegungen und Hypothesen 27
- Hypoglossusafferenzen 24
- Kopfgelenke 12
- motorische Innervation der Kopf- und Halsmuskeln 15
- Nerven, periphere 14
- neuronale Plastizität 28, 29
- Trigemniusafferenzen 24
- Vagusafferenzen 24
- Vestibularisneurone 25
Krankengymnastik 41
Krankheit 146, 147
- Definition 147
Kybernetik 1, 2

L
Lähmung, ipsilaterale 134
Lammellenkörperchen 19
Landsäuger 4
Landvertebraten 4
Längsbündel, mediale 25
Langzeitverlauf 143
Laryngoskopie 91
late whiplash syndrome 124
Lebensführung, eigenbestimmt 162
Leistungsbereich, Defizite 99
Leistungsfall 146
Leistungsprüfungssystem (LPS) 115
Leistungstrainingsprogramme 124
Leistungsdefizit, reversibles pathophysiologisches 33
Lernen und Gedächtnis 108, 109
Lhermitte-Zeichen 49
Ligament (Ligamentum)
- Lig. alaria 12, 134
- - medial 134
- Lig. cruciforme atlantis 12
Locus coeruleus 20, 123
Lokalanästhetika 40

M
Maculaapparat 8
Manipulation 47
Manualmediziner 40
Materie 2
Mechanosensoren 17
Medikation 121

Sachverzeichnis

Medulla oblongata 20, 21
- ventrale 21
Mehrfachschwerverletzung 129
Mehrorganinsuffizienz 133
Meissner-Körperchen 19
Ménière-Attacke 59
Merkel-Körperchen 19
Migräne 51
Mißbildung, arteriovenöse 133
Mittelhirnsyndrom 129, 133, 142
Mobilisation 47
Modulation 27
monoaminerge Bahnen 123
Morbus *Forestier* 46
Motoneurone, spinale 8, 15
- Extensorenmotoneurone 8
- Flexorenmotoneurone 8
- lokaleffektorische Funktion 19
- spinovestibuläre Neurone 27
- vestibulothalmische Neurone 26
- vestibulozerebelläre Neurone 26
γ-motorisches System 28
MRT 122
Muskel / Muskulatur (Musculus) 6
- Afferenzen, muskuläre 22
- epaxiale Muskeln 15
- infrahyale Muskeln 13
- M. geniohyoideus 25
- M. intertransversarius 13
- M. longus capitis 13
- M. obliquus capitis 12, 13
- - inferior 12, 13
- - superior 12, 13
- M. rectus capitis 1215
- - anterior 13
- - lateralis 12
- - major 12, 13
- - minor 12, 13
- M. semispinalis 40
- motorische Innervation der Kopf- und Halsmuskeln 15
- Nackenmuskeln 40
- - autochtone subokzipitale Nackenmuskulatur 157
- paraxiale Muskulatur 15
- prälaryngeale Muskulatur 84, 85
- subokzipitale Muskeln 12
- suprahyale Muskeln 13
- tiefe autochthone Muskelschicht 40
- Zungenmuskulatur 25
Muskelrelaxantien 113
Muskelspindeln 17, 19, 28
- sekundäre 19
Myelopathie 142, 143
myofasziale Lösung 47

N

Nacken, Rezeptorfeld im 7
Nackenschmerzen 119
- Nacken-Hinterkopf-Schmerzen 142
- Nacken-Kopf-Schmerzen 157
Nackenstützen 153
Nerven (Nervus)
- Hirnnerv IX und X 25
- kaudale Hirnnerven 134, 136
- N. facialis 14
- - Rr. auriculares des N. facialis 25
- N. hypoglossus 25
- N. mediani 130
- N. occipitalis major 13, 14, 21
- N. suboccipitalis 13
- N. tibialis 130
- N. trigeminus 40
- - spinaler Kern 51
- N. vagus 14, 25
- periphere Nerven des kraniozervikalen Übergangs 14
Nervensystem
- sympathisches 16
- vegetatives 122
Nervosität 107
Neurochirurgie 129
neurohumorale Dysregulation 123
neuronale Plastizität 28, 29
Neurone
- erstes Neuron 39
- spinovestibuläre 27
- vestibulothalmische 26
- vestibulozerebelläre 26
neurootologische Untersuchung 60
neurophysiologischer Befund 130
Neuropsychologie 100, 109, 120, 164
- Defizite, neuropsychologischer 100, 120
- - mögliche Ursachen 120
- Untersuchungen, neuropsychologische 100
- Zusatzuntersuchungen, neuropsychologische 164
Neurose, nosogene 164
Neurozitismus 117
Nichtsystem 3
Nicht-Verstanden-Werden 143
Nicken im Genick 34
NO (Stickoxid) 16
Nodulus des Kleinhirns 25
Nomenklatur 155
Norepinephrinsystem 123
Notfalloperation 133
Nozireaktion 38, 39
- sinnesphysiologische spinale 39
Nozizeptoren 16, 17, 28, 38
- Chemonozizeptoren 16, 17
- der Gelenkkapsel 38
- stumme 28
Nucleus cuneatus (Hinterstrangkerne) 21
- externus 22
Nucleus paratrigeminalis 25
Nucleus paraventricularis 16
Nucleus praepositus hypoglossi 22, 25

Nystagmus
- experimenteller 68
- Spontannystagmus 61, 62
- Zervikalnystagmus (siehe CN) 62

O
OAE (otoakustische Emissionen) 71
- DPOAE 71
- TEOAE 71
Ohrdruckgefühl 78
Ohrgeräusch 78
okulomotorischer Apparat 25
okzipitaler Kondylen, Frakturen (siehe Frakturen) 129 ff.
Okzipitalkondylus 34, 134, 139
Okzipitalneuralgie 49
Okzipitalschuppe 137
Opioide 28
Ordnungen 2
- agierende 2
- Infrastrukturen der Ordnung von Systemen 2
- regierende 2
Orthesen (2-Schalen-Halskragen) 133
Otalgie 51, 53, 79
otoakustische Emissionen (OAE) 71

P
Parabrachialkerne 18
Parasympathikus-Sympathikus-Kofunktion 122
pathologisch-anatomische Defekte 33
Peptide 16, 19, 28
- calcitonin gene-related peptide (CGRP) 19
- vasoaktives intestinales Peptid (VIP) 16
Persönlichkeitsprofil 103
Phonetogramm 90, 91
Phylogenese 4
- der Vertebraten 4
physikalische Medizin 41
Planungsvermögen, visuell-räumliches 115
Plexus cervicalis 14
Pol, deduktiver 3
Polytrauma 132, 136
postkommotielles Syndrom 122
Postmassagesyndrom 60
posttraumatic-stress-disorder 107
posttraumatisches Syndrom 99
Prädiktoren 124
Primärafferenzen 17
- dünnkalibrige 17
Primaten 5
Projektionssysteme, dienzephale 123
Proportionalität von Ursache und Wirkung 2
Propriosensoren 27
Propriozeptoren 6, 8
- Halspropriozeptoren 25
- Verteilung propriozeptiver Afferenzen des Spinalnervs (Schema) 20
- zervikale 8

Pseudoneurasthenie / pseudoneurasthenisches Syndrom 100, 124
pseudosinugener Kopfschmerz 51
Pseudotrigeminusneuralgie 51
psychiatrische Befunde 162
Psychogenie 120
psychologische Befunde 162
Psychomotorik 101
psychosoziale Faktoren 100, 116
- Bedeutung 116
Pyramidenbahn 20

Q
Quaddelserien 40
Querschnittslähmungen 133, 142

R
Ramus (Rami)
- Rr. auriculares des N. facialis 25
Raphekerne 20
Raumforderungen 143
referred pain (übertragener Schmerz) 18, 39, 51, 53
- Verknüpfung 39
Reflexdystrophie, sympathische 29
Reflexverschaltungen 17
Regelung 2
regierende Ordnung 2
Rehabilitation 41
Rente / Entschädigung 120
reparative Veränderungen 156
Reptilien 4
- aquatile Formen 4
Reservebewegungen / -beweglichkeit 34
Resonanzraum, Beeinflussung 87
retikuläres System 123
Rexedlaminae 17
Rezeptoren, neurale 38
rezeptives Feldes, Vergrößerung 28
Rezeptorenausstattung 39
Rezeptorenfeld 7, 40, 157
- im Nacken 7, 157
Röntgen 158
- Übersichtsaufnahme 132
Röntgenverwischungstomographie 130, 132, 135
Rotation 34, 35
Rotationsfederung, passive 34
Rotationsgelenk 4
Rotationsinstabilität, posttraumatische 154
Rubrospinaltrakt 15
Rückenmark (schematischer Querschnitt) 18
Ruffini-Körperchen 19

S
Sachverständiger 145, 149, 150, 151
- Fachkompetenz 150
- medizinischer 151
sachverständiger Ratgeber 149

Sachverzeichnis

Säuger 4
– aquatile Formen 4
– Landsäuger 4
Schädelbasisfraktur 133, 136
– komplexe 136
Schädel-Hirn-Trauma / -Verletzung 99, 129, 141, 142
Schief-Ebene-Geleitgelenke 34
Schleuderverletzungen / schleudertraumatisierte HWS 1, 104, 155
Schluckbeschwerden / -schmerzen 52, 133
Schmerz
– Ausstrahlung 142
– Bewältigungsstrategie 41
– chronische Schmerzkranke / chronisches Schmerzsyndrom 41, 114
– Kopf- und Gesichtsschmerz (*siehe auch dort*) 50, 53, 119
– Nacken-Kopf-Schmerzen 157
– Nacken-Hinterkopf-Schmerzen 142
– Nackenschmerzen 119
– Schluckschmerzen 52, 133
– übertragener (reffered pain) 18
– Verdrängungsstrategie 41
– zentrale Verarbeitung 123
– zervikales Schmerzsyndrom 115, 121
– zervikobrachiales Schmerzsyndrom 115
– zervikozephales Schmerzsyndrom 121
Schmerzmittel 121
Schulter / Arm 132
Schwerhörigkeit, Tieftonschwerhörigkeit 79
Schwindel 56, 61
– vertebragener Schwindel / Drehschwindel 56, 58, 61
– – Gleichgewichtsbefund 61
Sehnenspindelafferenzen 19
Seitneigung 34, 35
– aktive 35
– Seitneigungsmöglichkeit 34
serotonerges Transmittersystem 123
Siebenmann 142
Signalverletzung 134
Simulation 120
Sinnfrage 3, 4
– teleonomische Frage 3
Sitzposition 153
Skotome 54
Sockel 37
Softwarefehler 158
Solitariuskern 25
somatische Beschwerden 121
somatopsychische Symptomatik 41
somatosensibel evozierte Potentiale 134
Somatosensorik 6
Somiten 11
Sonographie, Stimmbänder 90
spastische Bewegungsstörungen 47
SPECT-Befunde 123
Sperrgelenk 34

Spieltheorie 2
Spinalganglion C2 14, 39
Spinalkanalstenose 142, 143
spinovestibuläre Neurone 27
Spontannystagmus 61, 62
Sprech-Atem-Dyskoordination 84
Stauchungsverletzung 134
– axiale Stauchung 134
Steuerung 2
– zentrale 8
– zephale Steuerungsinstanzen 39
Stickoxid (NO) 16
Stimmband / -bänder 85, 88
– asynchrone Stimmbandschwingung 92
– Dysphonie, hyperfunktionelle (*siehe auch dort*) 86, 88
– Globus 89
– HWS und neurale Steuerung der Stimmbänder 88
– passive Spannung 85
– Sonographie 90
Strecksynergismen 129
Streß, posttraumatic-stress-disorder 107
Stroboskopie 92
stroboskopische Veränderung, Dysphonie 88
Styloidsyndrom 52
subdurales Hämatom 122
supraglottischer Bereich 87
Sympathikus / Sympathicus, zervikaler 28, 83
Sympathikusdefizit 122
Sympathikus-Parasympathikus-Kofunktion 122
sympathisches Nervensystem 16
Syndrome
– *Costen*-Syndrom 53
– syndrome sympathique cervical postérieur 83
Systemtheorie / systemtheoretische Aspekte 18
– deduktive Perspektive 8
– Denken, systemtheoretisches 2, 3
– Dialog, interdisziplinärer 2
– dynamisches System (*siehe auch dort*) 2, 3
– Infrastrukturen der Ordnung von Systemen 2
– Meßwerte 6, 8
– Nichtsystem 3
– Somatosensorik 6
Szintigraphie, Knochenszintigraphie 130, 132, 135

T
Tachykinie 19
teleonomische Frage nach dem Sinn 3
TEOAE 71
Thalamus 18, 22
Thorax 132
Tieftonschwerhörigkeit 79
Tinnitus 78
tonische Halsreflexe 59

Tractus corticospinalis 15
- interstitiospinalis 15
- medialis 15
- reticulospinalis 15
- tectospinalis 15
- vestibulospinalis 15
Traktions-und Gleitbeweglichkeit, translatorisch passive (Federung) 34
Transmitter 19
Transmittersystem, serotonerges 123
Traumafolgen, frische 40
Trigeminusafferenzen 24
Trigeminuskern, spinaler 21, 24, 25, 39
- Kernkomplex 21
- - (Schema) 24
Tümmler (Zetazeen) 6

U
Übergangsregion 37
Unfall 34, 146
- Aufnahme 130
- Begriff, Definition 147
- Hergang 153
- Unfallneurose 100
- Verkehrsunfälle 34
Urogenitalapparat 11
Uvula des Kleinhirns 26

V
Vagusafferenzen 24
vasoaktives intestinales Peptid (VIP) 16
vegetative Störungen 122
- Dysequilibrium, vegetatives 122
- Nervensystem, vegetatives 122
verbale Abstraktionsleistungen 121
verbales Gedächtnis 103
Verechnungsebene, spinale 39
Verkehrsopfer 8
Verkehrsunfälle 34
Verkettung 45
Verletzung, intravitale 139
Verletzungsformen 139
verschleißbedingte degenerative Vorschäden 161
Verschwommensehen 54
Versicherungsfall 146
versicherungsrechtliche Terminologie 146
vertebragene Dysphonie 83
vertebragener Schwindel 56
vertebrale Dysfunktion 33
Vertebraten
- Landvertebraten 4
- Phylogenese 4
- im Wasser 6
vertebrobasiläre Insuffizienz 54, 56
vestibuläre Störungen 122
Vestibulariskern 7, 20, 27
- deszendierender 22
- Kerngebiet 25

- Kernkomplex 22, 23, 25, 27
- - Verbindungen (Schema) 23
- Kernneuronen 25
- lateraler 22
- medialer 22
Vestibularisuntersuchungen, kalorische 68
vestibulospinale Reaktionen 61
Vestibulospinaltrakt, lateraler 22
vestibulothalmische Neurone 26
vestibulozerebelläre Neurone 26
Vigilanz 107
VIP (vasoaktives intestinales Peptid) 16
visuelle Koordination 163
visuelles
- Gedächtnis 103
- Vorstellungs- und Analysevermögen 121
visuell-kognitive Leistungen 115
visuell-räumliches Vorstell- und Planungsvermögen 115
Vollbeweis 150
Vorschädigungen 152, 161, 162
- altersbedingte 162
- verschleißbedingte degenerative Vorschäden 161
- Wertigkeit 161
Vorstell- und Planungsvermögen, visuell-räumliches 115
Vorstellungs- und Analysevermögen, visuelles 121

W
Waale (Zetazeen) 6
Weichteilmantel des Gelenkes 38
Weichteilverletzung der HWS 1
Wirbelbrüche 132
Wirbelgelenk, Funktionsstörung 38
Wirbelsäule 132
Wolff-Gang 11
Würgereflex 91

Z
zerebrale Läsionen, direkte traumatische 122
zervikales Schmerzsyndrom 115
Zervikalnystagmus (siehe CN) 62
zervikobrachiales Schmerzsyndrom 115
zervikoenzephales Syndrom 123
zervikookuläre Reaktionen (COR) 63
Zetazeen 6
- Delphine 6
- Tümmler 6
- Waale 6
Zirkel, hermeneutischer 3
- von Dilthey 3
Zoster 48
Zungenbeweglichkeit 133
Zungenmuskulatur 25
Zusatzuntersuchungen, neuropsychologische 164
Zwei-Wagen-Tests 61

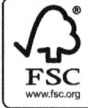

MIX
Papier aus verantwortungsvollen Quellen
Paper from responsible sources
FSC® C105338

If you have any concerns about our products,
you can contact us on
ProductSafety@springernature.com

In case Publisher is established outside the EU,
the EU authorized representative is:
**Springer Nature Customer Service Center GmbH
Europaplatz 3, 69115 Heidelberg, Germany**

Printed by Libri Plureos GmbH
in Hamburg, Germany